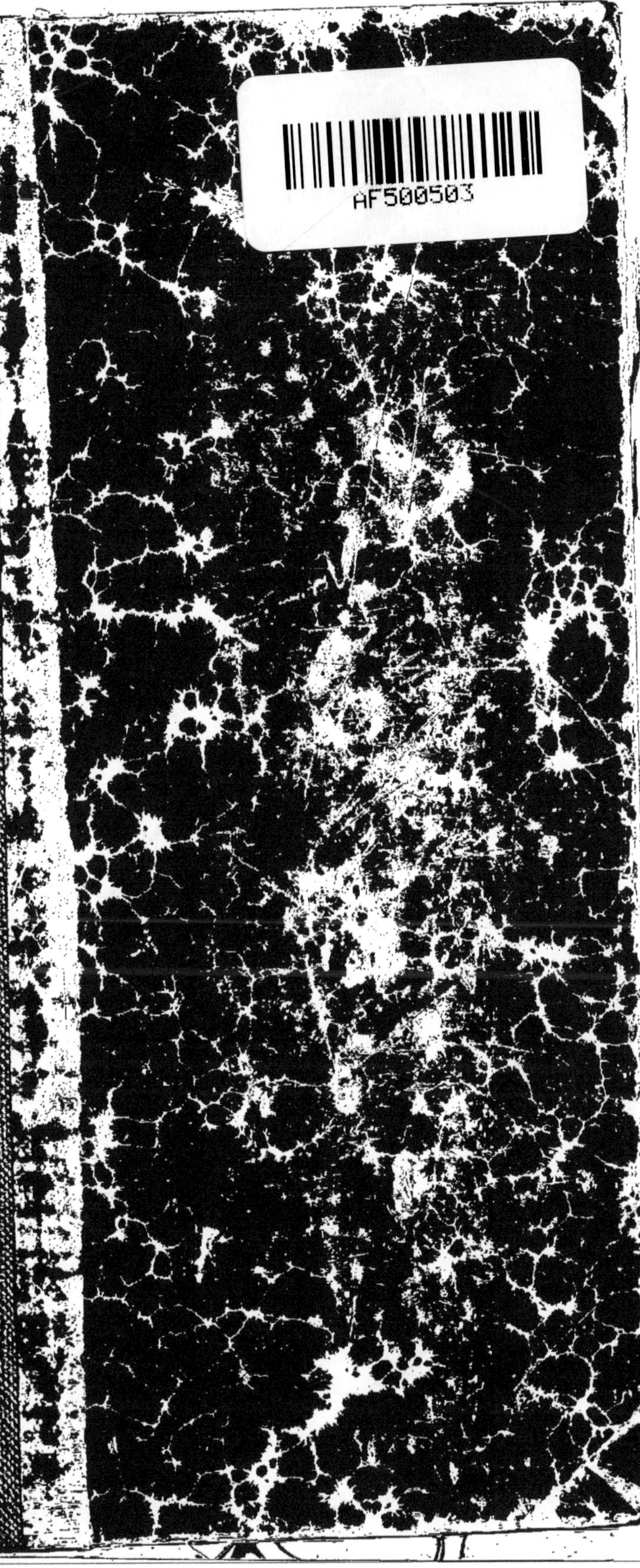

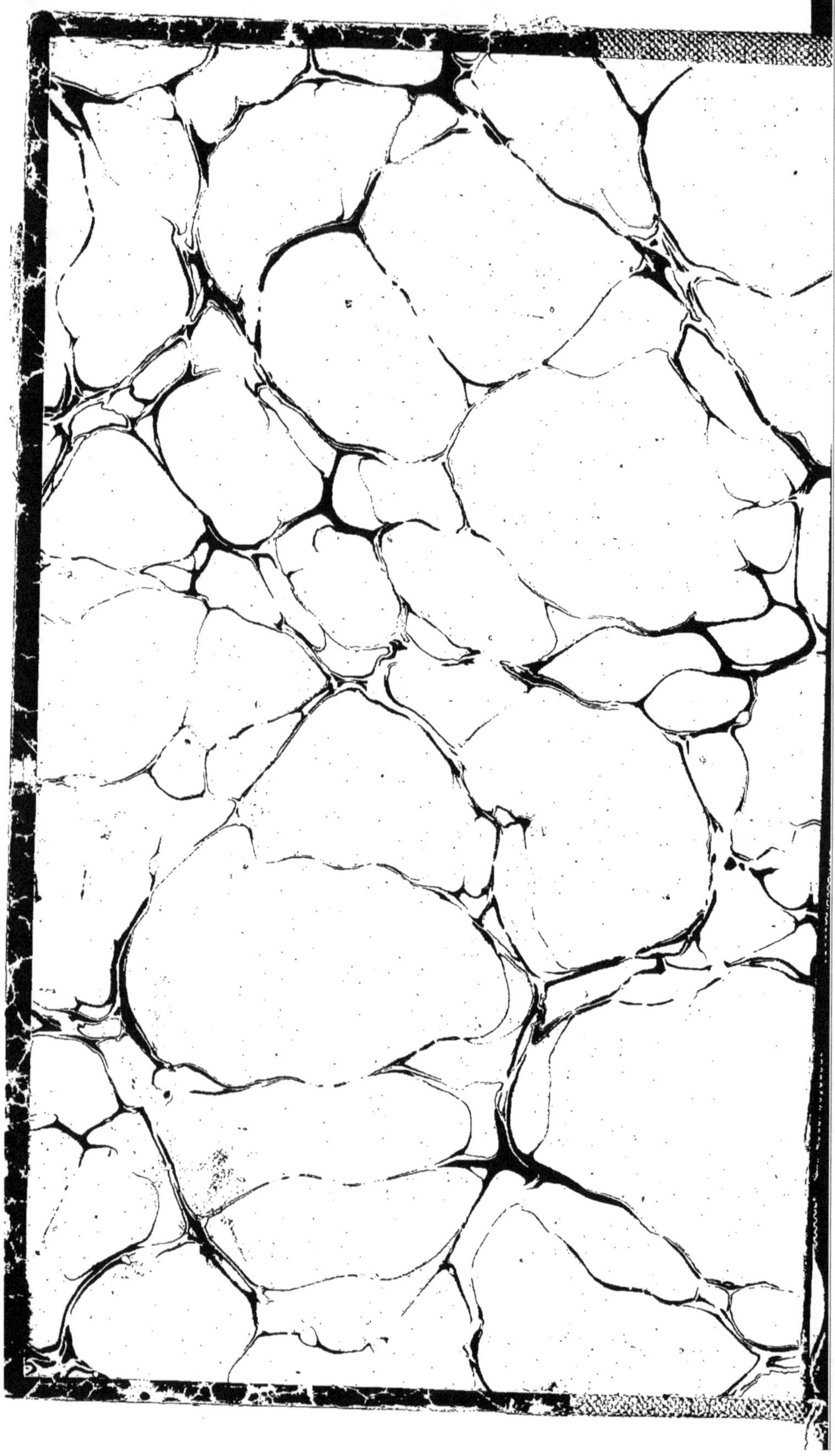

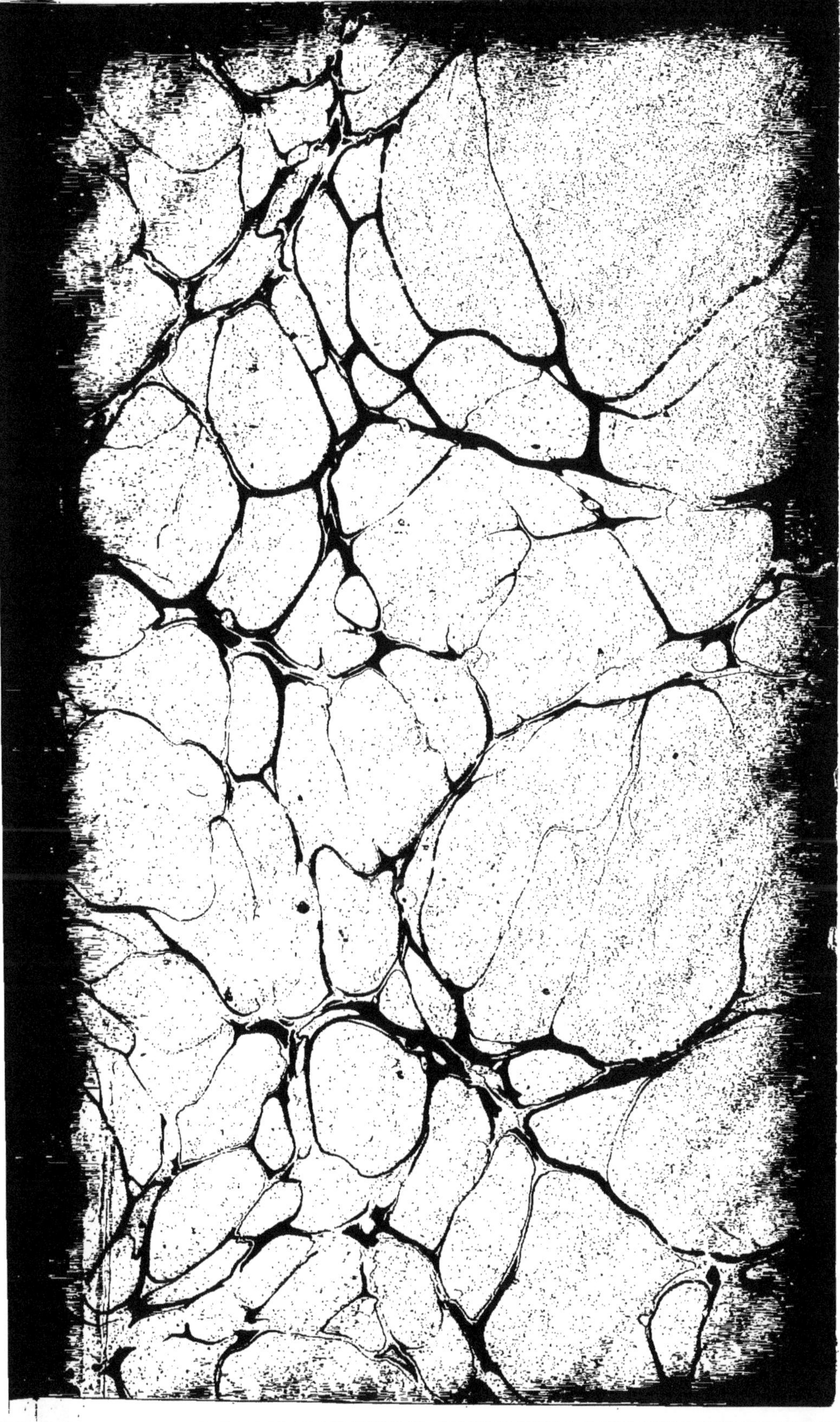

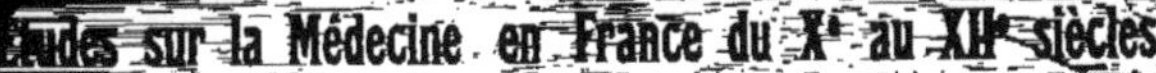
Études sur la Médecine en France du Xe au XIIe siècles

LES MÉDECINS DANS L'OUEST DE LA FRANCE

AUX XIe ET XIIe SIÈCLES

PAR LE

Dr Louis DUBREUIL-CHAMBARDEL

PRÉFACE

PAR

M. le Professeur J. RENAUT

MEMBRE DE L'ACADÉMIE DE MÉDECINE
CORRESPONDANT DE L'INSTITUT
PROFESSEUR A LA FACULTÉ DE MÉDECINE DE LYON

A PARIS
Chez le Secrétaire général
de la Société française d'histoire de la Médecine
16, rue Bonaparte, 16
1914

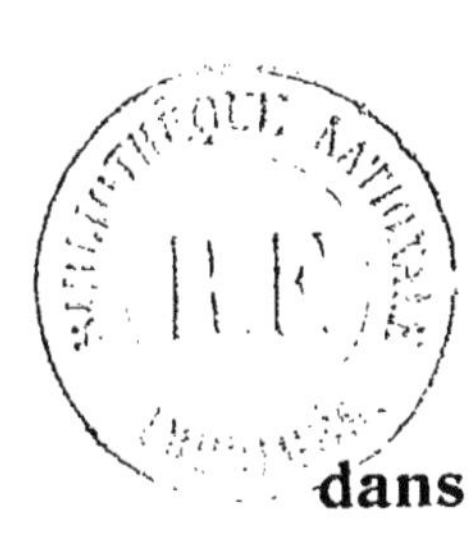

LES MÉDECINS

dans l'Ouest de la France

aux XIe et XIIe siècles

PUBLICATIONS DE LA SOCIÉTÉ FRANÇAISE D'HISTOIRE DE LA MÉDECINE

I. *Le Livre des simples médecines, traduction française du* Liber de simplici medicina dictus Circa instans *de* PLATEARIUS, *tirée d'un manuscrit du XIIIe siècle (ms. 3113 de la Bibliothèque Sainte-Geneviève de Paris) et publiée pour la première fois par le* Dr Paul DORVEAUX, *Bibliothécaire en chef à l'Ecole supérieure de pharmacie de l'Université de Paris, avec un fac-simile d'une page dudit manuscrit.* Paris, 1913, in-8°, XXIV-255 p. — Prix : 10 fr. — Un exemplaire sur Hollande. Prix : 25 francs.

BULLETIN DE LA SOCIÉTÉ FRANÇAISE D'HISTOIRE DE LA MÉDECINE

Abonnements :

France .... 14 fr. | Etranger......... 17 fr.

Le prix de la collection des douze premiers tomes (I, 1902-XII, 1913) est de 180 fr.

Publications de la Société française d'histoire de la Médecine. — II.

Études sur la Médecine en France du Xe au XIIe siècles

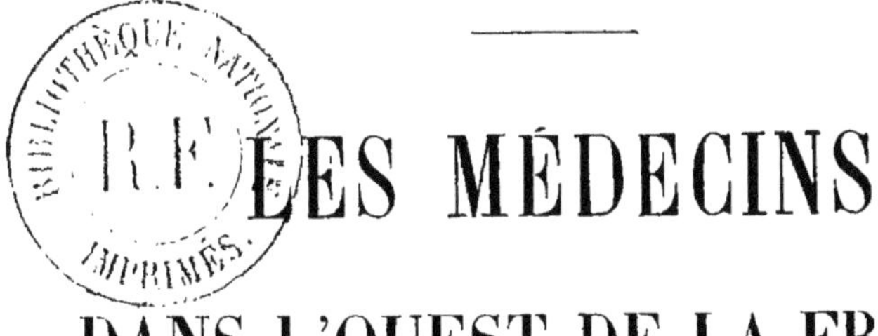

LES MÉDECINS
DANS L'OUEST DE LA FRANCE

AUX XIe ET XIIe SIÈCLES

PAR LE

Dr Louis DUBREUIL-CHAMBARDEL

PRÉFACE

PAR

M. le Professeur J. RENAUT

MEMBRE DE L'ACADÉMIE DE MÉDECINE
CORRESPONDANT DE L'INSTITUT
PROFESSEUR A LA FACULTÉ DE MÉDECINE DE LYON

A PARIS

Chez le Secrétaire général
de la Société française d'histoire de la Médecine
16, rue Bonaparte, 16

1914

PRÉFACE

J'ai accepté avec plaisir la tâche d'accueillir le lecteur au seuil de ce livre. Il n'en est guère qui, dans ces cinq ou six dernières années, m'aient davantage intéressé et instruit tout à la fois. Le Dr Louis Dubreuil-Chambardel a bien fait de l'écrire; car pour un grand nombre de médecins et surtout pour ceux qui s'occupent de l'enseignement de notre science, il constituera une lecture positivement révélatrice. En effet, la Biologie moderne a pris un tel éclat et marché d'un tel élan pendant ce XIXe siècle dernier, que, pour certains, elle semblerait autorisée à n'avoir plus désormais cure ni souci de ce qu'elle a auparavant laissé derrière elle. Ainsi fait un train devenu si rapide qu'il ne permet plus à ceux qu'il transporte de prendre, même approximativement conscience du chemin parcouru, dont les successives étapes se sont tour à tour fondues dans les fumées glissant sur l'arrière. Ce sont pourtant, et chacune pour sa part, ces étapes mêmes qui ont fait la route; sans elles, il n'y aurait ni chemin ni terme. Ainsi nous imaginons-nous un peu facilement que derrière Lamarck, Bichat, Laennec, Cl. Bernard et Pasteur, il n'y a rien du tout, vu qu'après eux les sciences médicales se sont trouvées avoir fait d'un trait plus de progrès que depuis les jours d'Hippocrate. Mais cela même est une illusion : il n'y a que dans le royaume de féerie où l'on puisse voir du coup un arbre chargé de fruits mûrs sortir d'une graine sèche. En réalité, l'arbre a longtemps poussé en gardant toutes les apparences d'une plante stérile entièrement d'abord, puis qui ne donne souvent ensuite, pendant bien des saisons, que des fleurs caduques ou n'évoluant qu'en fruits abortifs Pendant tout ce temps pourtant et à chaque seconde de sa croissance même, l'arbre travaille en vue du beau fruit qui tombera parfait un jour dans la main du jardinier. Ce serait simplement folie de croire qu'il n'en serait pas de même du fruit de l'*Arbre de Science*!

En effet, toute science humaine est une chose vivante, exactement comme l'homme qui la cultive et conséquemment la développe en lui-même, aux dépens de son esprit. Elle ne peut par suite s'organiser que peu à peu, selon les aptitudes progressivement élargies de cet esprit. Connaître les étapes qu'elle a parcourues et qui constituent les points singuliers de sa courbe générale, suivie de son origine au point où se trouve un observateur contemporain, c'est, à proprement parler, en faire l'Embryologie pure et simple. Autrement dit, c'est en faire l'Histoire. Il n'est plus, aujourd'hui, même un étudiant en médecine de seconde année, qui ne sache quelle est l'importance de la connaissance du développement en biologie générale, ni non plus de quelle portée sont ses applications en médecine. Je comprends donc malaisément que, de façon presque systématique, l'Histoire de la Médecine soit communément traitée de science négligeable : « parce qu'en somme, dit-on, son objet n'est rien qu'ombre et fumée; et qu'au lieu de regarder derrière soi, il vaut mieux marcher en avant ». Mais, j'avouerai que pour ma part, je ne suis pas encore entièrement de cet avis. Ce n'est pas non plus la lecture du livre de M. Dubreuil-Chambardel qui m'y saurait ranger.

*
* *

Il n'est, je pense, douteux pour personne qu'il existe un *esprit médical français*, très sensiblement même différent de l'esprit médical des autres peuples. Il est fait de traditions, de conceptions et de méthodes qui nous sont propres, et dont s'est dégagée peu à peu une façon particulière de développer, d'appliquer et enfin d'enseigner la médecine conformément à notre génie ethnique. Faute de quoi, nous n'y réussirions point. Car même, un fait absolument positif, exprimé clairement par l'un d'entre nous dans une réunion internationale, n'est presque jamais compris d'emblée par un médecin étranger. Il y faut souvent une explication réciproque, parfois laborieuse. De là s'ensuit qu'il devient pour nous presque de toute nécessité de savoir comment notre mentalité médicale s'est formée, du moins si nous prétendons voir quelque peu clair en nous-mêmes. Or, je crois pouvoir affirmer que l'étude que vient de faire Dubreuil-Chambardel, des *Médecins dans l'Ouest de la France entre le IXe et le XIIe siècle*, constitue, d'ores et déjà, l'ouvrage le mieux propre à répandre en nous cette clarté. Car, c'est en cette triade séculaire que se dégage et enfin s'affirme l'essentiel de l'esprit médical français, du même pas que de l'esprit général français dans cette région, c'est-à-dire entre la Seine, la mer et la Loire.

Le livre est petit, mais fortement documenté, bien que présenté sous une forme élémentaire. Ecrit en notre clair français de Touraine, chacun le lira toujours sans fatigue, mais jamais sans intérêt. Et celui qui réfléchira y apprendra bien des choses. Il y apprendra, par exemple, comment, au début du XIe siècle et alors que, de la culture carolingienne, les Normands, venus par les côtes et par les deux fleuves, n'avaient rien laissé debout, on vit soudain se dresser à Chartres, la grande figure médicale de l'évêque Fulbert, qui entreprit d'y rétablir tout, en particulier l'étude de la médecine, d'ailleurs en y professant la pure doctrine d'Hippocrate (*logicam Ypocratis Choi*), dont on avait alors si peu souci au-delà de la Loire et le long du Rhône. Et Fulbert était de fait un grand médecin; pour s'en convaincre, il suffit de lire quelques-unes de ses ordonnances qui subsistent. Mais ce qui nous importe davantage, au point de vue de la direction imprimée dès l'origine à ce germe premier de l'esprit médical français suscité par lui, c'est qu'il l'ait marqué d'emblée du signe d'Hippocrate : ce qui signifie qu'il le voulut et le fit avant tout *clinique*. Et ce fut là, en effet, le signe définitif et indélébile que cet esprit garda toujours, en dépit même des scolastiques d'abord, puis des érudits de la Renaissance.

Un autre principe majeur de notre esprit médical français, qui fut posé et mis en pratique par Fulbert, fut la formation, un par un, d'un certain nombre d'élèves de choix, pris parmi la foule de ses disciples. Et c'étaient tous des clercs, donc soumis à la règle et tenus constamment sous la main. Tel Hildegaire qui, à un moment donné, répondait et agissait en son nom, tout comme le font encore de nos jours nos anciens internes (dont les « Assistants » étrangers sont une pure et récente copie), et qu'il déléguera bientôt à Poitiers pour y instituer un enseignement organisé sur le modèle du sien. Ainsi, tour à tour, procèderont de Fulbert, et Bérenger qui viendra à Tours, et Hilduin qui ira à Angers, puis Goisbert qui portera à Ouche, en pleine Normandie déjà francisée, les doctrines hippocratiques et la méthode du maître, avec l'enseignement des autres arts libéraux dont la médecine fait partie. De la sorte, d'essaimage en essaimage, d'abbaye en abbaye, d'école épiscopale en école épiscopale, la médecine se répandra avec une remarquable identité d'esprit, dans tout le royaume de France capétien. Si bien que cet esprit s'y développera comme partie intégrante de l'esprit français, et ainsi qu'on vient de le voir, en débordant vite sur les marches du primitif royaume.

Ce fut donc et avant tout un esprit de clarté, de curiosité, de réalisation pratique, de charité et de désintéressement aussi; conformément aux qualités maîtresses du peuple même qui, en se formant, l'avait naturellement réglé suivant son propre génie. Cette conclusion se dégage forcément de l'étude de son développement. Presque tous ces primitifs pionniers de notre médecine française sont des clercs réguliers : voués à la pauvreté, ils ne feront jamais payer leurs services et pas davantage leur enseignement. Le beau *principe de la gratuité hospitalière et scolaire,* qui survit en nous et nous préoccupe tellement encore aujourd'hui, nous vient d'eux manifestement. La nécessité d'étudier sur le vif et non seulement dans les livres, leur apparaît aussi de bonne heure. On ne se bornera pas longtemps à secourir médicalement les malades qui se pressent à la porte des abbayes; on y admettra des malades, parfois près de cent, comme par exemple à Citeaux, où c'était même la règle écrite. Chaque petit centre médical possédait ainsi une *clinique.* Quand on le pouvait, cette clinique était doublée d'un jardin où se cultivaient les plantes salutaires, et où l'on s'efforçait d'acclimater celles que ne fournissait pas naturellement le pays. Tel était le célèbre « jardin aux fleurs et aux herbes » de l'abbaye bénédictine de Bourgueil en Touraine, où prospéraient en pleine terre la réglisse, la myrrhe, l'olivier, le myrte, le grenadier et l'oranger, sans compter le pineau de Bourgogne, dont la culture a enrichi tout le pays, et fait des vins de Bourgueil l'un des grands crus de France. Et, d'une pareille source de matière médicale, l'enseignement profitait au moins aussi largement que les malades. C'est que les moines médecins étaient aussi, dans tout le cours du XIe siècle, d'intrépides voyageurs et d'ardents explorateurs, allant au loin partout et par tous moyens, chercher du nouveau et le rapporter chez eux. Tel ce Raoul Le Clerc, l'un des sept fils du noble Normand Giroie, qui trouve tout simple de reprendre le heaume pour aller en Sicile, puis à Salerne avec ses frères férus de conquêtes, et reste là dix ans, professant la doctrine hippocratique avec un succès balançant celui de la fameuse Trotula (1030-1040); et enfin revient à Marmoutier, où il se fait décidément moine pour y enseigner la médecine.

Je m'étais longtemps demandé comment il se fait que non seulement à Bourgueil, mais aussi non loin de là dans ma ville natale de la Haye-Descartes, j'aie vu toute ma vie le grenadier prospérer et donner des fruits magnifiques, et que j'y connaisse des dattiers dépassant le faite des maisons et dont certains sont plus vieux que moi. Et le fait est aussi qu'à Courcay, près de Cormery, il pousse parmi les rochers des cystes ladanifères sauvages, qu'on ne trouve ailleurs qu'en Italie. La lecture du livre de Dubreuil-Chambardel m'a donné ces jours-ci la clef de l'énigme, ou je me trompe fort.

Le médecin Baudry, abbé de Bourgueil vers la fin du XIe siècle, affirmait d'ailleurs qu'« à Bourgueil, le printemps est éternel ». Ce qui précède montre, qu'en parlant ainsi, il n'est pas tout à fait un simple poète. Poète pourtant, il l'était assez; et cela nous a valu un document écrit en vers élégiaques, très important : car il y expose le programme à peu près entier de l'enseignement médical de son temps.

Ce programme est très remarquable, étant donné qu'il fut conçu à une si haute époque, et qu'il nous renseigne de très près sur la façon dont Fulbert, le premier initiateur de l'Ecole médicale française, comprenait les choses. Car, entre Fulbert et Baudry, il n'y a que Bérenger, qui fut son maître à Tours et qui était l'élève direct de Fulbert. Etudier d'abord les symptômes; déterminer soit l'humeur peccante, soit l'organe affecté; connaître, pour tenter de comprendre le tout, ce qu'il est alors possible en physiologie et qui se rapporte au cas; dégager enfin les indications et les contre-indications que comporte ce cas et choisir les remèdes convenables : voilà ce qu'il importe de savoir et c'est là tout. Et ce qu'on ne sait pas encore, il le faut chercher tout simplement. Aussi Baudry pose-t-il des problèmes : seul moyen de les résoudre un jour, comme le disait mon maître Cl. Bernard.

Il a donc raison, et tout cela est absolument conforme à l'esprit médical français tel qu'il règne aujourd'hui. Cela montre que le primitif programme des connaissances médicales à acquérir était bien conforme à notre génie ; puis que, peu à peu abandonné, tellement qu'à la fin du XVIIIe siècle, il n'en restait rien, pas même le souvenir, il a fallu ensuite tout un siècle pour le réinventer, et des médecins et des biologistes de génie pour remettre ainsi sur pied la médecine française, avec une floraison magnifique de grandes découvertes. Mais, que chacun maintenant se garde bien, sous prétexte de la simplifier, d'en exclure « pour le praticien » la documentation scientifique. Les fondateurs médiévaux de l'Ecole française ne l'avaient pas oubliée. Encore à ce point de vue, ils avaient bien jugé.

Pour nous autres médecins, nos prédécesseurs sont nos ancêtres, car c'est d'eux seuls que nous tenons nos traditions et, par conséquent, nos mœurs médicales. Il n'est pas indifférent de savoir de quels principes découlent les unes et les autres. Pour cela, il faut de temps en temps, remonter le chemin parcouru en feuilletant à rebours nos archives jusqu'à l'origine première de celles-ci. Nous verrons alors quelle est la véritable valeur des principes initiaux, et quels d'entre eux, observés, ont fait prospérer notre Science, méprisés, l'ont fait défaillir. A l'époque un peu incertaine où nous devons vivre, cette recherche nous rendra de meilleurs services que tous nos rêves actuels de réforme. C'est pourquoi je conseille à tous les médecins de lire et surtout de méditer le livre du Dr Dubreuil-Chambardel.

J. RENAUT.

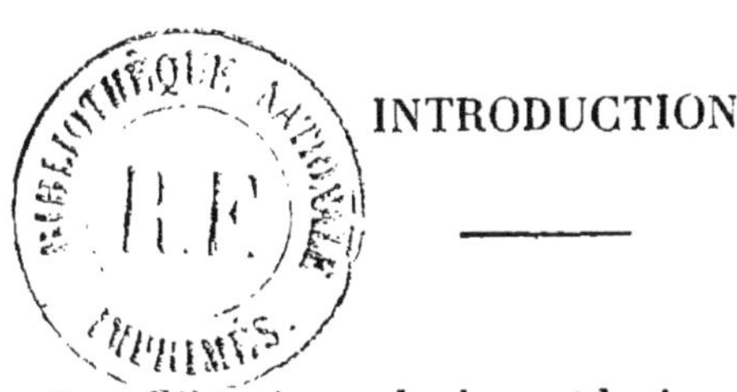

INTRODUCTION

Les historiens de la médecine sont à peu près muets sur la longue période médiévale. Les faits qu'ils rapportent sur la pratique de l'art de guérir, sont trop peu nombreux et de trop mince intérêt, pour nous permettre d'avoir une idée exacte de l'état de la médecine dans notre pays à cette époque. On a trop eu tendance à considérer cette suite de siècles comme ayant marqué un temps d'arrêt dans l'évolution du savoir et on en a négligé l'étude. Cependant, si les progrès scientifiques furent alors plus lents, ils ne furent jamais interrompus et le flambeau de la pensée fut transmis de génération en génération sans s'éteindre.

C'est ce mouvement intellectuel qu'il est important de suivre pendant les huit siècles qui ont suivi la chute de l'Empire romain. Deux moments furent particulièrement brillants : le IXe siècle, alors que, sous l'influence de Charlemagne, Alcuin donna un si vif élan à l'enseignement dans les écoles et dans les abbayes, et le XIe siècle qui marqua une véritable renaissance dans toutes les branches des travaux de l'esprit. C'est cette dernière époque que nous comptons plus spécialement étudier.

Les Normands, au cours de leurs incursions sur les côtes et le long des fleuves, avaient mis à feu et à sac la moitié occidentale de la France, détruisant toute vie politique, toute organisation sociale, toutes les institutions religieuses et annihilant toutes les préoccupations d'art et de recherches scientifiques.

Lorsque les invasions de ces barbares du Nord purent être arrêtées et leur retour empêché à jamais, il y eut dans toutes les régions où ils avaient accumulé ruines et misères, un splendide réveil. Des dynasties féodales s'établirent solidement à la fin du xe siècle se partageant le territoire et gouvernant avec autorité. Ce furent elles qui surent rétablir la vie économique dans les cités et reconstituer le domaine de l'Église. On vit alors se relever de leurs ruines ou se fonder ces quantités d'abbayes et de prieurés dont le réseau serré couvrit bientôt chacune des provinces. Ce fut une belle période artistique que celle qui fut marquée par l'épanouissement de cette sévère architecture romane avec ses ornements de sculpture et de peinture; par l'éclat dont brilla la langue latine avec une pléiade de poètes et d'orateurs telle qu'on n'en avait pas vu depuis le siècle de Cicéron, en même temps que s'établissait sur des bases définitives le parler français; par le développement, enfin, que prirent partout les fondations scolastiques, écoles épiscopales ou abbatiales d'où sortirent tant d'hommes de savoir.

Il est important de connaître ce que devint la médecine durant cette époque de renaissance. C'est le but de ce travail.

Notre intention est de rechercher la place qui fut faite à l'art de guérir au milieu des préoccupations intellectuelles d'alors, la façon dont il fut enseigné dans les écoles monacales ou canoniales; quels furent les maîtres et leurs élèves; quelle était la situation sociale du médecin et son autorité morale; comment peu à peu s'organisèrent les professions médicales et la façon dont elles furent exercées.

Nous avons été amené à effleurer quantité de points mal connus et peu étudiés, particulièrement à rechercher les influences locales ou étrangères qui agirent sur les méthodes et les doctrines thérapeutiques de cette époque; la part qui revint à l'élément clérical et à l'élément laïque dans la pratique de la médecine; les transformations que subirent les écoles ecclésiastiques pour devenir, au début du XIIIe siècle, les Universités ; la façon dont furent rattachées à ces dernières les études de médecine.

Nous avons réservé pour un travail ultérieur l'étude des méthodes thérapeutiques qui furent alors les plus employées ; des doctrines qui eurent le plus de vogue ; des procédés souvent bizarres dont se servit dans ce temps la foule des guérisseurs ; de même nous traiterons plus tard les questions si complexes, relatives à l'assistance donnée aux malades, à la fondation des hôpitaux et à la prophylaxie des maladies.

Nous avons conduit notre travail jusqu'à la fin du XIIe siècle, c'est-à-dire jusqu'au moment où une transformation radicale va s'opérer dans l'enseignement supérieur qui eut tendance à se spécialiser dans quelques villes qui seront le siège de Facultés ou d'Universités.

C'est donc une période de trois siècles environ que nous étudions dans ce volume. Forcément, nos investigations ont été limitées à un nombre réduit de provinces. Nous nous en sommes tenus aux provinces des deux bassins de la Loire et de la Seine, précisément ceux qui furent le plus éprouvés par les invasions normandes, et qui réunies sous une autorité commune, formèrent le plus tôt le territoire du royaume Capétien.

De parti pris, nous avons laissé de côté les provinces gasconnes, languedociennes et provençales parce que des traditions locales s'y conservèrent longtemps et que de toutes autres influences étrangères y agirent de bonne heure, tout spécialement dans la pratique de la médecine. Nous avons négligé aussi les provinces orientales ou septentrionales qui eurent à subir l'influence des grandes écoles rhénanes qui leur donnèrent des tendances intellectuelles différentes.

Ainsi limitées nos recherches n'intéressent que des régions où les mêmes considérations politiques, sociales, économiques et religieuses amenèrent rapidement, avec l'unité du gouvernement, un état d'esprit commun.

Comprise de la sorte, notre étude aura pour objet l'enseignement et l'exercice de la médecine dans l'Ouest de la France depuis le départ des Normands jusqu'à l'organisation des Universités.

CHAPITRE I

La Médecine à Chartres

I

Les Influences Rémoises à l'Ecole de Chartres

Des villes de l'Ouest, Chartres (1), fut une des premières à se relever, au début du xe siècle, des ruines laissées par le passage des Normands. Loin des grandes artères fluviales et des routes militaires, sa situation lui permit de goûter plus tôt d'une paix relative, sous l'autorité d'une puissante dynastie féodale favorable au développement des arts et des sciences. Son église fut gouvernée par une série d'évêques comme Aganon (925-941), Ragenfroi (941-955), Vulfard (2) (962-967), qui, sous l'influence salutaire de l'abbaye de Fleury, restaurèrent les maisons religieuses et réorganisèrent les écoles monastiques et canoniales.

(1) Consulter sur Chartres le travail de M. l'abbé Clerval. *Les Ecoles de Chartres*. Paris, Picard. Nous avons puisé dans cet ouvrage de nombreux renseignements.

(2) Vulfard fut abbé de Fleury de 948 à 962 ; il releva plusieurs abbayes en Angleterre et en France. Il fut le maître du fameux Abbon. Appelé à Chartres par l'évêque Ragenfroi, il éleva l'abbaye de Saint-Père à un haut degré de perfection et fut élu au siège épiscopal de Chartres en 962. On sait aussi que Gerbert fut un élève de Fleury-sur-Loire. Cette école fut l'une des plus célèbres du xe siècle. Malheureusement nous n'avons aucun document nous permettant de savoir si la médecine y fut enseignée, non plus d'ailleurs que dans les autres écoles orléanaises.

Ces écoles et en particulier celles de l'abbaye de Saint-Père et de la cathédrale, qui, aux VIIIe et IXe siècles, firent la renommée de la ville de Chartres — « artium liberalium studiis habebatur famosissima » — reprirent rapidement leur éclat grâce, surtout, à l'écolâtre Vulfard qui s'efforça de reconstituer une bibliothèque importante en même temps qu'il organisait un *scriptorium* bientôt célèbre.

La liste des manuscrits parvenus jusqu'à nous donne une idée de la nature des études qu'on y faisait. A côté des traités de théologie de saint Augustin, d'Origène, de saint Jérôme, et des autres Pères de l'Eglise, on y rencontrait les *Histoires* de Josèphe, Virgile, Tite-Live, les ouvrages de Cassiodore, les *Etymologies* d'Isidore, les écrits de Bede, des livres de Galien (1). Les sciences sacrées et les sciences profanes y étaient donc cultivées concurremment.

La part faite à la médecine dans ce programme scolastique semble avoir été assez large et Chartres fut, dès cette époque, un centre d'études médicales. On y commentait Galien et aussi Oribase. Sur un manuscrit de ce dernier auteur, du milieu du Xe siècle, nous relevons même, d'une écriture contemporaine, la signature d'un médecin nommé *Amandus* (2). C'était probablement un moine ou un chanoine d'une des églises chartraines.

Nous aimerions savoir à la suite de quelle direction ces écoles précédèrent toutes celles de l'Ouest dans l'enseignement de cet art et si ce sont les moines de Fleury qui en propagèrent le goût ?

Mais Chartres ne devait pas tarder à subir l'influence du grand Gerbert qui avait été précisément un élève de Fleury.

Gerbert professait à Reims et on sait avec quel succès. On peut dire qu'il fut en France et en Allemagne le rénovateur des études dans les monastères et les cathédrales au déclin de ce Xe siècle et qu'il

(1) Clerval, *op. cit.*, p. 21.
(2) Clerval, *op. cit.*, p. 23.

prépara la renaissance religieuse littéraire et scientifique du XIe. Or, Gerbert était très versé dans les choses de la médecine. Son séjour en Espagne en 967 l'avait profondément initié aux mathématiques et à l'astronomie comme aux sciences médicales. Il prit contact avec les savants arabes dont les écoles, à l'apogée de leur réputation, étaient des foyers intellectuels où toutes les doctrines de l'antiquité grecque et latine, et tous les systèmes des philosophes persans et orientaux étaient librement exposés.

C'est sans doute plus par les compilations des auteurs arabes, que par les textes originaux que Gerbert connut les traités de médecine des auteurs classiques. Cependant nous le voyons maintes fois occupé à réunir dans sa bibliothèque de Reims les ouvrages des médecins grecs (1). Il écrit à l'abbé Gislebert(2): « De morbis ac remediis oculorum Demosthenes philosophus librum edidit : qui inscribitur Opthalmicus, ejus principium si habetis, habemus ».

Mettant à profit ses connaissances thérapeutiques, Gerbert donna utilement des conseils à ses amis. Nous le voyons traiter l'abbé Rainier (3); son ancien maître à l'école monacale de Fleury-sur-Loire, le moine Raimond (4) — *cui omnia debet* — souffrant d'une affection au foie; l'évêque de Verdun Adalbéron (5) atteint de la gravelle, à qui il écrit (6): « Specialia tamen fratris morbo calculi laborantis plenius exequerer. si inventa a prioribus intueri liceret, nunc particula antidoti philantropos ac ejus scriptura contentus, tuo vitio imputa si quod paratum est ad salutem, non servando dietam, verteris in perniciem. Nec me authore quæ medicorum sunt tractare velis, præsertim cum scientiam eorum tantum affectaverim, officium semper fugerim ». Et ainsi Gerbert nous apprend que c'est par curiosité simplement qu'il s'est

(1) Lettre XLIV, XCVI, CXXX, etc. Edition de 1611.
(2) Lettre IX. Voir aussi la lettre CXXX.
(3) Lettre LXVIII.
(4) Lettre XCII.
(5) Lettre CXIV.
(6) Lettre CLI.

initié aux principes de la médecine et qu'il n'a jamais voulu être un praticien; c'est à ses seuls intimes, par charité et dans les cas urgents, qu'il est heureux de pouvoir rendre service.

Ne soyons donc pas surpris si parmi ses disciples nous rencontrons des médecins comme Girard (1), qui devint évêque de Cambrai, Jean chanoine d'Auxerre et Ingo (2) abbé de Saint-Pierre-le-Vif dans la province de Sens (3).

Deux de ses élèves, Héribrand et Fulbert, se fixèrent à Chartres et y enseignèrent à leur tour la médecine.

Héribrand, chanoine de la cathédrale, mourut avant 1028. Sa réputation comme professeur fut considéra-

(1) « Modo studet logicæ, nunc insudat physicæ, sic intendans vacat ethicæ et mirantibus magistris, penetrat labyrinthos scripturarum ». (*Ap. Spicileg.* t. II, p. 139.)

(2) Ingo fut abbé de Massay en 1002, puis de Saint-Germain-des-Prés en 1004 et de Saint-Pierre-le-Vif de 1015 jusqu'à sa mort en 1025. Consulter Odoranne, *Opusculum* III, Patrologie de Migne CXLII, col. 804 : Bulæus, *Hist. Univ. Paris.* I, 610; Mabillon, *Ann. Bened.* LIII, 102; LIV, 11; LV, 62.

(3) Les abbayes de la province de Sens eurent toujours des médecins réputés. Plusieurs nous sont connus.

Servat-Loup (1), moine puis abbé de Ferrières-en-Gatinais (842-862), élève de Raban-Maur à Fulda, nous parle dans ses lettres (2) des succès thérapeutiques qu'obtenait dans son monastère un de ses moines. Ce même Servat-Loup signale encore (3) l'abbé de Saint-Pierre-le-Vif, nommé Didon, qui avait une renommée si grande que Marcward, abbé de Pruym, lui envoyait ses religieux malades.

Cette abbaye de Saint-Pierre-le-Vif, ruinée par les guerres, avait été restaurée à la fin du xe siècle par l'archevêque de Sens, Seguin, qui plaça à sa tête l'abbé Rainard (+1015). Celui-ci organisa une bibliothèque fort importante et attira un grand nombre de moines qu'il instruisit dans toutes les connaissances humaines et spécialement en médecine : « Monachos instruens liberalibus disciplinis edocuit » (4). Le fameux Odoranne (5) fut un de ses élèves. Il était fort habile orfèvre (6) et passait pour un médecin adroit (7). Rainard eut comme successeur Ingo (1015-1025) l'élève de Gerbert et praticien réputé.

Au début du XIe siècle le moine Wulfere était mandé à Saint-Germain

(1) Nicolas, *Etudes sur les lettres de Servat-Loup*, Clermont-Ferrand, 1861.
(2) Lettre 60.
(3) Lettre 72.
(4) Odoranne, *Chronicon Anno. 1015*. Patrologie latine CXLII, col. 773.
(5) Né vers 985, mort après 1045. Après avoir été moine à Saint-Pierre-le-Vif, il se retira à l'abbaye de Saint-Denis
(6) Il fit entre autres un Christ en croix et un puits pour l'abbaye de Saint-Pierre et, sur la demande du roi Robert et de la reine Constance, les châsses de saint Savinien et de saint Potentien (*Chronicon ; passim*).
(7) Voir entre autres, *Opusculum IV*. Patr. Lat., id. col. 805.

ble et on accourait de loin pour suivre ses leçons (1). Le chroniqueur Richer ne craignit pas de venir de Reims à Chartres, en 991, pour étudier auprès de lui les aphorismes d'Hippocrate. Il nous a laissé de son voyage un récit très pittoresque dont nous rapportons des passages en note, car ils contiennent certains détails fort importants (2).

La dernière phrase de ce récit est particulièrement instructive. Elle indique qu'Héribrand pratiquait à la fois la médecine, la pharmacie et la chirurgie. Ces trois parties de l'art de guérir n'étaient pas encore

d'Auxerre pour soigner des malades : « Erat in monasterio Reomagense quod est situm in pago Tarnoderense. Nam mense quinto, idest Decembri, sui abbatis imperio perrexit Autissiodorum gratia medicandi aliquorum in monasterio beati confessoris Christi Germani infirmentium fratrum. Erat enim medicinæ artis studiis instructus » (1).

Cependant malgré le nombre des écoles de la province de Sens et l'éclat de certains écolâtres, il n'y eut, comme le fait remarquer M. Maître (2), aucune ville qui servit de centre aux études et ayant exercé une influence durable. La médecine fut pratiquée par de nombreux moines, mais ne fut jamais l'objet d'un enseignement spécial.

(1) L'Obituaire de Notre-Dame de Chartres porte à la date du 22 juin l'obit suivant : « Obiit Herbrandus levita et canonicus B. Marie ». M. l'abbé Clerval pense qu'il s'agit ici de notre médecin.

(2) « Ante horum captionem, diebus ferme 14, cum aviditate discendi logicam Yppocratis Choi, de studiis liberalibus sæpe et multum cogitarem, quadam die equitem Carnotinum in urbe Remorum positus offendi. Qui a me interrogatus quis et cujus esset, cur et unde venisset, Heribrandi clerici Carnotensis legatum sese, et Richero sancti Remigii monacho se velle loqui respondit. Ego mox amici nomen et legationis causam advertens, me quem querebat, indicavi, datoque osculo semotim secessimus. Ille mox epistolam protulit, hortatoriam ad aphorismorum lectionem. Unde et ego admodum lætatus, assumpto quodam puero cum Carnotino equite, iter Carnotum arripere disposui.

Dimittensque abbati Augustino puerum peditem, solo Carnotino comitatus Carnotum raptim deveni. Unde mox equis remissis, ab urbe Meldensi puerum revocavi. Quo reducto et omni sollicitudine amota, in aphorismis Yppocratis vigilanter studui apud domnum Herbrandum magnæ liberalitatis atque scientiæ virum. In quibus cum tantum prognostica morborum accepissem, et simplex egritudinum cognitio cupienti non sufficeret, petii etiam ab eo lectionem ejus libri, qui inscribitur de concordia Yppocratis, Galieni, et Surani. Quod et obtinui ; cum eum in arte peritissimum, dinamidia, farmaceutica, butanica, atque cirurgica non laterent. » (Richer, *Historiæ*, lib. IV, cap. 50, coll. Migne, t. 138, col. 145).

(1) Rod. Glaber, *Hist.* lib. II, cap. IX.
(2) Maître, *op. cit.*, p. 133.

séparées. Ce ne fut, en effet, qu'au siècle suivant, et surtout au XIIe, que la division s'opéra d'une façon très nette et pour toute la durée du moyen âge jusqu'à l'époque contemporaine. Ce fait, clairement exprimé par un élève d'Héribrand, est donc à retenir et nous aurons à y revenir dans un autre chapitre de ce travail.

Un autre fait, qui semble ressortir du récit de Richer, est que les maîtres professaient à cette époque chez eux et non dans des salles dépendant du chapitre. On peut conjecturer que les leçons consistaient surtout en des entretiens particuliers et qu'il n'y avait pas alors de cours publics comme nous l'entendons aujourd'hui. Une miniature du XIIe siècle dans laquelle l'évêque de Chartres, Ives, qui fut aussi médecin, est représenté sur sa chaire ayant comme auditeur un seul de ses élèves (1), semblerait confirmer cette hypothèse.

II

Fulbert et ses Elèves

Fulbert (2) arriva à Chartres, dans les dernières années du Xe siècle, alors qu'Héribrand y enseignait déjà depuis quelque temps. De tous les élèves de Gerbert c'est certainement le plus remarquable et son influence scolastique fut considérable, non seulement à Chartres mais dans les provinces où ses disciples : les Hildegaire, les Bérenger, les Rainaud, les Adelman, les Sigo, les Albert propagèrent ses doctrines et ses méthodes d'enseignement.

Né vers 960, peut-être en Italie, certains disent à Chartres, d'une famille de condition modeste, Fulbert, tout jeune, fréquenta les écoles de Reims et y fut le

(1) Lettre de Saint-Ives, *Mémoires de la Société Archéologique d'Eure-et-Loir*, t. VIII.

(2) M. l'abbé Clerval a très judicieusement résumé tout ce qu'on sait de la vie de Fulbert. (*Op. cit.* p. 31 et ssq.)

condisciple du roi Robert. Appelé à Chartres, sans doute par l'amitié de plusieurs Rémois comme Heribrand et Herbert, il y reçut un accueil des plus favorable, fut élevé à la dignité de chanoine de la cathédrale en 1004, puis, en 1006 au siège épiscopal qu'il occupa jusqu'à sa mort (10 avril 1028). Pendant trente années, il dirigea l'école capitulaire qui devint la plus réputée de France et un centre intellectuel d'une puissante activité.

La médecine occupa une large place dans son enseignement.

Fulbert, en effet, était médecin et fort versé dans son art, qu'il exerça du reste avec un succès reconnu.

La lettre (1) qu'il écrit en 1006 à l'évêque Adalbéron, en lui envoyant diverses potions galéniques et de la thériaque, nous montre un praticien fort précis dans ses prescriptions et multipliant les recommandations.

Toutefois, lorsqu'il devint évêque, Fulbert abandonna la pratique de son art. C'est lui-même qui nous l'apprend dans une lettre (2) adressée à un correspondant inconnu. Il n'en continua pas moins cependant d'enseigner la médecine à ses élèves.

Lorsque ses amis insistaient auprès de lui pour obtenir quelques conseils de régime ou un traitement dans une affection grave, il chargeait son fidèle disciple, Hidegaire, qu'il avait d'ailleurs ins-

(1) Lettre IV (*Patrologie latine*), CXLI, col. 195.

« Virtute magis prædito quam prædicato præsuli Adalberoni Fulbertus. Vestræ sospitati amice gratulantes, valetudini quoque vestri fidelis et amici vestri Ebali, si divina benignitas allubescat, quanta novimus ope subvenire paravimus, mittendo Galieni potiones III et totidem theriacæ diatessaron ; quæ quid valeant, et modus acceptionis vel servationis earum in vestris antidotariis facile reperitur. Vulgaginem etiam petitam vobis mittimus, quamvis ætatem vestram tali jam vomitu fatigari non suademus, sed eo potius si opus sit allevari, qui frequenter et sine periculo fieri possit oximelle et raphanis vel certe, quod seniori magis conducibile est, morantem alvum laxativis pillulis incitari. De quibus ultro vobis fere nonaginta oblatis, cætera bona nostra vestra putate. Valete. »

(2) Lettre IX (*loc. cit.*, col. 205).

« Patri et consacerdoti suo Fulbertus.

Crede, pater, nullam me compositionem unguenti laborasse, postquam ad ordinem episcopalem accessi, quod tamen pauxillum ex dono cujusdam medici supererat, mihi fraudans tibi largior, rogato sospitatis auctore Christo ut tibi illud faciat salutare. Vale. »

truit parfaitement dans cette science, de répondre en son nom. C'est ainsi qu'il lui dicta une lettre à l'évêque Adalbéron, de Laon (1), dans laquelle aucun petit détail de régime n'est oublié et où il institue avec minutie une thérapeutique symptomatique très rationnelle.

En parcourant ses œuvres, on découvre certains passages où se manifeste son goût pour la médecine.

Telles sont les vers suivants qu'il consacra à l'*Hygiène des repas* (2). Ils rappellent les principes de l'école de Salerne et indiquent que les questions de régime n'étaient pas négligées dans la thérapeutique d'alors :

Prandia lauta modum turbant plerumque diætæ ;
Indulges stomacho, mentem male crapula vexat :
Si parcas epulis, sequitur detractio vel laus.
Ut medium teneas labor est, et valde cavendum,
Ne tibi tristitiam pariat, sicut suus est mos.
Si possis igitur, prorsus hæc prandia vita,
At si non liceat, hilaris cautusque recumbe,
Et liba cuncta parum, tua quæ tibi regula dictat ;
Nec summam nimiam conjectent multa minuta.

Il convient également de citer certaines strophes de la prose (3) qu'il composa en l'honneur de saint

(1) Lettre CXVIII (*loc. cit.* col. 266.)
« Potionem Iera, quam dominus præsul tibi mittit, sumes cum aqua calida ante crepusculum diei. Nocte qua debes eam accipere, non cœnabis ; et ipsa nocte positam potionem in vasculo, in quo distemperanda est, asperges salis gemma, vel, si hæc non adest, delicato sale ad pensum unius scripuli. Accepta potione sedeas ante focum absque ullo tumultu, cavens tibi penitus a frigore ; et, si paulum cubueris, non nocebit : nolo tamen ut dormias. Cum primum senties movere tibi ventrem, deambula pedetentim, et sic ad secussum vade. Si propter solutionem tandem ceperit te sitis, nequaquam bibes, nisi paululum aceti cum aqua calida misti, propter stomachum diluendum seu relevandum : quod etiam non urgente siti facere poteris, solutione propemodum vocante. Prandere differes quousque senties catarthicum nihil amplius operari velle. Cum sederis ad mensam, vide ne quid nimis, neque manduces aliquid stipticum vel plus æquo salsum. Plura de observationis modo notarem, nisi pauca sufficerent sapienti. Hoc tamen scribere me jubet nescia simulare charitas, ut talem potionis hujus sentias effectum, quatenus semper incolumis perseveres. Vale. »
(2) *Loc. cit., Hymni et Carmina ecclesiastica*, n° XIX. *De sancto Cerauno.*
(3) *Loc. cit.*, *id.*, n° I. *Hymnus seu prosa de sancto Pantaleone.*

Pantaléon, considéré, à cette époque, comme le patron des médecins :

9. — Solvit primum ac secundum ; tunc exponens cætera : Scrutor, inquit, documenta Hippocratis Medici, atque magni præcessoris ejus Æsculapii.

10. — Hos putamus esse Deos, qui vivaci numine, quæ descripta reliquerunt, prosequentes approbant, dum langore fatigatio sanitatem reparant, miseris.

13. — Duas esse Medicinas Christianis novimus, unam quidem de terrenis, de supernis alteram ; quarum ut diversos ortus, sic et efficaciam.

14. — Medici terreni longam per experientiam, surculorum didicerunt vires, et similium quæ permutant qualitates humanorum corporum.

15. — Nullus tamen in hac arte, sic probatus exstitit, cui non essent ad curandum aliæ difficiles, aliæque passionum prorsus incurabiles.

16. — Hoc testatur ille vir Hippocras qui fuit hoc de cœlo sublimatus vir Æsculapius, quibus nemo ventilatur major esse medicus.

17. — At supernæ medicinæ Christus auctor emicat, qui curare sola potest jussione morbidos, et ad vitam de sepulcro revocare mortuos.

18. — Qui dederat cæco nato, post creata lumina ac de tumba jam fœdente suscitatus Lazarus, cæteraque mira gesta, quorum non est numerus. »

. . . .

Fulbert forma quantité d'élèves qui se distinguèrent dans les sciences médicales. Nous n'avons malheureusement aucun renseignement sur la façon dont il enseignait. Comme il déclare qu'il cessa de pratiquer activement à partir de 1006, il est permis de supposer que ses leçons étaient surtout théoriques, consistant dans la lecture et le commentaire des textes et dans l'explication de formules thérapeutiques.

Le célèbre Bérenger, que nous retrouverons à l'école de Saint-Martin de Tours, était fort instruit des choses médicales que nous lui verrons enseigner avec succès (1).

(1) Voir p. 37.

Hildegaire (1), que nous avons eu l'occasion de citer plus haut, et qui devint par la suite chancelier de l'école chartraine, paraît avoir été un médecin habile. Nous avons vu qu'il fut chargé d'envoyer au nom de son maître quelques remèdes à l'évêque de Laon. Il fut, en 1024, délégué à Poitiers pour y gérer la trésorerie de Saint-Hilaire que le duc d'Aquitaine, Guillaume, avait confiée à l'évêque de Chartres. Il s'acquitta de cette fonction pendant deux années et profita de son séjour dans le Poitou pour réformer l'enseignement dans les écoles de cette province ; puis revint en 1026 près de Fulbert et mourut avant 1033.

Adelman (2), de Liége, son condisciple et ami, nous en a laissé un portrait fort curieux le représentant si bien formé aux leçons de Fulbert qu'il l'imitait dans ses gestes, dans ses paroles, dans ses habitudes et instruit par lui dans les préceptes d'Hippocrate, la sagesse de Socrate et la science de Pythagore.

Hildigerum, quem Pupillam nuncupare soliti,
Quod pusillus esset, immo perspicacis animi ;
Cæterorum princeps atque communiceps præsuli,
Is magistrum referebat vultu, voce, moribus,
Ypocratis artem jungens Socratis sermonibus,
Nec minus Pytagoreis indulgebat fidibus.

Hilduin, que Fulbert appelle son fils et qu'Hildegaire considérait comme la moitié de lui-même (3), était un homme de beaucoup d'esprit et qui avait pris une connaissance toute particulière de la médecine, de la philosophie et de la musique. Il fut envoyé sur la demande du comte d'Anjou pour régenter les écoles d'Angers. C'est peut-être lui qui devint prieur

(1) Clerval, *op. cit.* p. 49 et ssq.

(2) Adelman, de Liége, *Manuscrit de Copenhague*, Bib. royale, Gl. Kgl. saml., n° 1905. — Cf. Abbé Clerval, *op. cit.*, p. 59. — *Dictionnaire d'histoire et de géographie ecclésiastique*, t. I, cal. 530.

(3) Lettre CXXV. Mabillon estime que Hilduin est le même personnage qu'Hildegaire. Rangeard (*Histoire de l'Université d'Angers*, p. 13) rectifie cette opinion.

de l'abbaye de Saint-Aubin, puis, en 1033, abbé de Saint-Nicolas (1).

Goisbert nous est connu par ce que nous rapporte Orderic Vital. Il était sans doute d'origine chartraine et possédait dans la ville une maison. Médecin en vogue, il « était connu de beaucoup de personnes », qui devenaient ensuite ses amis. Nous ignorons s'il possédait un titre canonial au chapitre et même s'il était clerc. Ce ne fut qu'assez tard que, sur les instances du chevalier Raoul de Conches, il se fit moine à l'abbaye d'Ouche en Normandie où nous le retrouverons (2).

On peut encore citer parmi les élèves probables de Fulbert qui pratiquèrent la médecine, Guiszo, cité dans un acte de 1046 (3) et Geoffroi connu par une charte de 1069 (4).

Jean, médecin du roi Henri Ier, a été également rattaché à l'école chartraine. Ce Jean habita, en effet, Chartres, mais nous semble plutôt devoir appartenir à l'école de Marmoutier. Nous lui consacrerons une notice biographique particulière (5).

Par le nombre de ses disciples, on peut juger de la faveur dont jouit pendant le premier tiers du XIe siècle l'enseignement scientifique de Fulbert et si l'on songe que Bérenger à Tours, Hildegaire à Poitiers, Hilduin à Angers, Goisbert à Ouche, répandirent à leur tour les doctrines de leur maître et formèrent dans ces villes des centres actifs d'instruction médicale, on comprend l'influence considérable que cet homme éminent exerça de son temps. Dans la plupart des chapitres qui vont suivre, nous allons étudier les manifestations de cette influence dans les écoles de l'Ouest.

(1) *Epitom. fund. S. Nicolaii.* Edition de 1635, p. 7.
(2) Voir ch. VIII.
(3) *Cartulaire de Saint-Père*, p. 161. Cf. infra, pièce justificative n° 5.
(4) *Cartulaire de Saint-Père*, p. 206.
(5) Voir ch. IX.

III

La Médecine à Chartres au XIIe siècle

Après la mort du grand évêque, suivie de près par celle d'Hildegaire, l'enseignement de la médecine fut négligé dans l'école chartraine au milieu des graves discussions théologiques et philosophiques qui l'agitèrent pendant longtemps. Il faut passer tout le XIe siècle et arriver au seuil du XIIe pour constater un réveil de cet enseignement sous l'épiscopat de l'évêque Ives (1).

Né près de Beauvais, d'une famille noble, instruit des arts libéraux à Paris, où il connut Roscelin, Ives alla se perfectionner à l'abbaye du Bec que dirigeait alors Lanfranc. On sait que ce grand doctrinaire était en même temps un médecin remarquable et forma, comme nous aurons à le voir ailleurs, plusieurs praticiens estimés. Ives enseigna d'abord au Bec, puis au monastère de Saint-Quantin dont on lui avait confié la direction et où il commença à se distinguer parmi les hommes les plus lettrés de son temps. C'est en 1090 qu'il fut choisi pour monter sur le siège épiscopal de Chartres qu'il occupa jusqu'à sa mort, en 1115. « Son influence se fit sentir partout dans l'Eglise et dans l'Etat, dans les affaires politiques et dans les affaires disciplinaires, mais elle est particulièrement remarquable dans l'ordre intellectuel » (2).

Son premier soin à Chartres fut de restaurer les écoles qui avaient singulièrement périclité sous les pontificats précédents et il attira autour de sa chaire un concours inusité d'élèves en même temps qu'il entretenait une correspondance très active avec tous les savants de son temps.

(1) Sur l'évêque Ives de Chartres, consulter abbé Clerval, *op. cit.*, p. 143.
(2) Clerval, *op. cit.*, p. 146.

Ives était médecin et dans ses écrits se rencontrent maints passages où il fait allusion à ses connaissances spéciales. « Si nous pensions que votre maladie put être guérie, écrit-il à un de ses correspondants, nous vous offririons volontiers le soulagement de la médecine ». Et ailleurs : « Les médecins habiles guérissent tantôt par les semblables, tantôt par les contraires. Les éléments secs sont appliqués aux humides, les éléments chauds aux froids et réciproquement et les maladies sont vaincues par la force des remèdes. Pareillement, on applique les semblables aux semblables : on mesure les emplâtres aux blessures et aux tumeurs. La chair de scorpion cuite à l'huile est un remède contre les morsures de cette bête ; l'élixir theriaca fait avec la chair du serpent guérit les piqûres et sert d'antidote contre les breuvages empoisonnés » (1).

La plupart de ses élèves avaient des connaissances étendues dans l'art de guérir et certains acquérirent dans la pratique une réputation méritée.

Guillaume de Conches, le célèbre grammairien, qui passa à Chartres de 1110 à 1120, et y fut aussi l'élève du chancelier Bernard (2), prit à son contact des notions très complètes de médecine. « Il expliquait tout, écrit l'auteur de l'*Histoire littéraire*, selon le système de Galien et ses ouvrages renferment bien des détails sur les maladies et l'anatomie » (3).

Gilbert de la Porée (4), élève des mêmes maîtres, Ives et Bernard, était fort instruit dans cette science qu'il enseigna sans doute à Poitiers et à Paris.

Mais l'élève d'Ives de Chartres qui acquit le plus de célébrité dans l'art de la médecine est certainement Pierre Lombard. Il était chanoine et doyen de la cathédrale lorsqu'il fut appelé à soigner le roi

(1) Clerval, *op. cit.*, p. 240.

(2) Bernard de Chartres fut chancelier de l'école de Chartres au début du XIIe siècle.

(3) Clerval, *op. cit.*, p. 240.

(4) Gilbert de la Porée fut chancelier de l'école de Chartres après Bernard. Il fut écolâtre à Paris dès 1141 et évêque de Poitiers de 1142 à 1154.

Louis VII (1). Ce prince, de santé délicate et très souvent malade, eut souvent affaire avec les médecins. On connaît la consultation qu'il prit à Orléans et que rapporte Giraud de Barri (2). L'abbé de Saint-Gilles, Bertrand de Saint-Côme, et le diacre Jacques Cardinal lui envoient sur sa demande des médicaments exotiques (3). De ses archiâtres nous ne connaissons que les noms de Caïus Clodius Cervianus, d'origine méridionale, auteur d'un commentaire sur la peste (4), et de notre Chartrain, Pierre Lombard.

Nous n'avons malheureusement aucun détail biographique sur ce dernier (5). Son obit (6) est daté du 19 janvier sans indication d'année :

XIII Kalendas februarii. Obiit magister Petrus Lombardus, physicus domini regis et canonicus hujus ecclesiæ ; qui reliquit ecclesiæ carnotensi pro anniversario suo annuatim in eadem ecclesia celebrando, sexaginta quinque libras carnotenses ; de quibus executores ejus emerunt tres trituratores in granchia de Fonte Guidonis (pro quibus habemus medietatem fouragii dicti loci et des rotis), cum pertinentiis suis : qui denarii distribuuntur canonicis carnotensibus qui anniversario dicti magistri Petri presentes intererunt.

Parmi les membres du chapitre de Chartres, plusieurs étaient médecins, nous citerons les chanoines Bernard, Richer (7), Domnus (8) et Goslin (9).

Bernard est le plus connu. Il était *chevecier*, nous apprend le cartulaire de Saint-Père (10) : « Bernardo

(1) A Chereau, *Union Médicale*, 1863, p. 565.

(2) « Après deux mois d'expédition en Bourgogne, le roi, de retour à Orléans, y est atteint d'une maladie grave et presque désespérée. Les médecins, tant les siens propres que ceux qui mandés en toute hâte de tous côtés, discutent subtilement sur les causes de cette maladie. Ils arrivent enfin à se mettre d'accord pour déclarer que cet accident est dû à la trop grande continence du roi. Et ils lui proposent alors un remède que Louis VII rejette en disant que s'il n'y a que ce moyen de lui rendre la santé, il préfère mourir chaste plutôt que de vivre en commettant un adultère ». Giraud du Barri. *De instructione Principis*.

(3) Lebeuf, *Dissertation sur l'Histoire de Paris*, II, 196.

(4) *Histoire Littéraire*, IX, 193.

(5) Tiraboschi, *Storia della letturatura italiana* (1806), t. III, p. 300.

(6) Obituaire de N.-D. de Chartres. *Cartulaire de N.-D. de Chartres*, t. III, p. 25.

(7) *Cartulaire de Josaphat*, 1112, 1126, 1138.

(8) *Cartulaire de Josaphat*, 1140, f° 64.

(9) *Cartulaire de Saint-Père*, p. 464, de 1130 à 1150.

(10) *Cartulaire de Saint-Père*, p. 526, de 1116 à 1129.

medico, Sanctæ Mariæ eo tempore canonico capicerio ». On trouve dans le cartulaire de Notre-Dame son obit (1), et nous apprenons par ce document qu'il donna au chapitre un *Evangéliaire* et un *Homéliaire* couvert d'argent, et qu'il reconstruisit à ses frais les bâtiments de l'aumône détruits par un incendie en 1134. Enfin, il fit une fondation de cierges devant N.-D. de la Belle-Verrière et laissa 40 livres pour couvrir l'église.

Nous trouvons une autre preuve de la place importante que la médecine occupa dans le programme scolastique des écoles chartraines au cours du XIIe siècle dans le nombre assez grand d'ouvrages médicaux qui figurèrent dans la bibliothèque du chapitre, tels sont : Les *Aphorismes* d'Hippocrate, l'*Art médical* d'Alexandre, l'*Isagoge* de Jean, le *Traité du pouls* de Philarète, le *Traité des Urines* de Théophile et quelques livres de Galien.

Cette renaissance des études médicales à Chartres sous l'épiscopat de saint Ives fut passagère. Les noms de médecins deviennent rares dans les documents de la seconde moitié du XIIe siècle et on n'a sur eux aucun renseignement, tels sont Jean (2) en 1168, et Laurent (3), médecin de Saint-Denis.

Un élève de Chartres dut cependant exercer la médecine avec compétence ; c'est Pierre de Blois. Dans sa lettre XLIII (4), il nous fournit de longs détails sur la cure qu'il fit chez un riche seigneur de la ville d'Amboise (5). Pierre de Blois avait fait un séjour prolongé à Bologne qui, au XIIe siècle, possédait une école de médecine réputée. C'est dans cette ville, sans doute, qu'il s'initia aux questions médicales. S'il ne fut pas un praticien vivant de son art, il pouvait au besoin rendre d'utiles services.

(1) *Cartulaire de Notre-Dame*, III, p. 58. Cf. aussi le *Cartulaire de Marmoutier pour le Dunois*, chartes 170 et 175.

(2) *Cartulaire de Beaulieu*, p. 66.

(3) *Cartulaire de Beaulieu*, p. 66.

(4) *Petri Blesenci opera*, Lettre XLIII, *Patrologie latine de Migne*, t. 207, col. 126.

(5) Nous rapportons et analysons ce document au chap. III.

CHAPITRE II

L'Abbaye de Marmoutier

I

L'Ecole

Aux portes de Tours, sur la rive droite de la Loire et en amont, la célèbre abbaye de Marmoutier, *le grand monastère* comme on l'appelait, gardait le souvenir de saint Martin et s'enorgueillissait de l'avoir eu pour fondateur. Comme la plupart des communautés de religieux, elle eut de bonne heure une école monastique, mais qui n'atteignit jamais la réputation des écoles voisines de Saint-Martin, de la Cathédrale et de Saint-Julien. Elle n'eut, en effet, ni l'ancienneté de la première, ni le relief que pouvait avoir donné à un établissement scolastique le passage d'un Alcuin, ou l'enseignement d'un théologien comme Bérenger, d'un grammairien comme Rainaud, ou d'un lettré comme Hildebert de Lavardin. Avec moins d'éclat, son influence fut cependant plus profonde, plus continue et de plus longue durée, elle marqua d'une empreinte puissante la renaissance à la fois artistique, littéraire et scientifique qui se manifesta dans les grandes abbayes de l'Ouest.

Les débuts de cette école martinienne nous sont inconnus et ce n'est guère qu'au déclin du xe siècle que nous commençons à avoir quelques renseignements sur son organisation.

En 981, sous le règne de Lothaire, et à un moment où Marmoutier était sous la direction d'un collège de chanoines, nous trouvons un écolâtre du nom de Hincmar (1).

Le rétablissement de l'observance régulière par le comte Eudes de Blois, en 982, fut très favorable aux progrès des études. L'abbé Mayeul fut l'artisan de cette réforme. Apportant avec lui les traditions de science et les habitudes de travail de l'abbaye de Cluny, il développa tout particulièrement le cycle de l'enseignement et confia la direction des études à l'écolâtre Guitbert, moine de Cluny, qui signe ainsi, en 985 : « Guitbertus gregis beati Martini diaconus et scholæ magister (2) ».

Ce Guitbert (3) fut un homme de grande valeur dont Gerbert (4) vante l'orthodoxie de doctrine.

Avec le XIe siècle s'ouvre la période la plus prospère de l'abbaye. Pendant deux cents ans se succédèrent à son gouvernement une série d'abbés, qui, tous, joignant à une grande pureté de vie et à de brillantes qualités d'administrateurs un goût très prononcé pour les lettres, surent attirer dans le monastère les meilleurs esprits de ce temps.

Ce fut d'abord Gausbert, abbé de 1001 à 1005, parent du duc d'Aquitaine et du comte de Blois, qui dirigea en même temps les abbayes de Maillezais, de Saint-Julien de Tours et de Bourgueil et dont l'amour pour

(1) Il signe : *Hincmarus beati majoris notharius scholæ liturgos*, qu'il faut lire : *H. beati Martini majoris monasterii.....* Cet Hincmar est encore connu par un autre document de 966, mais sans indication de fonction. Nous pensons donc que c'est entre deux dates qu'il faut placer son élection à la tête de l'école. Voir Dom Martène, *Histoire de Marmoutier*, t. I, p. 194.

(2) Salmon et Ch. de Grandmaison, *Liber de servis majoris monasterii*, charte I. — Dom Martène, *op. cit.*, p. 216.

(3) Ce personnage semble être appelé indifféremment *Guitbertus* ou *Gillebertus*. Il fut abbé de Marmoutier après Mayeul, de 986 à 990. Dans sa *Lettre XLIV*, Gerbert lui donne des conseils fort intéressants sur la nécessité de former une bonne bibliothèque et de joindre l'étude des sciences à celle d'une bonne vie. Ces détails sont précieux et font connaître les préoccupations intellectuelles qui inquiétaient les directeurs des grandes abbayes à la fin du Xe siècle.

(4) Gerbert, *Lettre LXXXIX*.

les livres détermina la fondation de bibliothèques dans ces différentes maisons.

Puis Ebrard, abbé, de 1015 à 1032 qui gouverna également Saint-Florent de Saumur. Il fut secondé dans l'administration des écoles de Marmoutier par l'écolâtre Odo (1).

C'est sous l'abbé Albert, de 1032 à 1064 (2), que les études reçurent l'impulsion la plus forte et que se formèrent les élèves les plus remarquables. Albert avait été disciple de Fulbert; il fut chanoine, puis doyen du chapitre de Chartres en 1022; on lui offrit même la succession épiscopale de Fulbert en 1028 (3); mais ce choix ayant suscité de vives polémiques, notre doyen préféra s'effacer et se retira à Marmoutier où il fit valoir les idées de son maître et organisa définitivement les études. Nous y voyons, à ses côtés, plusieurs *grammatici: Acfredus, Tetbaldus* (4), *Ascelinus* (5) enseigner les arts libéraux, ou le droit civil comme ce *Maingodus clericus, legem doctus* (6). Aussi les élèves affluèrent de toutes les régions pour recevoir les rudiments d'instruction ou se perfectionner dans la connaissance des sciences (7).

(1) Cet Odo paraît dans différentes chartes et signe ainsi : *Odo, ac si indignus, sacerdos et monachus, scholæque primus, signavit.* Dom Martène, *op. cit.*, p. 252.

(2) Dom Martène, *op. cit.*, p. 276-371. *Dict. d'Hist. et de Géographie ecclésiastique*, t. I, col. 1432.

(3) Voir *Patrologie latine*, t. CXLI, col. 263, 264 et 275 et le *Cartulaire de Notre-Dame de Chartres*, t. I, p. 92 et 95.

(4) Bibliothèque de Tours, *Manuscrit 1372*, n° 374. Tetbaldus avait un neveu du nom de Gausfredus.

(5) Bibliothèque de Tours, *Manuscrit 1372*, n° 486. Ascelinus avait un frère nommé Petrus.

(6) Bibliothèque de Tours. *Manuscrit 1372*. n° 374.

(7) Un angevin, le seigneur Germain de Moranne, confie à l'abbé Albert la tutelle et l'éducation de ses deux fils d'un premier mariage (Archives de Maine-et-Loire. Marchegay, *Inventaire des chartes de Marmoutier. Prieuré de Saint-Gilles-des-Vierges*, II, p. 4). Un personnage d'importance, Guismond de Vendôme, gendre de Hugues Doubleau, vint habiter l'abbaye, dans une petite chambre près de l'hospice, où il avait un lit à deux matelas pour lui et un lit à un seul matelas pour son serviteur; les moines lui assuraient le feu, le pain et le vin; il pouvait aller à Tours suivre l'enseignement donné à l'école de Saint-Martin et avait même un logement dans le Chateauneuf. De Tremault, *Cartulaire de Marmoutier pour le Vendômois*, charte XXVIII.

L'abbé Barthelemy (1063-1084), qui mérita par ses vertus le titre de bienheureux, maintint le monastère au niveau où l'avait laissé l'abbé Albert.

Il en fut de même de Bernard (1084-1100) dont un de ses élèves, Robert, abbé de Saint-Remi, de Reims, a pu dire : « Quidam etenim abbas nomine Bernardus, litterarum scientia et morum probitate præditus. »

Au siècle suivant, il convient de citer surtout les abbés Guillaume de Combour (1104-1124), homme éminent en sainteté et en science au dire d'Orderic Vital et Garnier (1137-1155), qui, d'après l'Anonyme de Marmoutier, fut le modèle des abbés : « omnium abbatum hujus ecclesiæ piissimus fuit ».

Les études, sous une direction aussi autorisée, prirent un essor remarquable et l'on peut dire, qu'à l'égal de Cluny, le couvent martinien exerça une sorte d'hégémonie sur les abbayes de ce temps et ne mérita jamais mieux le titre de *Majus monasterium*. Il en sortit quantité d'hommes de mérite, appelés, à leur tour, à gouverner diverses communautés qui devinrent autant de centres intellectuels (1).

(1) Voici les noms de quelques-uns de ces personnages :

Baudry, que Foulques Nerra choisit pour être le premier abbé de Saint-Nicolas d'Angers.

Renaud, le second supérieur de ce monastère.

Frédéric, qui dirigea avec éclat Saint-Florent, de Saumur et Saint-Julien, de Tours.

Richer, également abbé de Saint-Julien et de Saint-Laumer, de Blois.

Vulgrin, abbé de Saint-Serge, d'Angers, puis évêque du Mans.

Thierry, abbé de Saint-Aubin, d'Angers.

Marbode, le célèbre écolâtre angevin, puis évêque de Rennes.

Sigo, qui passa de Chartres à Marmoutier et gouverna ensuite avec autorité Saint-Florent, de Saumur.

Guy, abbé de Savigny.

Ansegise, abbé de Saint-Maixent.

Ebrard, abbé de Saint-Calais.

Rangerius, qui fut archevêque de Reggio et cardinal.

Gausbert, abbé de Tulle, qui eut le renom d'un dialecticien de valeur.

Un autre Gausbert, qui gouverna, après Robert Blancard, l'abbaye de la Bataille fondée par Guillaume le Conquérant.

Etienne, abbé de Noyers.

Robert, abbé de Saint-Remi, de Reims, auteur d'une histoire de Terre-Sainte.

Guillaume, abbé de Saint-Père, de Chartres.

Un autre Guillaume, abbé de Saint-Vincent, du Mans.

Quelle était la valeur intellectuelle de ces hommes et quelle instruction avaient-ils reçue à Marmoutier ? La réponse nous en sera donnée par ce que la chronique de Saint-Florent rapporte de l'un d'eux, Sigo (1), qui fréquenta le monastère au temps de l'abbé Albert.

Huic successit domnus abbas Sigo vir valde venerabilis, IV calendas Novembris, columbina simplicitate præditus, liberalibus litteris, grammatica dialectica, rhetorica, arithmetica, musica et ceteris artibus per omnia imbutus, et insuper litteras hebraicas et græcas peritissimus legendi et scribendi. Hic bibliothecam nostram, psalterium, missales, textus, epistolas Pauli, actus apostolorum ad unguem correxit et emendavit. Totum studium ejus fuit in meditantis scripturis sanctis, caritatem et misericordiam omnibus præbens eleemosynis largus, amator fratrum et ut filios diligens, infirmitates animarum et corporum spirituali et corporali medicamine curans.
Erat enim gaudens cum gaudentibus, et flens cum flentibus.

On enseignait donc, à Marmoutier, les sciences sacrées et les sciences profanes. Les premières comprenaient la théologie, le droit canon, les écritures ; les secondes les arts libéraux divisés en trivium et en quadrivium, et auxquels étaient rattachés le droit civil et la médecine.

Cependant, il semble que plusieurs de ces sciences aient fait l'objet d'un enseignement plus spécial.

C'est ainsi que la langue grecque (2) y était très en faveur, autant qu'à l'école de Saint-Martin. Une preuve très intéressante nous en est donnée par ce fait qu'on trouve assez souvent sur les chartes de l'abbaye des signatures en caractères grecs, ou des

Adam, abbé d'Everbach.
Gerald, abbé d'Alne.
Arnaud, abbé de Bonneval et historien réputé.
Thomas, abbé de Morigni.
Daniel le Chauve, abbé d'Evron.
Et bien d'autres.

(1) *Historia Monasterii S. Florentii Salmurensis*, dans Dom Martène. *Amplis. Collectio* V, p. 1127.

(2) Cf. Delaville-Le Roulx, *Chartes tourangelles antérieures à l'an mil* dans *Bull. Soc. archéol. de Touraine*, t. IV, p. 346. — Bibliothèque de Tours : *Manuscrit 1372*, n° 627. — Dom Martène, *Preuves*, partie II, t. I, charte 27. — Housseau, n° 5441², charte 27.

mots d'origine grecque employés à la place de mots latins.

La langue hébraïque fut aussi cultivée avec soin et Marmoutier fut une des rares écoles de ce temps où le grec et l'hébreu aient été ainsi en honneur.

On y enseigna l'art calligraphique avec un très remarquable succès, comme le montrent les beaux manuscrits du scriptorium aux xe, xie et xiie siècles. Ce scriptorium n'égala cependant jamais celui de Saint-Martin, qui était alors le plus renommé.

La théologie y fut également enseignée ; on sait la réputation que s'acquit le moine Gannelon par ses disputes célèbres avec saint Anselme.

L'histoire surtout y fut en honneur et il s'y forma de bons chroniqueurs. Nous avons cité les noms de Robert, de Reims, et d'Arnaud, de Bonneval, le premier, auteur d'une *Histoire de la guerre contre les Turcs*, le second, auteur de la *Vie de saint Bernard* et de plusieurs autres écrits. Il faut nommer encore Thierry, qui écrivit la *Vie de saint Aubin*, Gautier, de Compiègne, qui composa quelques livres aujourd'hui perdus, l'Anonyme de Marmoutier, qui fit la *Chronique des comtes d'Anjou*, Jean de Marmoutier, qui rédigea l'*Histoire de Geoffroy d'Anjou*, etc.

Nous avons dit plus haut qu'une place était faite à l'étude du droit civil qu'enseignaient des maîtres spécialisés.

Enfin, à cet enseignement déjà très étendu, il faut ajouter une autre section qui y fut, comme on va le voir, cultivée avec un succès évident pendant tout le cours du xie siècle, la médecine.

Il y eut donc, sur les bords de la Loire, une sorte d'Université où l'on pouvait s'instruire de tout. Toutes les connaissances humaines y trouvaient comme un refuge, et il est à remarquer que la plupart des grands lettrés de cette époque, dont les travaux sont la preuve de l'intensité du mouvement intellectuel qui marqua cette renaissance du xie siècle, les Baudri de Bourgueil, les Marbode, les Hildebert de Lavardin, les Ives de Chartres, les Lanfranc, les Anselme, même Geoffroy de Vendôme, furent en relations avec les abbés ou les maîtres de Marmoutier.

II

Les Médecins.

Nous trouvons des médecins à Marmoutier dès le second quart du XIe siècle. Trois noms se présentent à nous dès cette époque, ce sont ceux de Garin, d'Inisien et de Jean.

Garin (Guarinus) ne nous est connu que par sa présence, vers 1045-1050, à l'acte (1) par lequel Hamelin, fils de Gautier de Vendôme, se désiste de toutes les réclamations soulevées au sujet de serfs et coliberts de Marmoutier.

Inisien était moine de Marmoutier lorsqu'il fut appelé à Angers auprès de l'évêque Hubert de Vendôme pour assister ce prélat dans une maladie dont il mourut en 1047. Il y rencontra l'abbé Vulgrin qui, depuis 1037, avait quitté le Grand monastère pour diriger l'abbaye de Saint-Serge. Tous deux furent témoins de la donation importante que l'évêque fit à Marmoutier de terres auprès de Chalonnes (2).

Le médecin Jean eut une réputation très grande. Moine de Marmoutier, nous le voyons, vers 1020, soigner le vicomte de Châteaudun. Il paraît ensuite en 1050 attaché à la personne de Geoffroy, comte d'An-

(1) Salmon et Ch. de Grandmaison, *Liber de Servis*, charte CI. Parmi les témoins : Guarinus, medicus monachus, qui placito affuit. — Abbé Métais, *Chartes vendomoises*, charte XXXVIII, p. 55.

(2) La charte originale se trouve aux archives de Maine-et-Loire (titre du prieuré de Chalonnes). Nous reproduisons ce document aux pièces justificatives. — Dom Housseau (II, 496, layette de Saint-Quentin-en-Mauge); Salmon (Bibl. de Tours, *Manuscrit 1372*, pièce n° 484) ont écrit à tort le nom de ce médecin : *Misianus*. Célestin Port (*Dict. de Maine-et-Loire*, II, p. 388) considère Inisien comme un moine de Saint-Serge; le texte de la charte donne à penser qu'il était moine de Marmoutier : « his monachis nostris..... Inisiano medico ». Dom Martène parle de la donation de l'évêque Hubert dans deux endroits (*Histoire de Marmoutier*, t. I, p. 297 et 370) et considère Inisien comme un moine martinien.

jou; enfin, en 1059, il est archiâtre du roi de France Henri Ier, qu'il assista à ses derniers moments. Il fait de fréquents séjours à Chartres, ce qui a pu donner à penser qu'il était un élève de Fulbert. Mais il convient de noter que la plupart des documents, qui nous ont conservé son souvenir, intéressent de très près Marmoutier et indiquent que des liens étroits unissaient le médecin au monastère. Quoi qu'il en soit, la situation cléricale de Jean est encore assez obscure et nous aurons à discuter ces détails dans la notice biographique que nous lui consacrons.

Raoul, dit Leclerc ou Male-Couronne, fils de Giroie, appartenait à une famille noble de Normandie. Il s'instruisit de bonne heure dans les arts libéraux dans diverses écoles monastiques ou épiscopales, en particulier à Chartres, où il suivit les leçons de Fulbert et connut le doyen Albert. Prit-il auprès du premier le goût de la médecine? C'est possible. Nous le retrouvons, en effet, par la suite, au delà des Alpes, fixé pour un temps à Salerne, siège de la célèbre école alors à son apogée. Il y devint rapidement un maître réputé, soutint des controverses publiques, paraît même y avoir enseigné et, nous dit un chroniqueur, ne connut pas d'autre rival que la fameuse Trotula. Rentré en France, Raoul Leclerc fit un court séjour en Normandie, puis, séduit par le charme de la vie monastique et attiré, sans doute, par l'abbé Albert, son ancien condisciple, vint à Marmoutier et y revêtit l'habit religieux, apportant dans l'abbaye, avec ses capacités professionnelles, les lumières de sa vaste érudition. Aussi, pendant ses deux séjours sur les bords de la Loire, de 1050 à 1056, et de 1060 à 1066, exerça-t-il une influence salutaire et sur les médecins qui s'y trouvaient déjà, et sur les nombreux élèves qu'il forma parmi les clercs accourus pour suivre ses leçons. Il put donc, dans les cloîtres du monastère martinien, exposer les principes salernitains, qui, à cette époque, n'étaient en somme que les idées gréco-latines non encore déformées par l'influence des auteurs arabes. Ces principes ne différaient pas essentiellement des doctrines médicales conservées dans les abbayes, mais qui s'y étaient sensiblement appauvries en perdant de leur pureté. Raoul Leclerc régénéra ces anciennes doctrines par des préceptes d'hygiène et de thérapeutique qu'il avait appris en Italie, et acquit une réputation justifiée de professeur et de médecin.

Au moment où Raoul Leclerc arrivait à Tours, Tetbert débutait à Marmoutier dans l'exercice de la médecine. Ce fut un praticien d'un très grand mérite et qui jouit, pendant plus de trente ans, d'une renommée extraordinaire. Il fut le médecin le plus recherché de son temps et sa clientèle s'étendait à la fois à la Touraine, à l'Anjou, au Blésois, au Maine et à la Bretagne. Nombre de grands seigneurs : le vicomte du Mans, le comte d'Anjou, le seigneur d'Ancenis, le seigneur de l'Ile-Bouchard, le seigneur de Montigny, eurent recours à son savoir, et le souvenir de ses cures, de son assiduité auprès des malades et de ses conseils avisés, se conserva longtemps. La reconnaissance des clients enrichit l'abbaye de vastes domaines territoriaux et lui procura la possession de certains droits féodaux et d'autres avantages très appréciables comme des exemptions de péage aux ports de la Loire pour sa batellerie.

Il serait curieux de savoir quelle influence purent exercer l'un sur l'autre ces deux hommes; le premier ayant puisé aux sources pures de la tradition classique une science profonde, le second instruit uniquement par la fréquentation des malades, tous deux d'une grande valeur professionnelle et d'une culture générale très étendue. Dom Martène a eu tort d'attribuer au seul Raoul Leclerc tout le mérite de l'organisation de l'enseignement médical à Marmoutier. Il existait avant lui des médecins de valeur, tels Jean et Inisien, que Dom Martène considère, sans raison, comme ses élèves; Tetbert exerçait aussi avant sa venue en Touraine. Mais ce qu'on doit à Raoul Leclerc, secondé par Tetbert, c'est d'avoir établi solidement la réputation de l'abbaye, comme un centre de formation médicale.

Nous verrons dès lors, grâce à eux, se former dans le monastère de nombreux médecins. Les uns y resteront, les autres se répandront dans les abbayes voisines, quelques-uns acquèreront une certaine célébrité, la plupart ne nous sont connus que par leur signature au bas de chartes officielles.

Marmoutier se prêtait d'ailleurs à un enseignement de ce genre.

Sa bibliothèque, fondée dès le temps de Mayeul et de Gausbert, sans cesse enrichie par les volumes sortis du *scriptorium* et par les dons des abbés et des seigneurs, renfermait de nombreux ouvrages de médecine.

Son infirmerie très vaste recevait un nombre important de malades, gens de l'abbaye, ou personnes du dehors qui s'y faisaient transporter pour y recevoir des soins éclairés. Nous montrerons, dans un autre travail, l'importance de ce mouvement de malades à l'infirmerie et la façon dont on les y traitait (1).

Enfin, il devait y avoir, auprès de l'infirmerie, le jardin aux plantes médicinales, comme à Noyers, à Bourgueil, à Cormery, où les médecins récoltaient les herbes dont ils remplissaient les bocaux de l'apothicairerie. On peut encore aujourd'hui, en herborisant à Marmoutier, recueillir certaines plantes, évidemment d'origine exotique, comme *Micromeria Juliana*, qui montrent qu'à un moment donné il y eut des essais d'acclimatation.

(1) L'importance de l'infirmerie de Marmoutier était telle au XIe siècle, qu'il y eut à la fois plusieurs infirmiers, certainement deux et peut-être trois. Voici une liste de ces officiers à cette époque :

Entre 1032 et 1064, Rotbertus (*De Servis*, XCIII).

1037, Haimericus I (*De Servis*. XXXI).

Entre 1037 et 1070. Duo Huberti (*Cartulaire vendomois de Mar.*, VIII).

L'un d'eux qualifié : Hubertus Pictavensis, paraît en 1065 (*id.*, XC).

Il est fait mention de l'autre en 1061 (*Cart. de Mar. pour le Dunois*) (Charte CXXVII).

1065. Guillelmus (*De Servis*, CX .

1067. Vaslinus (Charte de Château-du-Loir. *Cartulaire de Marmoutier pour le Maine*, p. 115).

1084. Guinebaldus (Dom Housseau, 869).

Entre 1084 et 1100, Haimericus II *De Servis* CXV et CXIX).

Avec ces ressources en livres, en malades et en matière médicale on pouvait former à l'art de guérir d'excellents praticiens.

Plusieurs de ces médecins résidèrent à Marmoutier.

Frodo paraît comme témoin dans une dizaine de chartes échelonnées de 1055 à 1084, en particulier dans l'acte de fondation du prieuré de Rillé sur les confins de la Touraine et de l'Anjou (1063). En 1055 il assista à la donation que le comte Geoffroy fit à l'abbaye d'une terre au midi de la forêt de Gatine avec deux églises. Il paraît avoir donné ses soins à Hugues de Saint-Christophe, « dum gravi infirmitate decantus esset », et fut témoin du don fait par ce seigneur aux religieux, avec le consentement de sa femme, Richilde, et de ses enfants : Hugues, Geoffroy et Adelade, consistant en l'église de Sonzay, sauf les droits de sépulture concédés antérieurement à l'abbaye Saint-Florent de Saumur.

La présence de Frodo à des actes importants nous donne à supposer qu'il était considéré comme un personnage de qualité (1).

(1) Voici la liste, dans l'ordre chronologique, des documents concernant le médecin Frodo.

I. — 1055-1059. « Carta comitis Gaufredi de donatione montis Hildulfi ». (Le comte Geoffroy d'Anjou donne à Marmoutier une terre au midi de la forêt de Gatine avec deux églises et leurs revenus) (1).

Dom Housseau, II, 550. *Cartulaire de la Chambrerie. Le Sentier.* — Salmon, Bibl. de Tours, *manuscrit* 1372, f° 513. — De Tremault, *Cartulaire de Marmoutier pour le Vendômois*, Paris, Picard, 1893, Charte CXVII (2).

II. — Vers 1060. « Noticia de venditione Tetberge sororis Gausfredi filii Ermeurici ». (Le comte Geoffroy, en échange de terres, demande que Marmoutier rende à Tetberge, un manse de terre de vigne et de prés).

De Tremault, *id.*, charte LXV.

III. — 1061. « Notitia de auctoramento Uncbaldi filii Gaufredi de Virsione de alodis Veteris Vici » (3).

Dom Martène, *Histoire manuscrite de Marmoutier*, III, n° 72. — Mabille, *Cart. de Marmoutier pour le Dunois*, Charte CXXVII.

(1) Sur cette donation, voir Dom Martène, *Histoire de Marmoutier*. I, p. 325, et de Tremault. préface du cartulaire vendômois, p. XXVIII.

(2) L'original du cartulaire de Marmoutier pour le Vendômois est conservé à la Bibliothèque Nationale dans le département des manuscrits. Latin, n° 5442.

(3) Voir Dom Martène. *Histoire de Marmoutier*, I, p. 284.

20

Ingo, neveu d'un certain Guiscion, qui nous est inconnu par ailleurs, signe comme témoin un acte daté de 1061-1077, par lequel Uncbald, fils de Geoffroy de Vierzon, traite avec l'abbaye (1). En 1073, il soigna et guérit Guicher, seigneur de Châteaurenault « in quadam infirmitate quam habuit, de qua et mori timuit », et fut témoin de l'abandon fait par son client de coutumes et d'usages sur des terres de Gatine aux religieux martiniens (2).

IV. — 1062. « De Radulpho et Gaufredo et Constantino servis effectis ». *Liber de Servis*, édit. de Grandmaison, Charte CV.

V. — 1063. « De rebus quas Gausfredus Papa Bovem Majori monasterio apud Ruiliacum dedit, cum assensu Gausfredi comitis andegavensis et aliorum ». (Charte de fondation du prieuré de Rillé) (1). *Archives d'Indre-et-Loire*. H. 302. — Dom Housseau, II, 666. — Marchegay, *Archives d'Anjou*, II, p. 28. — Carré de Busserolle. *Dictionnaire*. V. p. 325 (fautive).

VI. — 1060-1064. De Ansquitino servo effecto. — *Liber de Servis*, charte XC.

Le médecin Telbert paraît également comme témoin dans cette charte; voir aux pièces justificatives.

VII. — 1064. « Noticia de guerpitione Gausfredi de Sancto Amando super terra de Simitario «. — De Tremault, *op. cit.*, charte XLII.

VIII. — 1060-1064. « Noticia de calumnia Gislulfi et Hugonis super terra de Simitario ». — Salmon, Bib. de Tours. *Man.* 1372, f° 537. — De Tremault, *op. cit.*, charte XXXVIII.

IV. — 1065. « Donum de rebus Guismondi Vindocinensis ». Don par le chevalier Guismond de diverses terres situées près de Vendôme, à l'abbaye de Marmoutier). — De Tremault, *op. cit.*, charte XXXIII.

X. — 1080. « Noticia de vineis Randeni ». (Au sujet d'un don de vigne fait à Marmoutier par un certain Randenus prétendu serf d'Ingelbaud le Breton, gendre de Foucher II de Vendôme.) — *Archives de Loir-et-Cher*. Série H. *Grainceterie de Marmoutier*, liasse I, pièce 1. — *Archives d'Indre-et-Loire*. H. 381. — Salmon, Bibl. de Tours, *Man.* 1372, f° 694 et 1373, f° 885. — *Liber de Servis*, ch. XVA. De Tremault, *op. cit.*, charte CXXVIII.

XI. — 1065-1084. Donation à Marmoutier de l'église de Sonzay par Hugues de Saint-Christophe, en considération de l'assistance qu'il avait reçue des moines de Marmoutier pendant une maladie (2). — *Archives d'Indre-et-Loire*, H. 329.

(1) Mabille, *Cartulaire de Marmoutier pour le Dunois*, charte CXXVII, p. 119. — Dom Martene, *Histoire de Marmoutier*, 1, p. 284. Voir Pièce justificative, n° 19.

(2) Dom Housseau, XII, 6706. — Bibl. de Tours, *manuscrit* 1372, n° 671. — Voir Pièce justificative, n° 20. Guicher, seigneur de Châteaurenault, était fils de Renault, seigneur de Château. En 1073, Guicher devait

(1) Le récit de la fondation de Rillé se trouve dans Dom Martène, *Histoire de Marmoutier* I, p. 378.

(2) Dom Martène. *Histoire de Marmoutier*, I. p. 422.

Gautier (1) était à Marmoutier lorsque Roger, fils de Rathon, fut blessé à mort sur la rive de la Loire devant le Château-Neuf, en compagnie de Salomon de Lavardin. Ce seigneur reçut les soins du médecin Gautier qui se trouvait là par hasard — « qui casu illuc supervenerat » — et le chargea de faire part aux religieux du don qu'il leur faisait de la terre d'Auton.

Parmi les médecins qui se formèrent à Marmoutier du temps de Raoul Leclerc, et qui se dispersèrent dans les abbayes voisines, il convient de citer :

Rainier (2), qui alla à l'abbaye cardinalice de la Trinité de Vendôme et y acquit une grande renommée. Cette abbaye fut d'ailleurs réputée pour le mérite des moines médecins qui y exerçaient leur art, et, du temps de l'abbé Geoffroy de Vendôme, il y avait même plusieurs religieux capables de traiter les malades. La riche bibliothèque du monastère contenait les œuvres de la plupart des médecins grecs et nous possédons encore plusieurs manuscrits de cette époque qui montrent toute l'importance qu'on attachait au XIe siècle, aux études médicales (3).

Guillaume, que l'abbé Thierry amena à l'abbaye Saint-Aubin d'Angers, lors de son élection, le 14 janvier 1066. Ce médecin paraît avoir joui d'un certain crédit et nous le voyons mêlé à différentes affaires d'achats d'immeubles pour le compte de son monas-

être retiré à Blois ayant été dépouillé de ses terres au cours des guerres entre les comtes d'Anjou et de Blois. Il rentra plus tard en possession de son domaine.

(1) Archives de Loir-et-Cher : Titres du prieuré de Lavardin. — De Trémault, *Cartulaire de Marmoutier pour le Vendômois*, p. 293.

Il ne faut pas confondre ce Gautier, moine médecin de Marmoutier, avec un autre Gautier qui fut médecin à l'abbaye de Noyers.

Métais, *Cartulaire de l'abbaye cardinalice de la Trinité de Vendôme*, charte CCCXVIII.

(3) Bibliothèque de la ville de Vendôme. Le manuscrit 109 contient des opuscules d'Alexandre de Tralles, de Priscien et de Gariopontus ; le nº 172, les Aphorismes d'Hippocrate avec les commentaires d'Oribase ; le nº 175, les œuvres d'Alexandre de Tralles, de Priscien et de Paul d'Egine. Tous sont de la fin du XIe siècle.

tère. Il vivait encore en 1090, mais devait être mort avant 1094 (1).

Nous devons une mention particulière à deux autres médecins qui ont laissé un nom dans l'histoire ecclésiastique.

Guillaume Firmat (2), né à Tours, en 1026, d'une famille noble, fut très probablement un disciple de Raoul Leclerc. Il devint chanoine de la collégiale de Saint-Venant et exerça avec succès l'art médical, ce qui lui permit d'amasser une grande fortune. Mais il se retira bientôt du monde et embrassa la vie érémitique, s'exilant dans diverses solitudes du Maine et de Normandie. Il mourut en 1096, à Mantilly, et, peu de temps après sa mort, devint l'objet d'un culte public dans diverses églises.

Gillebert Maminot figure comme témoin dans une charte de Marmoutier qu'on peut dater de 1053 à 1066 (3). Son séjour à cette abbaye est donc certain et il dut y être l'élève de Raoul Leclerc qui lui donna une culture médicale très développée. Nous le retrouverons à Lisieux (4) revêtu de la dignité épiscopale et dirigeant l'école où il enseigna lui-même à ses chanoines l'art de guérir. Sa réputation comme médecin fut telle qu'il fut choisi pour être l'archiâtre de Guillaume le Conquérant.

Enfin, il ne faut pas oublier les noms de Marbode et de Sigo, qui ne furent pas à proprement parler des praticiens, mais qui avaient des connaissances étendues en médecine et possédaient des éléments de thérapeutique.

Marbode était d'origine angevine. Son passage à Marmoutier, vers la fin de l'administration de l'abbé Albert, nous est affirmé par deux chartes où il paraît comme témoin ; il devint, par la suite, écolâtre de

(1) Nous parlerons plus longuement de ce médecin Guillaume, dans la notice biographique que nous consacrerons à Jean, abbé de Saint-Nicolas d'Angers.

(2) Nous renvoyons, pour les détails de la vie de Guillaume Firmat, à la notice biographique que nous lui consacrons.

(3) Bibliothèque de Tours. *Manuscrit 1372*, f° 217.

(4) Voir chapitre VIII.

l'école d'Angers et acquit dans cette fonction un très grand renom. Elevé au siège épiscopal de Rennes (1096-1123), il vint mourir à Angers. Ses relations avec Marmoutier, comme écolâtre et comme évêque, furent toujours très amicales. Marbode enseigna la médecine. Son fameux poème, *Le Livre des Pierres*, est un véritable traité de matière médicale à l'usage des élèves. Nous aurons à l'analyser dans un autre chapitre.

Sigo, après un court séjour à Chartres, passa de longues années à Marmoutier. Dom Martène (1), ignore qu'il fut élève de Chartres, mais l'abbé Clerval (2) établit nettement qu'il fut écolâtre de cette ville, après 1040, puis qu'il se retira à Marmoutier, sur les instances sans doute de l'abbé Albert. En 1055, il fut placé à la tête de l'abbaye Saint-Florent de Saumur, qu'il dirigea jusqu'au 2 des ides de juin 1070 (3). Nous avons donné plus haut le portrait qu'en trace le chroniqueur de Saint-Florent (4). C'était un guérisseur réputé et habile : « infirmitates animarum et corporum spirituali et corporali medicamine curans ». On lui a attribué des miracles dont plusieurs certainement peuvent s'expliquer par une application heureuse de procédés thérapeutiques.

La connaissance de la médecine était d'ailleurs absolument nécessaire aux directeurs des grandes maisons religieuses, abbayes et prieurés, à un moment où les praticiens étaient rares et les moyens de voyager primitifs et compliqués. Les abbés et les prieurs avaient la charge des corps et des âmes des moines et de toutes les personnes placées sous leur autorité. Aussi les notions de médecine devaient figurer au programme de l'enseignement qui leur était donné. En lisant la vie de plusieurs d'entre eux, il est facile

(1) Dom Martène, *Histoire de Marmoutier*, t. I, p. 356. — Cf. aussi l'*Histoire Littéraire*, VII, p. 56 et VIII, p. 38.

(2) Abbé Clerval, *Les Ecoles de Chartres*, p. 53.

(3) Son obit figure dans le *Nécrologe de Chartres*, publié dans le *Cartulaire de N.-D.*, III, 127.

(4) Voir plus haut, p. 20.

de reconnaître qu'ils savaient traiter les malades. L'abbé Barthelemy qui gouverna Marmoutier de 1063 à 1084 était très certainement assez expert dans l'art de guérir. Dom Martène, après Mabillon, rapporte de lui un certain nombre de guérisons extraordinaires. C'est ainsi que de passage en Bretagne, où il visitait les prieurés dépendant de son abbaye, ce religieux fut prié par un seigneur nommé Mainon de venir jusqu'à Gugnen pour visiter ses deux fils, Haimon et Gautier très dangereusement malades. L'abbé les guérit et Mainon fit don à Marmoutier des églises de Gugnen et de Voel (1). Nous verrons par la suite que d'autres directeurs d'abbayes avaient également des notions de médecine, tel Baudry de Bourgueil, tel aussi Geoffroy de Vendôme.

Vers la fin du XIe siècle, le mouvement en faveur des études médicales paraît s'être ralenti à Marmoutier, cependant il s'y forma encore quelques praticiens de talent.

Le médecin Jacques (2) fut le diplomate et l'homme de confiance du monastère sous l'abbé Bernard. Par deux fois, en 1094 et 1095, il fut envoyé avec quelques autres religieux pour représenter les moines aux conciles de Brioude ou d'Autun qui se tinrent sous la présidence d'Hugues, archevêque de Lyon et légat du pape. Il s'agissait de défendre les privilèges de la communauté contre les prétentions de l'archevêque de Tours, Raoul, et les députés de l'abbaye obtinrent gain de cause. Ils avaient été choisis parmi les personnages les plus en vue; c'étaient Bernard, le prieur du couvent; Hilgodus, évêque de Soissons, qui devint plus tard abbé (1100-1104); le frère de celui-ci, André, qui exerça l'office d'hôtelier; enfin notre médecin Jacques (3).

(1) Dom Martène, *Hist. de Marmoutier*, I, p. 407. — Mabillon, *Acta SS. Ord. S. Bened.*, parte II, p. 384 et *Patrologie latine*, t. CXLIX, col. 401 et 402.

(2) Dom Martène, *Histoire de Marmoutier*, p. 519 et 520.

(3) Coletus, *Sacrosancta concilia*, t. X. — *Concilium Brivatense et concilium Eduense*, col. 499 et 500.

A cette époque également le médecin Guillaume (1) accompagna le moine Etienne à Noyers. Nous pensons qu'il chercha dans sa nouvelle retraite à initier à la médecine quelques-uns de ses confrères. Nous trouvons en effet à Noyers de son temps et après lui des hommes fort instruits dans cet art.

Jean (2) nous est plus connu. Il fit ses études à Marmoutier et conserva toujours d'excellentes relations avec les religieux. Retiré à l'abbaye Saint-Nicolas d'Angers, il y acquit une réputation presque aussi méritée que celle de son homonyme Jean, médecin de Henri I, et de Tetbert durant la précédente période. Il fut, comme eux, attaché à la personne du comte d'Anjou, ce qui attira à son abbaye bien des privilèges, et traita bon nombre de seigneurs laïcs et clercs tels que le doyen de Saint-Martin de Tours et le seigneur de Château-Gontier. Placé, en 1118, à la tête de l'abbaye de Saint-Nicolas, il n'en pratiqua pas moins la médecine jusqu'à sa mort (1140).

Les médecins Jacques, Guillaume et Jean nous conduisent au début du XIIe siècle. Après eux nous ne trouvons plus dans la grande abbaye martinienne de moines spécialement adonnés à la pratique de la médecine. Il semble aussi que l'enseignement de cette science ait dès lors été négligé.

Il ne faut pas chercher d'autre raison à cette brusque décadence, qu'une application stricte des décisions du concile de Latran, qui, en 1139, interdit aux réguliers l'exercice de la médecine. Nous expliquerons ailleurs les motifs qui amenèrent l'autorité ecclésiastique à formuler une telle défense. L'abbaye de Marmoutier, par le rang qu'elle occupait à la tête des grandes maisons religieuses, et par ses traditions qui l'attachaient de si près et très directement au trône pontifical dut être une des premières à appliquer les décisions papales.

(1) Nous parlerons plus longuement de ce Guillaume et de la médecine, dans l'abbaye de Noyers, dans un autre chapitre.

(2) Nous consacrerons à Jean une notice spéciale.

Ainsi donc, après une période de près d'un siècle, durant laquelle Marmoutier compta parmi ses maîtres et ses élèves les noms les plus distingués dont puisse s'honorer la profession médicale à cette époque, l'enseignement de la médecine et son exercice par les moines cessèrent. Il n'en reste pas moins que pendant cette période, dont le début coïncide avec la décadence de l'école de Chartres, le *Majus monasterium* fut en France le foyer le plus actif où se soient conservées les traditions médicales des grands auteurs classiques : Hippocrate, Galien et Celse.

CHAPITRE III

Les Ecoles de Tours

Au moyen âge, Tours comprenait en réalité deux villes distinctes. A l'est était *Cæsarodunum*, la cité militaire avec son château et ses fortifications, les administrations civiles de la province, le siège du gouvernement religieux du diocèse avec l'évêché et la cathédrale. A l'ouest se trouvait le bourg de Saint-Martin, le *Châteauneuf*, construit autour de la basilique et de ses nombreux oratoires.

Dans ces deux agglomérations voisines, en rivalité constante, latente ou publique, il y eut de bonne heure deux établissements scolastiques, deux écoles canoniales dirigées par les chanoines de Saint-Maurice et ceux de Saint-Martin et qui eurent chacune leur heure de célébrité. Puis, lorsque entre les deux cités, se fut développée, au xe siècle, la riche abbaye de Saint-Julien, il se forma dans ce nouveau centre monastique une troisième école que le passage de Rainaud fit briller d'un vif éclat dans la première moitié du xie siècle.

Nous allons examiner la place qu'occupa la médecine dans chacune de ces écoles.

I

L'Ecole de Saint-Martin

L'école établie près de la basilique de Saint-Martin a une origine fort ancienne. Grégoire de Tours (1)

(1) *De Miraculis*, chap. I, 70.

nous rapporte l'histoire d'un jeune homme, nommé Theodemundus, qui, guéri miraculeusement, y fut placé aux frais de la reine Clotilde pour apprendre le chant des psaumes. Nous sommes d'ailleurs assez mal renseignés sur la nature des études que l'on pouvait y faire à l'époque mérovingienne ; c'était sans doute, au début, une simple psalette.

Mais cette école se développa peu à peu, au fur et à mesure que la communauté prit une plus grande extension. Le séjour d'Alcuin, à la fin du VIIIe siècle, lui donna un lustre incomparable. Cet homme de génie, venant à Tours au déclin de l'âge, après avoir dirigé les écoles palatines, réforma complètement la communauté martinienne. Il s'occupa tout particulièrement de l'ecole, y enseigna lui-même, et sous sa direction, divers maîtres professèrent les sciences sacrées et les sept arts libéraux. Il s'efforça également de fonder un *scriptorium* qui devint bientôt la plus célèbre école de calligraphie de l'époque carolingienne.

Aussi les élèves accouraient-ils nombreux et Alcuin s'empressait-il à les diriger, les instruire et les conseiller. Nous lui devons, à Tours, des hommes comme Sigulf le Vieux et Adalbert qui se retirèrent à Ferrières, Aldric, qui professa la théologie à l'école du palais, Samuel, qui devint archevêque de Worms, Hatton qui fut abbé de Fulda et surtout Raban Maur (1),

(1) Raban Maur, né à Mayence en 788, étudia six ans auprès d'Alcuin qui lui enseigna à Saint-Martin la somme de toutes les sciences. Au dire de Trithème : « In his artibus septem quos professores earumdem liberales vocant, evasit doctissimus, et in omne scientia, tam divinarum quam humanorum traditionum, non erat illi secundus. Enim vero quam eruditus fuerit in grammaticis, in rhetoricis, in logicis, in arithmeticis, in geometricis, in poeticis et musicis, in astronomicis et mathematicis, in physicis et metaphysicis, in philosophicis et theologicis, in humanis quoque et divinis..... » Elu abbé de Fulda, puis archevêque de Mayence, il enseigna toutes ces sciences et se distingua surtout par ses commentaires sur l'Ecriture sainte. Il mourut en 856. Ses connaissances médicales étaient très étendues et solides. Son traité *De homine et partibus ejus* (1) (qui forme le sixième livre du *De universo*) renferme quantité

(1) Un disciple de Raban Maur réunit des gloses en langue vulgaire relatives à ce traité : *B. Rabani glossæ latino barbaricæ de partibus homini corporis*, qui ont eu une grande vogue et ont été souvent publiées (*Patrologie*, t. CXII, col. 1575).

le plus célèbre théologien du siècle. Ce dernier était resté six ans à Tours et « devint capable de disserter sur les parties du trivium et du quadrivium aussi bien que sur la médecine et la théologie ». Lorsque l'abbé Rutgaire lui confia la direction des écoles de Fulda, il n'est pas douteux qu'il fit une place à l'étude des sciences médicales, car plusieurs de ses disciples furent réputés pour être des guérisseurs habiles et pour connaître les propriétés thérapeutiques des plantes (1).

Alcuin s'intéressait à la médecine, si nous en jugeons par les fameux capitulaires de 803 rédigés sous son inspiration. L'organisation du quartier des malades dans les abbayes attirait toute sa sollicitude. Il nous a laissé une peinture très vivante de l'infirmerie du palais impérial (2) ; on connaît l'inscription métrique qu'il composa pour l'infirmerie du monastère de Saint-Hilaire, à Poitiers (3), ainsi que la jolie description du jardin aux herbes de l'abbaye de Cormery où il s'était retiré (4).

de détails d'anatomie et de physiologie qui indiquent une étude sérieuse de ces sciences. Dans le septième livre du *De universo*, il traite successivement : *De ætatis hominis ; de generatione prosapia ; de ordinis filiorum ; de agnatis et cognatis ; de conjugiis ; de morte ; de portentis* et fait montre d'une érudition très avertie touchant les phénomènes de la nature. Dans le *De portentis*, surtout, il décrit les diverses variétés de monstres : les nains, les géants, les polydactyles, les velus, les hermaphrodites, les cyclopes, les acéphales, etc., et c'est là un très précieux recueil de faits tératologiques. Enfin, au chapitre 5 du XVIIIe livre de ce même *De universo*, il parle de la médecine et après quelques lignes d'histoire énumère les quatre humeurs, dont le trouble provoque les maladies. Le *De universo* eut au moyen âge, surtout dans les écoles allemandes, un succès persistant et considérable ; ce fut un guide à la fois théologique et scientifique qui servit à propager quantité de faits et d'anecdotes et, pour ce qui touche la médecine, les théories humorales dont l'auteur était le défenseur et qu'il avait appris d'Alcuin. (Ses œuvres ont été publiées dans la *Patrologie latine* de Migne en six volumes : tomes CVII à CXII). Cf. Tritheme, *B. Rabani Mauri vita*, publiée dans le tome CVII de la *Patrologie* de Migne.

(1) Léon Maître, *Les écoles épiscopales...* p. 52.

(2) Voir ch. XVI.

(3) Hæc est sancta domus, pacis locus, aula salutis,
Quam super o semper maneat benedictio Christi.
In qua multiplicet fratrum convivia largus,
Qui quondam populi, celesti munere dives,
Panibus ex quinque satiavit millia quinque.

(4) *Patrologie latine*, t. CI, col. 1431.

Dans sa lettre XLV, adressée à un ecclésiastique de haut rang, évêque ou abbé, il annonce l'envoi d'une préparation médicamenteuse de sa composition. Nous trouvons, du reste, dans sa correspondance, maints passages où il paraît donner des conseils diététiques ou recevant de ses amis des herbes médicinales (lettre CCXX).

D'ailleurs, les malades venaient en grand nombre solliciter ses soins et les historiens rapportent de lui plusieurs guérisons extraordinaires (1).

D'après ce qui précède, Alcuin nous paraît avoir eu pour la médecine un penchant très marqué :

Trithème (2) nous apprend qu'il enseigna la médecine avec les autres arts libéraux, à l'école de Saint-Martin. Ce que nous savons de plusieurs de ses disciples nous assure qu'ils avaient pour la plupart des connaissances sérieuses dans cette science.

Après la mort d'Alcuin (804), l'école de Saint-Martin se maintint prospère pendant plus d'un demi siècle. Les ruines qui résultèrent de l'invasion des Normands dans le bassin de la Loire, arrêtèrent pour un temps son essor et faillirent même la faire disparaître. Ce n'est qu'au début du xe siècle qu'elle se releva grâce, surtout, à Odon, le réformateur de Cluny, qui, après y avoir été élève, y professa avec succès les arts libéraux.

Mais l'école n'eut cependant de célébrité qu'au siècle suivant, lorsque Bérenger y vint enseigner.

Tourangeau d'origine et neveu de Gautier, trésorier de Saint-Martin, Bérenger, né vers l'an mil, fut tout jeune attiré à Chartres par l'éclat des leçons de Fulbert. Il y resta de 1020 à 1030 et se retira à Angers où il devint, vers 1040, archidiacre de la cathédrale. C'est à partir de 1041 qu'il se fixa à Tours où il commença son enseignement, avec un talent qui lui valut l'admiration de ses contemporains. Théologien et

(1) *Beati Flacci Alcuini vita* ex vetusto codice ms. Sanctæ Mariæ Rhenensis (*Patrologie latine*, C, col. 103).

(2) Trithème, *loco citato*.

grammairien il attira, pendant trente ans, autour de sa chaire un auditoire considérable d'élèves, séduits à la fois par l'éloquence de sa parole et la nouveauté de ses doctrines philosophiques. On compte parmi eux Hildebert de Lavardin, l'évêque d'Angers Brunon, et sans doute aussi Baudry de Bourgueil, qui put dire que du temps d'un tel maître l'école de Saint-Martin surpassait toutes les autres :

Tota latinorum facundia marcidia floret,
Dum Berengerio Turoni viguere magistro.
Porro latinorum facundia florida marcet
Invida sors Turonis ubi tantum lumen adenit.

Bérenger ne négligea pas la médecine dans son enseignement et lui donna même une place importante. Le fait nous est attesté par un certain Drogo, archidiacre de Paris, qui, venu à Tours pour écouter ses leçons, s'en retourna plein de reconnaissance pour les connaissances médicales qu'il avait acquises, et lui écrit : « Qui n'admirerait votre talent qui surpasse celui des médecins de profession. Je n'ai qu'un regret pour vous, c'est que le monde ne connaît pas assez votre savoir » (1). Ce texte, très précis, ne nous laisse aucun doute sur le succès qu'obtenait Bérenger dans l'enseignement de la médecine, et il en ressort également que le célèbre écolâtre ne *pratiquait* pas cet art, mais, comme Fulbert, se contentait de donner des explications théoriques appuyées sur les commentaires de textes d'auteurs classiques.

L'enseignement de la médecine à Saint-Martin produisit quelques praticiens de mérite. On en cite au moins deux.

Guillaume Firmat, chanoine de la petite collégiale de Saint-Venant de Tours, médecin fort réputé, d'après l'auteur de l'*Histoire littéraire* et de divers biographes, aurait été élève de Bérenger. Aucun texte ne

(1) Abbé Clerval, *Les Ecoles de Chartres*, p. 44 et 56.

nous permet d'affirmer que Guillaume Firmat fut élève de Bérenger, c'est une hypothèse appuyée surtout, pourrions nous dire, sur l'argument du voisinage des deux églises de Saint-Venant et de Saint-Martin; pour notre part nous admettrons plutôt, comme nous l'avons dit au chapitre précédent, que Guillaume Firmat a dû profiter des leçons de Raoul Leclerc à Marmoutier.

Le physicien Hugues, chanoine de Saint-Martin, nous est connu par des textes plus précis qui nous permettent d'en faire un disciple de Bérenger. D'autre part, on peut le considérer (nous le démontrerons ailleurs) comme l'auteur possible du fameux traité *De virtutibus herbarum*, qui pendant tout le moyen âge eut une vogue considérable. Ce traité attribué le plus souvent à *Macer Floridus* et publié plusieurs fois sous ce nom, a passé également pour l'œuvre d'auteurs plus ou moins inconnus, comme le palermitain Æmilius, Odo de Meung, Pigra, etc. Un manuscrit de la bibliothèque de Tours lui donne comme auteur un certain Hugues de Lyon, et un autre manuscrit du XIIe siècle indique au contraire Hugues de Tours (*Hug. Turon.*). Cet Hugues de Tours doit être très certainement le chanoine de Saint-Martin, qui, s'il n'écrivit pas réellement ce traité, jouit néanmoins d'une réputation assez grande pour qu'on ait pu penser à lui en attribuer la paternité.

Hugues fut un des fondateurs du prieuré de Saint-Côme, près de Tours. Bérenger, au déclin de sa vie, s'était retiré en ce lieu où il mena une existence de reclus et y mourut de privations et dans la pénitence en 1088. Peu de temps après sa mort un certain nombre de chanoines de Saint-Martin, sans doute en son souvenir, se fixèrent au même point pour y établir une colonie monacale. C'étaient tous des gens instruits, l'un était secrétaire de la collégiale, un autre sous-chantre, un troisième prêtre, un quatrième très versé dans la connaissance des lettres. Nous avons deux récits de cet événement qui se passa en 1092. Le premier se trouve dans la *Grande chronique de Tours* (1); c'est l'œuvre d'un martinien qui parle du fait sans entrer dans de longs détails; le second, au contraire, se lisait dans la *Pancarte noire* de Saint-Martin; nous n'en possédons pas le texte original, mais seulement des copies récentes, et surtout la traduction française qu'en donna à la fin du XVIe siècle le célèbre Pierre de Ronsard, qui fut prieur de Saint-Côme. Nous ne pouvons résister au désir de citer quelques passages de ce document qui nous renseigne sur l'état d'esprit des fondateurs de Saint-Côme et indirectement sur le physicien Hugues.

« Pource quelques Chanoines de St-Martin, desirans estre du nombre et de la devotion des dessusdits, se sont eslevez en l'an mil quatre vingts et douze, lesquels apres avoir dormy leur somme avec une ioyeuse douceur d'excessives delices, mignardez et nouris au giron de fortune favorable, mirent en arriere et mesprisèrent enfin les plaisirs mondains, tant de cœur que de iouïssance, et se sousmirent à se glorifier en un vil habit de discipline austere, rendans communs à ceux de leur habit, tous les biens que particulierement ils possedoient, et qu'ils pouvoient par apres honnestement acquerir; Et esleurent pour la place en laquelle ils devoient vivre souz telle discretion, l'Isle qui s'appelle S. Come, cogneuë de plusieurs, en laquelle y avoit seulement une Chapelle fondée, où presque personne n'habitoit : et demanderent au Doyen de S. Martin nommé Pierre, et à un nommé Gautier, qui lors estoit Maistre des œuvres et Surintendant de l'estat des Temples, et à tout le Chapitre dudit S. Martin, que telle Isle leur fust concedee pour vivre la vie dont ils avoient fait eslection; Ce qu'ils impetrerent par une franche libéralité dudit Doyen, les favorisant en cela : Tous les Prevosts le voulans, et toutes les Dignitez aussi, assavoir Bouchard Chantre, Robert Maistr'escolle, François

(1) « Anno Domini MXCII et Henrici imperatoris XXXVIe et Philippi regis XXXIIe, quidam canonici Beati Martini, relictis suis honoribus et præbendis, in vigilia Natalis Domini, se ad Sanctorum Cosmæ et Damiani insulam contulerunt, vincti compede Christi, et sub disciplina canonicæ regulæ Domino servituri, quorum nomina hæc sunt : Letardus, canonicus et secretarius Beati Martini; Rainardus, succentor; Umbertus, sacerdos matitunalis; Jobertus, adolescens litterarum scientia eruditus; et Hugo, physicus. Isti simul sua conferentes officinas construxerunt, et alios quosdam deinceps in suum consortium asciverunt. » *Chronicon Turonense magnum* (Edition Salmon, p. 128).

Soubz doyen, Valentin Cellerier, et tout le reste du Chapitre s'y accordans, et loüans ceux qui embrassoient la conversation d'une si religieuse devotion : Car ladite petite Eglise, avec toute l'Isle seulement, par telle definition et arrest leur fut concedée, et a tous leurs successeurs vivans souz la mesme regle de tel Ordre regulier, par le Doyen, et par tous les Clercs et Chanoines dudit S. Martin » (1).

II

L'Ecole de la Cathédrale

L'Eglise de Tours eut à sa tête pendant la période qui nous occupe plusieurs prélats d'une grande culture littéraire, parmi lesquels il convient de citer Théotolon (932-945) formé à l'école de Saint-Martin, condisciple et ami de saint Odon qu'il suivit à Cluny d'où il rapporta un sens très avisé pour l'architecture; Hildebert de Lavardin (1125-1134) un des écrivains les plus remarquables de la renaissance médiévale ; Hugues d'Etampes (1134-1146) qui favorisa la création de nombreuses écoles et en particulier celle de Chinon dont il confia la direction aux moines de Saint-Mexme ; Barthelemy de Vendôme (1176-1205) dont les connaissances étaient très éclectiques et qui fut une des lumières de l'église de France. Tous aidèrent puissamment aux progrès des arts dans le diocèse.

A côté des archevêques, les chanoines de la cathédrale Saint-Maurice étaient tout puissants et soutenaient avec énergie leurs droits. C'est d'eux que dépendait l'hospice ou Hôtel-Dieu établi vis-à-vis la porte de l'église et l'école capitulaire dont les bâtiments voisinaient avec l'hospice.

Les débuts de cette école nous sont inconnus et son existence fut assez effacée jusqu'au déclin du XIe siècle. Alors commença pour elle une période pros-

(1) Archives d'Indre-et-Loire, G. 505. Voir Ch. de Grandmaison : *Bull. de la Soc. Archéol. de Touraine*, II, p. 68.

père qui se prolongea pendant tout le siècle suivant.

L'écolâtre qui fut l'artisan de cette prospérité est Bouchard, vivant vers 1090 (1). Ce fut le maître d'Alverède (2), archidiacre de Tours en 1119 et en 1127, qui ayant étudié avec succès toutes les sciences, dont la médecine, passait pour un prodige d'érudition, et de Guillaume (3) l'un des premiers solitaires de Fontaine-les-Blanches (4), élu patriarche de Jérusalem vers 1140.

Hildebert de Lavardin, dont le séjour au Mans, comme nous le verrons, avait marqué un éveil littéraire dans la province voisine, contribua puissamment au développement de l'école de sa cathédrale de Tours; il paraît y avoir enseigné personnellement et y avoir formé des élèves. Son goût très prononcé pour les sciences naturelles nous donne à penser qu'il ne négligea pas la médecine.

De fait, les soins des malades de l'hospice réclamaient la présence d'un médecin. Nous ne connaissons malheureusement que peu de choses sur les praticiens qui y exercèrent et ignorons leur situation exacte dans l'établissement, s'ils avaient une part dans son administration, ou s'ils agissaient sous l'autorité de l'intendant des pauvres.

Un seul d'entre eux a laissé un souvenir. C'est le médecin Pierre. Il paraît dans diverses chartes vers le milieu du XIIe siècle. C'est ainsi que le XIII des calendes d'août de l'année 1155, il signe l'acte par lequel l'archevêque de Tours, Engebaud, confirme les moines de l'abbaye de Preuilly dans la possession des églises de Sainte-Marie et de Saint-Georges de la Haye. Dans cette circonstance, il fut, avec d'autres chanoines de la cathédrale, parmi lesquels le doyen et le chantre,

(1) *Gallia Christiana Vet.*, I. 763.

(2) *Spicilege*, X, 566.

(3) Guillaume, né en Touraine vers 1070, mort en 1144. Cf. Chalmel, *Histoire de Touraine*, IV, p. 227. Dom Martène. *Anec.* I. 596. *Hist. Littéraire*, VII, 47.

(4) Abbaye fondée au XIIe siècle, située commune d'Autrèche (Indre-et-Loire).

le représentant et le témoin du collège canonial (1).

Il figure encore, en 1159, dans l'acte de la donation que fit à l'hospice Renaud de la Haye, et sa femme Hersende, de la dîme d'une pièce de terre située auprès du ruisseau d'Epeigné. Cette donation était faite pour le repos de l'âme de la nourrice des fils du donateur (2).

Ce devait être un praticien d'une certaine valeur, et nous pensons que c'est à lui que Pierre de Blois adresse, vers 1175, sa lettre XLIII (3). Ce document est d'une grande importance pour l'histoire de la médecine au XIIe siècle et nous devons l'analyser longuement. C'est une vraie consultation écrite qui nous renseigne à la fois sur les habitudes déontologiques d'alors et sur les méthodes thérapeutiques employées.

Pierre de Blois, passant par Amboise, avait été prié de donner ses soins au seigneur Gelduin, gravement malade d'une *fièvre hémitritée*. Il resta trois jours entiers auprès de lui. Puis obligé par ses occupations de quitter la ville, il conseille aux parents du patient d'appeler un autre médecin et leur indique de préférence le médecin Pierre. Pierre de Blois écrit donc à son confrère de Tours pour l'avertir de ce fait et lui donner des renseignements sur le cas de Gelduin.

« Ne soyez pas froissé que je vous indique la marche de cette maladie et que je vous dise les symptômes que j'ai remarqués et qui peuvent vous renseigner et vous être d'utile secours en cette occurence. Le tort, trop commun aux médecins, est d'avoir, en présence du malade, des opinions différentes ; à ce point que si trois ou quatre sont appelés, jamais ils ne sont du même avis, ni sur les causes du mal, ni sur les soins à prescrire. Il importe donc que nous soyons l'un et l'autre parfaitement d'accord dans nos actes et dans nos paroles. »

Pierre de Blois énumère donc les symptômes qu'il

(1) Voir pièce justificative n° 38.
(2) Voir les pièces justificatives n°s 39 et 40.
(3) Voir la pièce justificative n° 41.

a constatés chez le malade, fait connaître le traitement qu'il lui a fait suivre et discute en même temps le diagnostic auquel il s'est arrêté.

« Vous reconnaîtrez qu'il est atteint d'une *hémitritée* moyenne, car bien qu'il souffre continuellement, il a des accès de trois heures en trois heures. Vous savez que si c'était la petite hémitritée, qui proviendrait d'un phlegme corrompu dans les vaisseaux, il n'y aurait pas ces accès tierces. Si c'était, au contraire, la grande hémitritée, provoquée par la putréfaction du mélancolique au dedans et au dehors, le malade aurait perdu l'usage de ses membres et ses dents branleraient. Il est donc évident qu'on est en présence de la moyenne hémitritée causée par la corruption de la bile dans les vaisseaux et dans l'estomac, car si la corruption était dans le foie, l'urine rouge et rare serait brûlante; or, puisque cela n'est pas, la cause du mal réside dans les vaisseaux et l'estomac. »

Et voici le traitement employé :

« Dès que je suis arrivé, j'ai fait ouvrir la veine hépatique et, puisque le mal était dans sa période d'aggravation, je ne me suis pas servi de purgatif, mais d'huile violat que j'ai appliqué sur le cœur, le foie et le front... La décoction de casse et des écorces de myrabolans et de citron avec du capillaire, et des semences de courge, de limon et de melon est excellente... La diète doit-être très sévère. Une tisane avec un peu de mie de pain trempée trois ou quatre fois dans de l'eau. Aux pieds, des fomentations de mauve, de violette et de pavot... Si la chaleur se porte à la tête, rasez les cheveux et frottez le crâne, le front et les tempes avec de l'eau rosée. »

Et il a soin d'ajouter en terminant :

« Si je vous écrit tout cela, ce n'est pas que vous manquiez de savoir, mais pour que vous soyez plus résolu et que le traitement qui sera arrêté après notre consultation soit accepté plus facilement du malade. »

Telle est cette précieuse consultation écrite. Certaines critiques des mœurs médicales de ce temps ne pourraient-elles pas s'appliquer au nôtre? Rien n'a changé et les disputes entre médecins au lit du malade n'ont-elles pas lieu encore de nos jours. Quant aux données diagnostiques et thérapeutiques, nous voyons l'examen des urines occuper une large place parmi les moyens d'investigation, et les simples constituer le principal de la pharmacopée.

Notre médecin vivait encore en 1180; il signe, avec d'autres membres du chapitre de la cathédrale, un accord passé entre le doyen et Hervé Roy, au sujet du moulin de Fontenay situé sur la rivière de Brenne (1).

Nous aurions désiré avoir de plus amples renseignements sur ce médecin Pierre. Nous savons seulement qu'il était chanoine de la cathédrale; c'est, en effet, avec ce titre qu'il figure dans les deux chartes de 1155 et 1159 que nous avons signalé.

Il devait aussi très probablement avoir à l'Hôtel-Dieu un emploi soit comme médecin, soit comme administrateur, puisqu'il représente officiellement cet établissement dans l'acte de 1159.

Nous pensons qu'un autre médecin nommé Garnier (Garnerius, medicus), faisait également partie du chapitre de la cathédrale et était attaché à l'Hôtel-Dieu. Il figure dans une charte de 1184 (2), par laquelle l'archevêque Barthélemy de Vendôme confirme l'abbaye de Preuilly dans la possession de plusieurs églises et chapelles. Le nom de Garnier se trouve parmi les témoins du prélat — « sub testimonio et accensu clericorum nostrorum » — à la suite de plusieurs chanoines et dignitaires ecclésiastiques. Divers membres du chapitre, avant et après 1184, s'appelèrent Garnier; nous ne savons s'il faut les identifier avec notre médecin.

A la fin du XIIe siècle, et au début du suivant, l'enseignement était toujours donné à l'école de la cathé-

(1) Voir pièce justificative n° 42.

(2) Publié par Carré de Busserable, *Dictionnaire d'Indre-et-Loire*, t. V, p. 180.

drale, mais nous ne savons sous quelle forme. Au nombre des chanoines, nous en trouvons plusieurs portant le titre de *magister*. On pense généralement, bien que le fait ne soit pas absolument prouvé, que ce titre s'appliquait à une fonction scolastique, et que les chanoines qui en étaient revêtus étaient des professeurs. La présence de ces chanoines, dont nous donnons une liste en note (1), serait donc un argument en faveur de la persistance et de l'importance de l'enseignement donné à Saint-Maurice. Aucun de ceux dont nous avons relevé les noms ne paraît avoir été médecin. Nous ne saurions donc dire si la médecine continua à figurer au programme de l'école et s'il s'y forma, à cette époque, des physiciens recommandables.

III

L'Ecole de Saint-Julien

Placée entre Cæsarodunum et le Châteauneuf, la puissante abbaye de Saint-Julien eut, elle aussi, une école qui fut prospère au XIe siècle. Fondée dès avant le temps de Grégoire de Tours, elle avait été à peu près détruite par les Normands. L'archevêque Théotolon, qui fut l'un des plus remarquables prélats de son siècle, la fit restaurer complètement, la dota

(1) Voici les noms de quelques *magistri* que nous avons relevés parmi les chanoines de la cathédrale :

1180. — Pierre d'Alegan, Pierre de Vendôme, Barthelemy de la Haïe (Dom Martène, *Anec.*, t. I, p. 590).

1188. — Arnaudus de Metulo (qui paraît encore en 1206), Balduinus, Garinerius de Losonno (*Cart. de Villeloin*, publié par l'abbé Denis, dans les *Archiv. du Cogner*, t. V, charte CLI).

1194. — Am..... (*Id.*, charte XLII).

1206. — Arnaudus de Metulo, Guillelmus Socrate, Ricardus (*Id.*, charte L.)

1208. — Stephanus de Castroaraldi, Andreas de Cancellis, Nicholaus de Canda, P. de Vicoco (*Id.*, charte CXLIV.)

Début du XIIIe siècle. — Guillaume Socrate et Jean Langlois (*Amplissima collectio*, t. I, p. 1036).

généreusement au milieu du xe siècle et demanda à y avoir sa sépulture. Son premier abbé fut le célèbre Odon, le réformateur de Cluny, tourangeau de naissance, élève de l'école de Saint-Martin, qui joignait à la connaissance de toutes les sciences un goût tout particulier pour la musique.

Nous ignorons à quel moment commença à fonctionner son école. Elle était déjà réputée, lorsque Rainaud y vint comme écolâtre, vers 1020. C'était un élève de Fulbert de Chartres, et l'un des plus remarquables, qui fut considéré, après la mort de son maître, comme le roi de la philosophie.

Son condisciple, Adelman de Liége, fait de lui un éloge pompeux, louant sa parole facile, son style abondant et sa science profonde de la grammaire (1). Gozelin (2), son contemporain, le considère comme un des meilleurs savants de son siècle :

« Hoc tempore viri clarissimi valdeque sapientes fuere... Rainaldus Turonicus iste vir valde proficuus fuit. Testantur ejus vigilantissimum studium, optimi libri ab eo conscripti, capsæ aureæ, philacteria, altarium tabulæ, pueri ab eo nutriti. »

Ainsi donc Rainaud fonda un *scriptorium* à Saint-Julien et y copia lui-même quelques ouvrages; instruisit des élèves et enseigna avec éclat. Il est très probable qu'il professa la médecine comme tant d'autres disciples de Fulbert. D'ailleurs, la médecine était rattachée alors à la grammaire dans le programme scolastique, et s'il fut réellement un grand grammai-

(1) On a deux variantes de l'éloge qu'Adelman de Liège fit de Rainaud. Les voici toutes deux :

I. Martini quoque convicem, Reinbaldum Turonicum,
Quem credebam, post illius syderis occubitum,
Inter cellas singularem regnare philosophum.
(*Manuscrit de Copenhague*, n° 1905.)

II. Martini quoque convicem, sed none que sobrium,
Dignum duco memoratu Rainaldum Turonicum,
Prumptum lingua, stilo largum, valentem grammaticum.
(*Manuscrit de Gembloux*, Bibl. de Bruxelles, n° 5595, folio 163.)

(2) *Amplissima collectio*, t. V, p. 1014. — *Patrologie de Migne*, t. CXLIII, col. 885. — Salmon, *Recueil des Chroniques de Touraine*, p. 229.

rien, il dut forcément posséder des connaissances étendues en médecine.

Il mourut vers 1033 (1).

Une preuve encore que l'écolâtre Rainaud dut enseigner la médecine, c'est la présence dans l'abbaye, dès 1034, d'un médecin. Ce médecin porte précisément ce même nom de *Rainaldus*. C'était d'ailleurs un nom très répandu à cette époque, ce qui rend très difficile l'identification de certains personnages.

Le médecin Rainaud paraît comme témoin, parmi les gens de l'abbaye, dans l'acte de la donation de diverses terres, faite par le comte Eudes de Blois, aux religieux de Saint-Julien, le 16 avril 1034 (2).

Le mouvement des malades à l'infirmerie de l'abbaye était très important par suite de la population de l'établissement et des étrangers qui y venaient de loin recevoir des soins, attirés par les nombreux miracles qui se produisaient auprès des reliques du saint patron de l'église. Aussi la charge d'infirmier était l'une des plus importantes parmi les offices claustraux, et de grands revenus lui étaient attachés. En 1024, noble homme Gautier, de Tours, revenant d'un pélerinage à Jérusalem, pour le repos de son âme et celle de ses parents, donna à l'abbaye le monastère de Saint-Loup, situé dans la varenne de Saint-Pierre-des-Corps, et qui avait été le siège d'une famille de religieuses que les malheurs de la guerre avaient dispersée (3). Ce domaine fut de suite donné à l'infirmier qui devait aménager le logis pour y recevoir

(1) C'est l'opinion de M. Julien Havet, suivie par M. l'abbé Clerval (*op. cit.*, p. 58, 59 et 76). Cependant les arguments de ces deux auteurs ne nous paraissent pas définitifs.

(2) Voir pièce justificative n° 1. Abbé Denis, *Chartes de Saint-Julien-de-Tours,* t. II, charte XII. Ce document a été publié (d'après Baluze, t. 77, folio 96), par Léonce Lex : *Eudes, comte de Blois*, 1892, p. 154. M. Charles de Grandmaison a retrouvé sur les couvertures des registres de l'état civil d'Indre-et-Loire des fragments de l'original.

(3) *Archives d'Indre-et-Loire*, H. 510, p. 222, 226, 235, H. 526. Charte imprimée par Salmon : *Notice sur l'abbaye de Saint-Loup, près Tours*, dans *Bibl. de l'Ecole des Chartes*, t. VI, p. 449, ainsi que la confirmation de cette donation par l'archevêque de Tours, Arnould.

les convalescents de l'abbaye, les nourrir et prendre sur les revenus de quoi acheter les médicaments de l'apothicairerie. C'était là, en effet, un lieu parfaitement placé pour permettre aux anémiés de respirer l'air très pur du val de Loire.

CHAPITRE IV

Quelques abbayes de Touraine

I

L'abbaye de Bourgueil

A la limite de la Touraine et de l'Anjou, Emma, fille de Thibault le Tricheur, comte de Tours et de Blois, épouse de Guillaume, comte de Poitou et duc d'Aquitaine, fonda, vers l'an 990, l'abbaye de Bourgueil. Favorisée par de tels patronages, placée dans un canton des plus fertiles et dans un site agréable, la nouvelle maison, riche de biens et d'honneurs, ne tarda pas à abriter une nombreuse colonie monacale soumise à la discipline de saint Benoît.

Son premier abbé avait été Gausbert, déjà directeur de Maillezais, de Saint-Julien de Tours et de Marmoutier, homme d'études, dont la préoccupation la plus grande fut, dès son arrivée, de fonder une bibliothèque qu'il enrichit de nombreux manuscrits : « Claustrum sine armario, quasi castrum sine armamentario », avait-on coutume de dire.

Il semble qu'un *scriptorium* ait alors été organisé de façon régulière; il paraît aussi qu'il y ait eu dès lors une véritable école, et Bourgueil devint un centre littéraire fort actif.

L'étude et la pratique de la médecine n'y étaient pas négligées et, vers l'an 1063, nous trouvons parmi les religieux un certain Maigaudus avec le titre d'apothicaire, *apotecarius*. Il figure comme témoin dans la notice de fondation de l'église Saint-André de Mirebeau et de l'association entre elle et les églises de Saint-Pierre de Poitiers et de Saint-Pierre de Bourgueil (1).

Le mot *apotecarius* est d'un emploi peu fréquent à cette époque et ne se rencontre guère que dans les documents poitevins (de fait Mirebeau était en Poitou). Il était, croyons-nous, synonyme du mot *medicus*, plus communément employé en Touraine et en Anjou. L'exercice de la médecine et celui de la pharmacie étaient confondus encore, et le praticien préparait lui-même les drogues qu'il prescrivait.

Maigaudus était donc médecin-apothicaire à Bourgueil. Est-ce lui qui créa le célèbre jardin aux fleurs et aux herbes qui, au XVIIe siècle, était encore une des curiosités du monastère et dont la réputation était fort grande? Ce jardin était rempli de plantes médicinales, et sa situation exceptionnelle, comme exposition et comme sol, permettait d'y cultiver en pleine terre des espèces du bassin méditerranéen : la réglisse, l'olivier, la myrrhe, le myrthe, le grenadier, l'oranger. D'autres plantes exotiques se développaient spontanément dans ce lieu privilégié. Le poète Baudry, dans un bel accès de lyrisme, nous a laissé de cet Eden une description du plus grand charme dans la lettre à son ami Avitus.

« Viens donc, viens donc habiter avec moi. Quelles aimables conversations nous aurions ensemble. J'ai un jardin rempli de plantes parfumées où fleurissent la rose, la violette, le thym et le crocus; le lys, le narcisse, le serpolet et le romarin; le jaune souci, le daphné et l'anis. D'autres fleurs s'y épanouissent à leur tour, de sorte qu'à Bourgueil le printemps est

(1) Dom Fonteneau, t. XVIII, p. 121 et Bibliothèque de Tours, *Manuscrit 1338*, n° 274. Peut-être est-ce ce même Maigandus qui figure en 1051 comme témoin dans la notice de la fondation du prieuré de Saint-André de Mirebeau, avec le titre de *puer* ; il devait être alors simple élève à l'école de l'abbaye. — Dom Fonteneau, p. 115.

perpétuel. Une fleur n'est pas fanée qu'une autre fleurit à sa place. J'ai un ruisseau qui coule doucement et doucement murmure ; son eau vive et fraîche arrose mon jardin. L'onde transparente se brise sur les cailloux de marbre et va se perdre après mille détours, au milieu d'une prairie. Quand le soleil darde ses rayons ardents, je puis, pour refaire mes hôtes, les cacher sous d'agréables ombrages. Bourgueil a son bosquet où croissent l'osier, le laurier et le myrthe, où le poirier se mêle à l'olivier, le cerisier au pin et le pin au pommier. Là, pendant la nuit, Philomèle poursuit sa plaintive chanson, et, d'une voix amoureuse, reprend le récit de ses antiques douleurs. Viens donc, que nous passions dans ce jardin des heures joyeuses ! Tu me réciteras tes vers ou je te chanterai les miens, car moi aussi j'ai composé des vers en grand nombre (1) ».

Il y eut donc de bonne heure un médecin à Bourgueil, et les seigneurs des environs lui demandèrent souvent des conseils thérapeutiques et l'appelèrent à leur chevet. C'est sans doute un médecin de l'abbaye qui soigna, vers 1079, un chevalier nommé Guy et ses parents. Guy marqua sa gratitude en donnant aux moines l'église de Carosa (2).

Les bâtiments de l'infirmerie étaient très vastes et recevaient des malades de l'extérieur. La charge d'infirmier constituait un des offices claustraux richement doté de revenus terriens et de rentes (3).

Baudry (4) séjourna à Bourgueil de 1079 à 1107, et

(1) Baudry, pièce inédite, Bibl. de Tours, *Manuscrit 1338*, n° 191. « Ad Avitum ut ad eum veniat. » Traduction de l'abbé Pasquier : *Baudri, abbé de Bourgueil, archevêque de Dol*, p. 141.

(2) Bibliothèque de Tours, *Manuscrit 1338*, n° 320.

(3) Archives d'Indre-et-Loire, H. 27, 32 et 59. — Dès le XIe siècle, l'infirmier possédait la seigneurie vulgairement appelée l'Infirmerie, alias le Vivier, située à Santenay, paroisse de Saint-Germain de Bourgueil et d'une étendue de 6 arpents. L'infirmier avait le droit de prélever dans la forêt de Bourgueil, trente chartées de gros bois pour leur chauffage et le bois nécessaire pour la réparation des bâtiments de l'infirmerie.

(4) Sur Baudry, de Bourgueil, consulter l'ouvrage de l'abbé Henri Pasquier : *Baudri, abbé de Bourgueil, archevêque de Dol*, Paris, Thorin, s. d. — On trouvera dans l'Introduction une bibliographie critique de cet auteur jusqu'en 1872.

pendant ce long passage jeta un vif éclat sur l'abbaye grâce à sa réputation de lettré, à ses relations suivies avec tous les savants de son temps, grâce surtout à l'enseignement scolastique qu'il développa d'une façon particulière (1). D'origine modeste et natif de Meung-sur-Loire ; d'abord élève de l'école de cette ville, où il apprit la grammaire et un peu de poésie de l'écolâtre Hubert, il alla à l'école épiscopale d'Angers, dont les maîtres étaient Rainaud, Frodo et Marbode, qui contribuèrent si puissamment à la renaissance de la poésie latine au xie siècle. Il suivit aussi à Tours les leçons de Bérenger, comme le ferait supposer l'éloge qu'il écrivit de ce grand théologien.

Baudry arriva donc à Bourgueil possédant à fond la somme des sciences enseignées dans les écoles de ce temps. Il ne tarda pas à professer à son tour. Tout d'abord, il enrichit la bibliothèque de nombreux livres qu'il faisait copier par les scribes Hugues et Gautier et enluminer par le doreur Gérard, qu'il avait fait venir du *scriptorium* célèbre de Saint-Martin. Aussi invitait-il instamment ses amis à venir le visiter. « Vous aurez à Bourgueil, écrit-il à Gérard de Loudun, tout ce que peut désirer un homme de lettres pour s'occuper d'une manière aussi agréable qu'utile ; les manuscrits ne vous manqueront donc pas. » L'enseignement qu'il donna eut un vif succès et attira quantité de jeunes gens avides de s'initier aux études des arts libéraux, comme le prouvent plusieurs petits poèmes dans lesquels le maître donnait à ses élèves des conseils très sages, des préceptes et des avis sur la conduite des clercs et les avantages de la vie monacale. Pour lui, en effet, l'éducation scolastique ne devait pas avoir d'autre but que de former des religieux instruits.

(1) Baudry naquit en 1046 ; il fut d'abord prieur de l'abbaye de Bourgueil de 1079 environ jusqu'en 1089 ; il devint, à cette date, abbé et occupa cette fonction jusqu'en 1107. Il fut nommé archevêque de Dol en 1107 et mourut le 5 janvier 1130. (Cf. Pasquier, *op. cit.*, p. 273 : Chronologie de Baudri.)

Le fameux poème (1) à la princesse Adèle (2) doit être considéré comme le plan de l'enseignement que Baudry donna à Bourgueil. Sous une forme allégorique, comme il était alors d'usage, il détaille tout le programme des connaissances scolastiques. Il imagine un songe dans lequel il put admirer la chambre de la princesse, meublée des objets les plus rares, les murs chargés de lourdes tapisseries, qu'il se plaît à décrire dans des digressions qui l'amènent à parler et des faits historiques contemporains et des phénomènes astronomiques. Il s'attache, en particulier, au lit superbe de la princesse et aux statues gigantesques groupées à ses côtés. Ces statues représentent la philosophie et les sept arts libéraux, le quadrivium à la tête du lit, le trivium au pied, et c'est une occasion pour le poète d'indiquer les attributs de chacun, c'est-à-dire, en réalité, de résumer à larges traits ce qu'il importe de connaître sur chacun des arts libéraux.

A côté de la statue de la grammaire, Baudry place celle de la médecine « fille de la grammaire » (3). Elle est faite de boue comme les corps dont elle s'occupe, et il la décrit en une centaine de vers, qui sont un excellent schéma des doctrines et des idées médicales d'alors, schéma d'autant plus précieux que nous manquons totalement de renseignements sur les tendances que suivaient les médecins du XIe siècle.

Quaque suos humeros plerumque supina locabat,
    Qua lecti ulterior surgere sponda solet,
Gypsea forma sive grandævæ virginis instar,
    A reliquis cujus differat officium.

(1) Ce poème, de 1368 vers, se trouve à l'état manuscrit à la bibliothèque du Vatican, n° 1351 du fond de la reine de Suède. Une copie prise par Salmon existe à la bibliothèque de Tours (*Manuscrit 1338*). Cet ouvrage a été publié par Léopold Delisle : *Mémoires de la Société des antiquaires de Normandie*, t., XXVIII, p. 187.

(2) Adèle, fille de Guillaume le Conquérant, épouse d'Etienne, comte de Blois, protectrice de l'abbaye de Bourgueil.

(3) « Hæc vero medicine peritia, qua tum Salernum florebat, haud dubie ex arte illa grammatica et poetica... tanquam ex fontibus erat profecta. » (Giesbrecht : *De litterarum studiis apud Italos primis Medii Ævi seculis.* — Berlin, 1845, p. 20.)

Nam reliquæ cantant, numerant aut sidera spectant ;
 Totum metitur altera sola solum;
Disputat, exhorat, declinat jus triviale;
 Hæc harum nullum magnificabat opus.
Magnificabat opus quod per se repperit ipsa,
 Divinum quiddam cujus opus fuerat.
Nam de corporibus fuerat sibi cura medendis
 Atque repellendis invalitudinibus.
Idcirco lutulenta fuit sesidentis imago,
 Nam de corporibus sermo sibi luteis.
Hæc visu solo poterat prædiscere morbos,
 Cujuscumque foret quisque coloris homo.
Hæc explorabat admoto pollice pulsum,
 Sive per urinam nosse malum poterat.
Hæc genus humanum si vellet vivere sanum,
 Hæc genus humanum posse diu faceret;
Morbo vel senio vix quisquam conficeretur,
 Sique michi credas, vix moreretur homo.
Ex elementorum numero dicebat inesse
 Nigras et rubeas significans coloras.
Et geminas alias humanæ conditioni
 Quattuor humores id ratione probans ;
Moribus humores superesse superque colori;
 Hinc iracundos hinc placidos hamines,
Hinc acres, hebetes, animosos, ingeniosos,
 Hinc flavos, ruffos, inde nigros, rubeos.
Pulmonem atque poros, fibras, præcordia, nervos,
 Cor, jecur atque pilos noverat et cerebrum;
Cur homo sit calvus, cur non sit femina calva,
 Cur quoque gignat homo, femina concipiat;
Cur homo barbatus, imberbis femina cur sit;
 Cur non gignat homo, femina sit sterilis;
Quid potius placet matrices; quidve molestet;
 Cur mulier neque vir voce sonet gracili;
Quam reliquum corpus cur cor prius effigiatur;
 Cur homo fervidior, femina frigidior.
Hæc et quæ nequeat calamus meus omnia norat,
 Nil intemptatum quandoque transierat.
Omnibus e terris omnes collegerat herbas,
 Quarum virtutes pleniter attigerat.
Notitiæ dederat cum sollicitudine summa
 Quid succus, semen, flos, folium valeat.
Radices siquidem cribrandas usque terebat,
 Cribratasque suum conficiebat opus ;

Summa cautela mensurans conficiendis
    Mel quoque sive dabat balsama pulveribus.
Qui numerare queat quot ad hoc collegerit herbas ?
    Quas si temptarem dicere, deficerem.
Nec confectarum novi numeros specierum ;
    Has non officii sit vocitare mei.
Reptilium, volucrum, pecudum pinguisque ferinæ
    Excoctum abdomen ignibus unierat.
Læsis corporibus varium conflaverat unguen,
    Proficeret multis et sua cura modis.
Antidotis plenas ampullas mille videres,
    Atque quibus morbis officerent legeres,
Atque observandas legeres ubicumque dietas,
    Quis locus infirmus quisve saluber erat,
Et quæ debilibus membris unguenta valerunt,
    Et quæ prodesset potio visceribus.
Sic et aromatibus condendis aula fragrabat,
    Ut sola posses vivere odore diu.
Miratus thalamum, pariter miratus odorem,
    Miratus dominam quæ thalamo præerat,
Effigiemque videns opobalsama multa parantem,
    Mente retractabam quod puer audieram :
Audieram siquidem Medeam Jasonis herbas
    Nosse quibus senium subtraheret senibus,
Ægros curaret, morientes vivificaret,
    Et trivisse simul hisque dedisse dies.
Hanc igitur cernens ipsam prius esse putavi,
    Donec ab hoc titulus me vocat appositus.
Cura sagax etenim comitissæ præcipientis
    Hanc vocem super effigiem composuit :
« Hæc est de physica quæ disputat ars medicinæ,
    Qua præeunte magis corpora nostra valent. »
Tales præterea comites adjunxerat illi
    E quibus ediscas cujus erat statua :
Alter erat comitum Galienus et alter Ypocras;
    Ambos visceribus foverat ipsa suis.
Abdita naturæ gemini sic exposuere.
    Quatinus unierint pene Deis homines ;
Pene suis scriptis humanam perpetuantes
    Naturam, æternum vivere nos faciunt.

Ainsi, la médecine était comprise dans le programme scolastique de l'abbaye de Bourgueil. Dans un chapitre précédent, nous avons déjà vu quelle était l'importance et la nécessité de cette connaissance pour les clercs appelés à diriger les maisons religieuses. Les vers que nous venons de citer constituent, en quelque sorte, le *sommaire* d'un *cours* de médecine, et ce cours nous paraît établi de façon très judicieuse.

Il importe, tout d'abord, de reconnaître les maladies par les moyens d'investigation ordinaires qui sont la vue, nous renseignant sur la couleur des téguments, le pouls et les urines. Il convient ensuite de savoir que ces maladies proviennent le plus souvent du trouble des humeurs au nombre de quatre, et dans quel organe réside le mal. Des notions de physiologie sont ici indispensables pour distinguer les différences de tempérament entre l'homme et la femme, et aussi pour apprécier les modifications pouvant survenir dans les fonctions physiologiques, tels, par exemple, la stérilité ou la frigidité dans l'un ou l'autre sexe. Ceci étant acquis, on abordera la thérapeutique : les herbes en constituent la plus grande partie. On peut indifféremment faire usage du suc des plantes, des graines, des fleurs, des feuilles ou des racines. Le miel et les baumes sont d'utile secours. Il est nécessaire de savoir conserver les simples et de s'initier à la préparation des médicaments qui rempliront les flacons ou les bocaux de l'apothicairerie. Enfin, il est de la plus haute importance de pouvoir discerner les *indications* et les *contre-indications* de chaque remède et des divers régimes.

Nous aimerions connaître quelques-uns des élèves de Baudry spécialisés dans la médecine. Nous ne possédons aucun renseignement à cet égard.

Le passage de Baudry avait fait la réputation de Bourgueil. Cet homme disparu, l'école ne put se maintenir au niveau où elle s'était élevée, sa décadence fut rapide et complète au bout d'un demi-siècle.

II

L'abbaye de Noyers

Les renseignements que nous possédons sur les médecins de l'abbaye voisine, Noyers, heureusement plus nombreux, nous permettront de retracer quelques faits intéressants sur leur pratique et leurs habitudes aux XIe et XIIe siècles.

L'abbaye de Noyers (1) fut fondée en 1031, sur la rive droite de la Vienne, aux environs de Sainte-Maure, par un seigneur de Noyant du nom de Hubert. Ce seigneur ayant demandé au célèbre abbé Ebrard, qui dirigeait déjà les puissantes abbayes de Marmoutier et de Saint-Julien, de venir présider aux débuts du nouveau monastère. Ebrard accéda à ce désir et amena à Noyers quelques moines martiniens, sut y attirer de nombreux clercs et exerça sur son entourage une influence salutaire.

C'est sous le long gouvernement de l'abbé Etienne, de 1060 à 1111, que Noyers connut sa plus grande prospérité. Etienne sortait de Marmoutier où, sous la direction des abbés Albert et Barthélemy, il avait acquis les qualités qui distinguent les hommes d'initiative. Ce fut de son temps un très gros personnage que l'on voit figurer en bonne place dans les conciles, un religieux simple et pieux qui, par « sa prudence et son équité, s'acquit une si grande estime que toute la noblesse du pays ne voulait point d'autre juge que lui pour terminer ses différends (2) ».

Nous trouvons, avec l'abbé Etienne, un médecin nommé Guillaume, qui s'était formé sans doute à

(1) Le *Cartulaire de Noyers* a été publié d'après la copie de Dom Fonteneau déposée à la bibliothèque de Poitiers, par l'abbé Chevalier, en 1872, dans les *Mémoires de la Société archéologique de Touraine*, t. XXII et XXIII. Ce cartulaire contient 661 pièces, dont la série la plus importante se rapporte au XIe siècle.

(2) Abbé Chevalier, *op. cit.*, p. XL.

Marmoutier à l'école de Raoul Leclerc et de Tetb ert Ce fut un praticien de valeur qui ne tarda pas à acquérir, dans la région, une réputation justifiée de guérisseur.

Nous apprenons, par les chartes, que nombre de seigneurs ou de riches habitants des bourgs, gravement malades, réclamaient des secours médicaux à l'abbaye ou demandaient à être transportés au monastère pour y recevoir à la fois l'habit religieux et les soins du médecin.

C'est ainsi qu'un haut baron, Hubert Persil, de Montbazon (1), gravement malade, « in infirmitate positus », sollicita une visite de l'abbé Etienne. Celui-ci l'alla voir, accompagné sans doute du médecin Guillaume, et le fit transporter à Noyers. Là, grâce aux soins qui lui furent prodigués, il recouvra la santé et se fit moine, « et multis post diebus, in eodem Nuchariensi monasterio monachus vixit ». Hubert Persil manifesta sa reconnaissance en faisant à l'abbaye une donation particulièrement importante :

> Dedit autem isdem Hubertus Petrosilus Deo et Sanctæ Mariæ, et ecclesiæ Nuchariensi, ac monachis ibidem Deo et ejus sanctæ Matri servientibus, omnia quæ habebat in ecclesia quæ dicitur Marthaicus, de offerentiis ecclesiæ et de sepultura et de decima annonæ et vini, et terram cultam et incultam quam habebat in eadem parrochia omnem, et cuncta sua prata ad eamdem terram pertinentia, et colibertos ac colibertas in eadem terra manentes, omniæ hæc Nuchariensi ecclesiæ tradidit possidenda.

Sa femme, Agnès, et ses enfants, Hubert, Sarmannia et Borille, assistèrent à cette donation et l'approuvèrent (1080).

Un autre seigneur, Rainaud Freslon (2), de La Haye, en danger de mort, « morti proximus », réclama également l'assistance de l'abbé Etienne et de son médecin, promettant d'abandonner à l'abbaye toutes les dîmes qu'il possédait : « Omnes decimas

(1) *Cartulaire de Noyers*, charte LXXV, p. 89.
(2) *Cartulaire de Noyers*, charte CIII, p. 124.

quas habebat, id est decimam quam habebat ad Dolsiacum, ad Aurinniacum et ad Marcilliacum et ultra Vosdam et in parrocchia Naincre et ad Graillam et ubicumque habebat decimam ». Mais ce qu'un malade donne volontiers et sans arrière pensée au moment critique de la maladie, il le regrette souvent lorsqu'il est revenu à la santé. Rainaud Freslon, guéri, chercha bientôt querelle aux moines, prétendant son don inexistant, et allant même jusqu'à accuser les religieux d'usurpation sur ses terres (1). Les témoins de la donation ayant été appelés devant la cour du seigneur de l'Ile-Bouchard, les torts de Rainaud Freslon furent reconnus. Pour transiger, les moines lui construisirent une maison sur les terres objet du litige (1083).

En 1084, Urias, fils de Bernard Queue de Vache (2), et en 1087, un seigneur de Châtellerault, Adémar de Curzai (3), demandèrent semblable service.

Le puissant seigneur de Marmande, Bouchard, blessé grièvement dans un combat, « graviter vulneratus et ingravescente vulnere », reçut un secours des moines et leur fit don de l'alleu de Buxière.

La gratitude des malades se manifestait parfois d'autre façon.

Les moines devaient un cens annuel de dix-huit écus à un nommé Alexandre Charbonnel (4). Celui-ci, en un cas grave, reçut les soins du médecin de Noyers, guérit, et fut si satisfait qu'il renonça à sa créance et cela en présence de témoins.

C'est là une façon très particulière de régler des honoraires, et qui montre qu'alors le médecin était bien attaché à l'abbaye, n'ayant pas de personnalité propre, mais dépendant de la communauté. Les libéralités de ses clients ne lui procuraient aucun béné-

(1) *Cartulaire de Noyers*, charte CXV, p. 138.

(2) *Cartulaire de Noyers*, charte CXXV, p. 149.

(3) *Cartulaire de Noyers*, charte CL, p. 178.

(4) *Cartulaire de Noyers*, charte CXXI, p. 146. Nous publions ce document comme pièce justificative, n° 30.

fice personnel, mais profitaient au monastère tout entier.

Guillaume ne paraît pas avoir été le seul médecin de Noyers. Un nommé Gautier y donnait également des soins aux malades.

Urias(1), seigneur de Nouâtre, avait, vers 1090, ouvertement abandonné le parti du comte d'Anjou, Foulques le Réchin, pour embrasser celui du comte de Poitou, Guillaume VIII. Aussi ne tarda-t-il pas à éprouver les attaques des troupes angevines et, mal en sûreté dans son château de Nouâtre, s'en éloigna pour se réfugier auprès du seigneur de Preuilly, Geoffroy III le Jourdain, puissant allié du comte de Poitou. Mais, une fois rendu à Preuilly, il tomba sérieusement malade : « ibique febre corruptus in infirmitate jacuit pluribus diebus ». Il fit alors appeler un médecin de Noyers; l'abbé Etienne lui dépêcha Gautier. La guérison fut rapide et complète. Urias manifesta sa joie — « valde exhilaratus gratias immensas abbati ac monachis memorati loci se promisit redditurum » — et fit don à l'abbaye de certaines terres importantes.

En 1089, ce même Gautier, sur l'ordre de l'abbé Etienne, alla soigner le nommé Archambauld Bodin, de Sainte-Maure : « Cum jaceret infirmus in domo sua ad Sanctam Mauram, misit abbas Stephanus supradicti cœnobii unum suum monachum, Galterium nomine, cum caritate panis et vini. » Le malade, reconnaissant, céda au monastère quelques quartiers de terre auprès de l'église de La Celle (2).

Afin d'hospitaliser toutes les personnes qui réclamaient des soins médicaux, il fut nécessaire d'établir de bonne heure, à Noyers, une infirmerie assez vaste. La charge d'infirmier ne constituait cependant pas un des offices claustraux et, de fait, nous ne trouvons pas, dans le cartulaire, de religieux portant ce

(1) *Cartulaire de Noyers*, charte CXCVI, p. 224. Nous publions cette charte aux pièces justificatives, n° 31.

(2) *Cartulaire de Noyers*, charte CLXXXIII, p. 211.

titre. Il est donc probable que c'était soit le chambrier, soit l'hospitalier qui avait la garde des malades.

Au début du XIIe siècle, le mouvement des malades semble encore augmenter, et il fut nécessaire de construire pour eux une chapelle spéciale. C'est en 1134 que cette chapelle fut édifiée ou restaurée (1). Nous trouvons, en effet, à cette date, deux maçons occupés dans ce but : « Galterius et Bernerius, cæmentarii, qui in illo tempore capellam infirmorum faciebant. » Il est probable qu'ils travaillaient sous la direction d'Aimeri (2), maître maçon de Marmoutier, qui fit les plans de la chapelle et que nous voyons, un peu plus tard, construire, à Marmoutier, le dortoir, le cloître de l'infirmerie et la magnifique chapelle des malades.

Si le soin des malades hospitalisés dans l'abbaye était une charge pour les moines, d'autres misères sollicitaient encore la charité de ces religieux. C'est sur leur initiative que fut édifiée, près l'Ile Bouchard, la léproserie de Saint-Lazare, non loin du bourg de Saint-Gilles. Le style du monument qui subsiste encore indique une œuvre de la fin du XIe siècle : c'est donc du temps de l'abbé Étienne et des médecins Guillaume et Gautier que cette fondation fut faite.

Après Guillaume, après Gautier, la médecine continua à être en honneur à Noyers. On y trouve, en 1151, un praticien nommé Ernaldus (3), et nous pourrions citer ici quantité de personnages qui réclamèrent son assistance. Nous citerons entre autres le redoutable baron Hugues de Sainte-

(1) *Cartulaire de Noyers*, charte CDLXXXII, p. 514.

(2) *Cartulaire de Noyers*, p. 699, extrait du nécrologe de l'abbaye : « Sciant præsentes et posteri quod domnus Bernerius abbas, cum assensu totius capituli, concessit Aimerico, cementario Majoris Monasterii magistro, omne beneficium loci istius, et audito obitu ipsius, omnia pro eo faciemus tanquam pro nostro monacho. »

(3) Ernaldus figure comme témoin dans la charte DLXVI du *Cartulaire de Noyers*, p. 595. Il s'agit dans cet acte du don de la dîme de vignes à Pussigny par Fucaldius, qui venait de perdre de mort violente son fils Odon.

Maure (1), l'un des chevaliers les plus turbulents de la province, sans cesse en difficultés avec ses voisins laïques ou religieux. Au cours d'une expédition, ayant voulu s'emparer de la maison d'Hugues Loo, il fut blessé à la tête par une flèche. Transporté aussitôt à Sainte-Maure son état fut jugé très sérieux, et on manda en hâte un médecin de Noyers : ce dut être Ernaldus. Le blessé soigné avec succès guérit assez vite. En reconnaissance, il se désista, vis-à-vis de l'abbaye, du droit de péage qu'il avait établi au château de Groin construit au confluent de la Vienne et de la Creuse.

A l'époque où nous sommes, l'exercice de la médecine par les réguliers avait fait l'objet de prescriptions très strictes de la part des conciles, et les moines médecins devinrent rares, s'ils ne disparurent pas tout à fait.

Tels sont les quelques détails touchant la vie médicale dans une abbaye de moyenne importance que nous pouvons recueillir dans les chartes de Noyers. Il importe de les relever avec soin, car ils nous expliquent de façon précise le rôle que joua pendant deux siècles, le moine médecin dans les maisons bénédictines.

III

L'Abbaye de Cormery.

L'abbaye de Cormery (2), sur les rives de l'Indre, fondée au VIIIe siècle par le pieux Ithier, abbé de Saint-Martin, eut aussi une école d'une certaine réputation. C'est Alcuin qui l'avait organisée au cours des séjours qu'il aimait faire dans ce coin de Touraine.

(1) *Cartulaire de Noyers*, charte DLXII, p. 590. Nous publions cette charte aux pièces justificatives, n° 39.

(2) *Cartulaire de Cormery*, publié par l'abbé Bourassé. *Mémoires de la Soc. archéol. de Touraine*, t. XII.

Il y trouvait un repos aux fatigues de son lourd ministère, et la situation climatérique de cet établissement convenait fort bien à son état de santé fort précaire.

Per campos, colles, herbas et prata, virentes
Quærere suggessit dum mihi chara salus (1).

Aussi loue-t-il la petite cellule lieu de sa retraite, et les jardins qui l'entouraient où poussaient en grand nombre les plantes médicinales.

Prata salutiferis florebunt omnia et herbis
Quas medici quærit dextra salutis ope (2).

Ces vers nous donnent à penser que du temps d'Alcuin, la communauté de Cormery comptait quelques médecins occupés des soins des malades dans la vaste infirmerie du couvent.

Ruinée, comme tous les établissements religieux de la région, par le passage des Normands, l'abbaye fut restaurée à la fin du IXe siècle et connut alors une longue période de prospérité. Nous n'avons pas de détails sur la façon dont fonctionna à ce moment la *schola* et le *scriptorium*, ni sur l'importance du nombre des élèves qui y fréquentèrent. Sous le gouvernement de l'abbé Gui, de 1070 à 1111, nous trouvons parmi les signataires d'une charte un Guillelmus, grammaticus ; peut-être remplissait-il les fonctions d'écolâtre (3). C'est à Cormery que s'était formé à l'étude de toutes les sciences, le fameux Guillaume-Louis (4). Né vers 1060, aux Roches (5), il était fils du seigneur de cette forteresse ; fait religieux à Cormery, il quitta bientôt ce monastère et parcourut l'Orient au milieu d'aventures surprenantes. Il fut même élu évêque de Salpia, dans la Pouille. Revenu,

(1) Alcuin, lettre C, *Patrologie de Migne*, t. C, col. 313.
(2) *Patrologie de Migne*, t. CI, col. 1431.
(3) *Cartulaire de Cormery*, p. 95, charte XLVI.
(4) Maan, *S. et Metrop. ecclesia Turonensis...*, p. 99 ; *Histoire littéraire de la France*, t. VII, p. 56 ; *Cartulaire de Cormery*. Introduction, p. LXVI.
(5) Rochecorbon (Indre-et-Loire).

en 1103, en Touraine, il se retira dans son couvent qu'il enrichit de précieuses reliques et où il paraît avoir enseigné.

Si, par l'existence du jardin aux simples, par l'importance des locaux de l'infirmerie et de l'office claustral d'infirmier, nous pouvons supposer une pratique médicale assez étendue de la part des religieux, par contre nous ne connaissons qu'un seul nom de médecin, celui de *Girardus*. Ce dernier paraît en cette qualité dans une charte (1) de 1026 à 1047, relative aux dons qu'un seigneur de Nouâtre, Marricus, et sa famille firent à Cormery des terres de Montchenin. C'est sans doute ce même moine qui signe comme témoin d'une autre charte (2) de 1026 à 1040, ayant trait au bourg et à l'église de Rivarenne. N'est-ce pas lui aussi qui, étant alors très âgé, est appelé *major* dans l'acte (3) de cession par Hugues de Langeais de ses droits sur la terre de Vonte, le quatorze des calendes de juin 1078 ?

Ce sont les seuls renseignements que nous possédions sur la vie médicale dans l'abbaye de Cormery. Les autres monastères de la région, Turpenay, Villeloin, Baugerais, Preuilly, Beaulieu-lès-Loches, ne nous ont conservé aucun document important.

(1) *Cartulaire de Cormery*, p. 73, charte XXXVI.
(2) *Id.*, charte XXXVIII.
(3) *Id.*, charte XLII.

CHAPITRE V

La Médecine dans le Poitou

Le Poitou eut une existence assez indépendante jusqu'au XIIe siècle. Ses possesseurs, les ducs d'Aquitaine, qu'on appelait les *Rois de la France centrale*, et qui se nommaient parfois eux-mêmes les *Rois des Aquitains*, furent de véritables souverains de grande apparence. Leur couronnement se faisait au milieu d'une cérémonie somptueuse, à Limoges, à l'instar du sacre de Reims. Leur cour était le centre d'un vif mouvement intellectuel et le rendez-vous des poètes, trouvères, historiens et autres beaux esprits. Plusieurs ducs étaient eux-mêmes des lettrés qui s'intéressaient aux livres et s'occupaient à former, dans leur palais, des bibliothèques riches en manuscrits rares.

Un tel milieu fut donc favorable aux études de toutes sortes et notamment à la médecine. Nous reconnaîtrons, dans la pratique de celle-ci, quelques particularités dignes de remarques et qui indiquent que des influences, différentes de celles qui agirent dans les provinces du nord de la Loire, se firent sentir dans ces régions aquitaines. Le Poitou, d'ailleurs, par ses mœurs, son organisation sociale, son langage, ses affinités politiques, ses relations commerciales, était une province méridionale échappant au contrôle du pouvoir royal et prenant ses inspirations plus de Toulouse ou de Bordeaux que de Paris.

Les influences médicales auxquelles nous faisons allusion vinrent très certainement de Bordeaux.

Bordeaux, à l'époque gallo-romaine, avait été, avec Marseille et Lyon, l'un des trois grands centres d'enseignement médical de la Gaule. De Marseille était sorti Charmis, Crinas et Démosthène Philalète ; Lyon avait formé Abascantus et Elpidius; l'école de Bordeaux instruisit un plus grand nombre d'élèves et les traditions médicales s'y maintinrent plus longtemps. Parmi ses élèves, il faut citer : Euphorbe, qui, grâce aux relations de son frère Antonius Musa, le médecin d'Auguste, devint le médecin du roi de Mauritanie, Juba II ; Terentius Asthènes, dont l'épitaphe bilingue a été retrouvée à Cherchell, où il avait dû suivre les armées romaines ; Eutrope, chroniqueur réputé et médecin de l'empereur Julien, qu'il accompagna dans sa malheureuse expédition contre les Perses ; Quintus Serenus Samonicus, auteur de nombreux ouvrages sur l'art de guérir, assassiné, sur l'ordre de Caracalla, en 222; Ausone (287 ?-377 ?), le grand Ausone, philosophe autant que médecin instruit, une des plus belles figures des derniers jours de l'empire d'Occident; Vindicianus (364), le plus grand médecin de son siècle, au dire de saint Augustin, maître de Théodore Priscien, fervent adepte de la secte méthodique; Marcellus Empiricus (né en 379), dont les nombreux traités se font remarquer par un curieux mélange de formules superstitieuses et de recettes classiques; Silurius et Césarée, qui nous conduisent jusqu'au seuil du VIe siècle.

Puis, c'est la nuit, l'obscurité complète, qu'aucun nom, qu'aucun ouvrage ne vient illuminer. Il est cependant probable que les cloîtres du Midi avaient conservé le souvenir de tant de médecins, et que leurs doctrines, leurs méthodes, leurs recettes s'étaient transmises de siècle en siècle derrière les murs des abbayes, malgré les révolutions et les invasions qui anéantirent toute vie intellectuelle et toutes les manifestations de la pensée.

Les provinces du Midi n'eurent pas à souffrir des

invasions normandes, et sur les ruines de l'empire carolingien, les dynasties féodales organisèrent, avant celles du Nord, des gouvernements provinciaux solides à peu près indépendants de l'autorité royale. Aussi les fondations d'abbayes et d'églises se multiplient dès la fin du IXe siècle et l'essor artistique et littéraire de la renaissance médiévale se manifesta plus tôt sur les rives de la Garonne, que sur celles de la Loire et de la Seine.

Nous ne serons donc pas surpris de rencontrer dans les cartulaires poitevins, dès le début et pendant tout le cours du xe siècle, des noms de praticiens à un moment où ni l'école de Reims avec Gerbert, ni celle de Chartres avec Fulbert, n'avaient encore renouvelé l'étude de Galien et de Celse.

Le premier médecin poitevin qui se présente à nous, dans ce xe siècle, est un certain Landricus. Il apparaît dans les chartes de l'abbaye de Saint-Cyprien, dès l'année 927, et nous suivons sa trace jusqu'en 953 (1). Il signe un grand nombre d'actes du monastère, ce qui indique qu'il était un personnage de qualité. De fait, son nom est suivi une fois du titre d'archiâtre, *archiater*. Que signifie ce titre? L'archiâtre, à l'époque mérovingienne et sous les Carolingiens, était le premier médecin du roi. Il est peu probable qu'un archiâtre du roi de France ait habité Poitiers au début du xe siècle. Nous pensons plutôt que ce titre devait s'appliquer à un fonctionnaire de la cour des ducs d'Aquitaine. Nous avons dit comment ces grands féodaux, à peu près indépendants dans leurs possessions, visaient aux honneurs royaux et imitaient en tout la cour de France, qu'ils dépassaient parfois en faste et en puissance. On peut donc supposer que Landricus fut l'archiâtre ou le premier médecin du duc d'Aquitaine, et son séjour dans un monastère poitevin n'a rien de surprenant.

Dans la seconde moitié de ce siècle, on rencontre

(1) *Cartulaire de Saint-Cyprien* (publié dans les *Archives historiques du Poitou)*, t. III, p. 29, 155, 158, 190, 192, 196, 231, 234, 324.

toute une série de moines qualifiés : *apotecarii*. Nous discuterons ailleurs (1), ce qu'il faut entendre par ce titre que l'on trouve presque exclusivement dans le Poitou. Ce sont en réalité des médecins. M. Rambaud (2), dans son savant ouvrage sur *La pharmacie en Poitou*, a consacré de longues pages à ces guérisseurs. Nous lui empruntons les détails qui suivent :

« Le premier moine que nous voyons figurer avec le titre d'*apotecarius*, au pied d'un acte concernant Saint-Hilaire (3), en 967, est un nommé Salomon. Son nom commence à paraître vers 941; puis, plus tard, jusqu'en mars 976, accompagné d'un titre de sous-doyen (*sub decanus*) (4). Il vend ou échange des terres lui appartenant aux environs du château de Saint-Hilaire. Sa signature, mise toujours une des premières, nous laisse supposer qu'il occupa une place importante dans la hiérarchie du monastère. C'est à lui, probablement, que se rapporterait l'inscription qui se trouve dans le transept nord de l'église Saint-Hilaire (5). Telle est l'opinion de M. Longuemar, qui en donne la traduction suivante : « Le seigneur Salomon repose en paix dans ce tombeau. Il fut rempli d'amour de Dieu, d'un extérieur agréable, d'un esprit bienveillant, charitable envers les pauvres, prêtre et doyen de cette église, il se rendit fréquemment au chapitre. »

En 985, un nommé Rotbertus, figure dans une charte de Saint-Hilaire (6), et sa signature vient après

(1) Voir chapitre XVII.

(2) Rambaud, *La Pharmacie dans le Poitou*, p. 9 et suivantes.

(3) Arch. de Saint-Hilaire, t. I, p. 37. — Boissonnade, *Essai sur l'organisation du travail en Poitou*, t. I.

(4) *Id.*, p. 51 (*subdecanus curam geret*) et années 954, 965, 967.

(5) De Longuemar (*Mémoires Soc. Ant. Ouest*, 1848). « C'était vraisemblablement le même personnage que le sous-doyen mentionné de 942 à 976. » Salomon ne paraît pas, en effet, comme doyen. Cependant, on ne peut guère le confondre avec son neveu, qui se nomme aussi Salomon. Ce dernier signe comme diacre, en 967, puis comme préchantre (*paraphonista* ou *præcentor*), jusqu'en 1016. Ce titre ne varie jamais et à aucun moment il ne prend ceux de doyen ou sous-doyen. D'après une charte de 1017, il serait mort vers cette époque.

(6) *Archives de Saint-Hilaire*, t. I, p. 57, 61, 65, etc.

celle du comte, de l'abbé, du trésorier et du doyen. En 989, il ajoute à son titre d'*apotecarius*, celui de *præpositus*, ou prévôt de la communauté, qu'il conserve jusque vers 996.

Un certain Aquinus se qualifie également *apotecarius*, en 997, dans la même abbaye de Saint-Hilaire (1).

Dans le monastère voisin de Saint-Cyprien (2), vivait en 975, un *apotecarius* du nom de Rainaldus. M. Rambaud identifie ce personnage avec un Rainaldus qui fut vicaire de Saint-Cyprien de 960 à 967, et avec un autre Rainaldus, doyen de 970 à 975. Il est difficile de dire si ces différents titres s'appliquent au même individu ou à des personnalités différentes. Ce nom de Rainaldus était alors, en effet, très commun et pouvait être porté en même temps par plusieurs moines de l'abbaye.

C'est sans doute de Salerne, de Bologne ou de Pavie que vint à cette époque, en Poitou, un moine fort savant, dont Pierre Raymond, abbé de Saint-Maixent, nous parle dans sa chronique de Maillezais (3). Voici du reste, ce qu'il nous raconte :

« A la suite de troubles survenus dans son pays, un moine médecin (*arte medicus*) que l'on dit Italien, fort habile dans sa profession, fut appelé à soigner le duc d'Aquitaine de quelques douleurs dont il souffrait. Cela lui donna une grande célébrité. L'examen des urines lui faisant connaître la nature du mal, il lui trouvait immédiatement le remède convenable. Il ne retira aucun bénéfice de son art, sinon un petit terrain qu'il demanda et obtint, dans la forêt de Maillezais, pour y installer une cellule et un oratoire, en l'honneur de la mère de Jésus-Christ. C'est ainsi que fut fondée l'église de Lié. »

Pierre de Maillezais ajoute à ce récit un événement

(1) *Id.*, p. 72.

(2) *Cartulaire de Saint-Cyprien. Archives Historiques du Poitou*, t. III, p. 11, 79, 83, etc.

(3) D'après M. A. Richard, cette chronique aurait été composée à Saint-Maixent (*Bull. Soc. stat. des Deux-Sèvres*, t. I, 2e série, p. 133). — Labbe, *Nova bibliotheca man.*, t. II, p. 226. Cité d'après Rambaud, *op. cit.*

qu'il ne peut s'empêcher de raconter, tant il est merveilleux. Ce même médecin, étant allé à Mervant pour soigner un gentilhomme malade, eut le pressentiment de sa mort prochaine. Faisant venir son disciple (*puer*), il lui ordonna de broyer certains médicaments et de les mélanger avec du vin. Le remède étant préparé, il se mit en route, pour retourner chez lui aussi vite que possible. Chaque fois que la mort semblait le menacer, il absorbait un peu de sa potion, et la mort s'éloignait. Parvenu de la sorte jusqu'à son oratoire et après avoir tout disposé pour sa sépulture, « que les médecines humaines, dit-il, fassent place aux médecines divines, et que l'on apporte le corps et le sang de mon Dieu ». La communion faite, son âme fut immédiatement délivrée de la prison de la chair.

Si nous dépouillons le récit du chroniqueur de tout le merveilleux dont il auréole son personnage, nous penserons, avec M. A. Richard, et, avant lui, avec les auteurs de l'*Histoire littéraire de la France*(1), que le moine médecin, fondateur de l'église de Lié, dans les marais de Maillezais, pourrait bien être un certain Madelme. Ce personnage ayant acquis la confiance de Guillaume Fier-à-Bras, duc d'Aquitaine, le soigna dans plusieurs de ses maladies, mais mourut avant lui. Après sa mort, la plus grande partie de ses biens fut donnée, par une charte de 992, au monastère de Saint-Maixent (2). Ils se composaient de trois églises, quinze villas (3), et d'une grande quantité de terres situées non loin de Fontenay. »

Le duc d'Aquitaine, Guillaume V, homme d'une grande culture, ami des livres et des écrivains, instruit des succès de Fulbert à l'école de Chartres, fit tous ses efforts pour l'attirer près de lui, et, dans ce

(1) A. Richard, *Histoire des comtes du Poitou*, t. I, p. 119, et *Chartes de Saint-Maixent*, t. I, p. 78. — *Histoire littéraire de la France*, t. VI, p. 66.

(2) Dom Fonteneau, t. XV, p. 195.

(3) Les églises de Sainte-Radegonde de la Vineuse, Saint-Pierre de Marcays et Saint-Martin de Fontenay.

but, lui confia la trésorerie de Saint-Hilaire. L'évêque de Chartres ne pouvait cependant pas quitter ses fonctions épiscopales, ni renoncer à un enseignement qui rendait son nom si justement célèbre. Il délégua donc, pour le suppléer dans sa nouvelle charge, son disciple préféré, le fidèle Hildegaire.

« Hildegaire, dit M. l'abbé Clerval (1), devait prendre soin du temporel, de l'instruction et de la formation des chanoines de la collégiale; il lui fallait cultiver le verger, le jardin, être laboureur et vigneron, faire les récoltes; grande charge, d'autant plus que parmi ses prévôts, l'un était sûrement prévaricateur, l'autre sujet à caution... » En dehors de ces soins matériels « Hildegaire dirigeait l'école annexée à la collégiale; il enseignait aux plus jeunes éléves Donat et Porphyre; aux plus grands, il remettait saint Cyprien, la vie des Pères et d'autres ouvrages qu'on ui envoyait de Chartres » : enfin, il avait à veiller à la bonne exécution des exercices religieux. Entre temps, il correspondait avec les personnages les plus hauts placés de la région, ecclésiastiques et laïques, et nouait ainsi des relations intellectuelles et amicales. Ce fut avant tout un réformateur zélé, dont le trop court séjour dans la capitale du Poitou, de 1024 à 1026, ne laissa pas moins une trace profonde dans l'organisation scolastique et religieuse de la province, si bien qu'après lui, l'école eut une réputation méritée et fut fréquentée par des personnages de mérite comme l'évêque Gillebert Maminot et l'historien Guillaume, de Poitiers.

Nous avons déjà dit qu'Hildegaire avait la réputation d'un médecin instruit, pratiquant avec succès un art qu'il acquit aux leçons de Fulbert. Il est hors de doute qu'il enseigna la médecine à Poitiers et qu'il y forma des élèves. Ces élèves, malheureusement, n'ont pas laissé de souvenir et leurs noms sont oubliés.

Ce n'est qu'à la fin du XIe siècle que nous trouverons

(1) Clerval, *Les Ecoles de Chartres*, p. 51.

dans les abbayes poitevines des moines médecins. Ils ne porteront plus le titre d'*apotecarius*, mais celui de *medicus*. Ils seront d'ailleurs peu nombreux et les praticiens de cette époque n'acquirent jamais une renommée égale à celle de leurs voisins de Touraine ou d'Anjou. Nous ne les verrons point aller soigner au loin de riches et puissants seigneurs. Les services qu'ils pourront rendre seront limités à l'entourage de leur monastère et encore les documents sont-ils rares et sans intérêt pour la plupart d'entre eux.

En 1088 (1), le médecin Thomas signe l'acte d'une donation que fit Engelbert de Lusignan à l'abbaye de Maillezais.

Vers 1130 (2), figure dans une charte de l'abbaye de Saint-Laon de Thouars, un certain Peregrinus médecin. Il y avait à Thouars plusieurs personnages portant ce nom, l'un était chanoine de Saint-Laon, un autre meunier du moulin de Redon, un troisième prieur de ce même Saint-Laon, un quatrième homme d'armes du seigneur de Thouars; peut-être étaient-ils de la même famille et parents du médecin. Ce dernier avait soigné le seigneur de Thouars, Aimeri, et sa femme, Maencia. Il fut témoin des libéralités qu'ils firent dans leur maladie. Aimeri donnait aux religieux le moulin de Petosse et même le meunier de ce moulin; Maencia, qui s'était, lors de cette donation, réservée la pêche des anguilles abandonna plus tard ses droits.

Le chartrier de Saint-Maixent nous livre les noms de deux médecins : Thomas qui vivait en 1133, et Jean qui paraît comme témoin en 1199 (3).

Les archives de Montezai font mention, en 1160, du médecin Umbertus, et, en 1208, d'un autre guérisseur nommé Stephanus (4).

(1) Dom Fonteneau, t. XXV, p. 2.
(2) Hugues Imbert, *Cartulaire de l'abbaye de Saint-Laon de Thouars*. Niort, 1876. Charte LIV, p. 46. Nous publions ce document aux pièces justificatives.
(3) Dom Fonteneau, t. XV, p. 677 et t. XVIII.
(4) *Id.*

Enfin, le cartulaire de Saint-Jouin de Marnes nous signale l'existence, en 1199, d'un Landricus médecin, dont le nom est précédé du titre de magister (1).

(1) Ch. de Grandmaison, *Chartularium Sancti Jovini*, *Bull. de la Société de Statistique des Deux-Sèvres*, t. XVII, p. 44.

CHAPITRE VI

L'Anjou

La cour des comtes d'Anjou fut, au XIe siècle, la plus policée de France. Les Foulques et les Geoffroy qui se succédèrent au gouvernement de cette province, furent des princes d'une haute culture intellectuelle; Foulque le Bon, musicien habile, disait qu'un « roi sans lettres est un âne couronné »; Foulque le Réchin écrivit une chronique des événements auxquels il assista; Geoffroy Martel fut l'un des savants les plus distingués de son siècle.

Mécènes avisés, amis des arts et des sciences, leur influence se fit sentir dans les diverses branches de l'activité humaine. Ce sont eux qui construisirent les fameux donjons de Touraine et multiplièrent, dans la vallée de la Loire, les spécimens remarquables de l'architecture romane; ce sont eux qui fondèrent ou restaurèrent les grandes maisons religieuses : Saint-Aubin, Saint-Serge, Saint-Nicolas, l'Evière, le Ronceray, Saint-Florent, Saint-Maur, Turpenay, Beaulieu, Villeloin, la Trinité-de-Vendôme, qui devinrent autant de foyers d'études.

Ils rencontrèrent, dans les évêques d'Angers, tels Hubert de Vendôme et Brunon, des collaborateurs actifs pour cette renaissance artistique et littéraire, et l'école de la cathédrale eut la réputation méritée d'être un des grands centres scolastiques de cette époque, alors qu'à sa tête se trouvaient des écolâtres de la valeur d'un Bernard, d'un Hilduin, d'un Renaud, d'un Marbode.

Quelle fut la place de la médecine dans les préoccupations intellectuelles de la société angevine?

L'écolâtre Hilduin, élève de Fulbert, y fit sentir tout d'abord l'influence chartraine. Nous avons dit ailleurs (1) qu'il passait pour avoir de grandes connaissances thérapeutiques et pour un habile médecin. Il est probable qu'il enseigna l'art de guérir comme le firent tant d'autres disciples de Fulbert, mais il ne paraît pas, toutefois, qu'il ait réussi à former, dans cette section des arts libéraux, de nombreux élèves. Les cartulaires angevins, pendant les deux premiers tiers du XIe siècle ne nous font connaître, en effet, aucun nom de médecin du crû ayant acquis quelque réputation.

On est même surpris de constater que pendant toute cette période ce sont des médecins étrangers qui viennent soigner les grands personnages angevins et l'influence tourangelle, et plus particulièrement celle de Marmoutier, fut alors prépondérante.

Ce sont, en effet, des moines de Marmoutier que nous trouvons à chaque instant au chevet des malades de qualité. C'est Inisien qui soigne l'évêque Hubert, dans sa dernière maladie; c'est Jean que nous voyons attaché à la personne du comte Geoffroy ; c'est Tetbert qui traite également le comte d'Anjou et guérit le seigneur d'Ancenis sur les marches bretonnes; c'est Frodo qui paraît à l'acte de fondation du prieuré de Rillé en 1063; c'est Guillaume qui, en 1056, suit au monastère de Saint-Aubin l'abbé Thierry.

Jean, abbé de Saint-Nicolas, qui fut à la fin du siècle le plus célèbre médecin de la région, et auquel nous consacrons une notice biographique, sortait aussi de Marmoutier.

A ces noms de praticiens spécialisés dans l'exercice de l'art médical, il faut ajouter ceux d'autres tourangeaux comme Sigo et Baudry, élèves d'Albert et de Bérenger qui, non seulement à Saint-Florent de Saumur et à Bourgueil, utilisèrent leurs connais-

(1) Voir page 10.

sances thérapeutiques, mais encore enseignèrent magistralement l'art médical.

Ainsi donc, tant de faits prouvent l'influence réelle qu'exerça alors Marmoutier comme centre d'instruction médicale et le prix qu'on attachait en Anjou au talent des médecins sortis de la grande abbaye martinienne.

Ce n'est pas à dire que l'enseignement de la médecine ait été négligé dans les écoles épiscopales et monastiques de l'Anjou. Nous savons que Bourgueil et Saumur furent à ce point de vue assez fréquentés. Mais c'est surtout à l'école de Saint-Maurice, à la cathédrale d'Angers, que cet enseignement fut donné d'une façon suivie.

Nous en avons une preuve très nette dans le fameux *Livre des Pierres*, de Marbode, qui, rappelons-le, paraît avoir été un élève de Marmoutier; ce livre n'est autre qu'un manuel de matière médicale et doit être considéré plus comme un ouvrage de science thérapeutique que comme une production purement littéraire. Il représente sans doute une partie de l'enseignement de Marbode à l'école épiscopale. L'auteur, d'ailleurs, déclare qu'il écrit son livre à l'usage des médecins :

Occultas etenim lapidum cognoscere vires,
Quarum causa latens effectus dat manifestos,
Egregium quoddam volumus rarumque videri ;
Scilicet hinc solers medicorum cura juvatur.
Auxilio lapidum morbos expellere docta :
Nec minus inde dari certarum commoda rerum
Auctores perhibent, quibus hæc perspecta feruntur (1).

Si Marbode écrit en vers, c'est qu'il a précisément l'intention de composer un ouvrage didactique. C'était, en effet, la coutume à cette époque d'employer le vers dans les livres scolastiques pour faciliter les efforts de mémoire. Nous en avons de nombreux exemples pour le XIe siècle, ne seraient-ce que les

(1) Marbode, *Liber Lapidum*, vers 18 à 24. Nous préparons une édition nouvelle de cet ouvrage.

traités d'Hildebert de Lavardin : *Physiologus*, *De ordine mundi*, *De ornatu mundi*, qui sont des vestiges des leçons que le grand écrivain fit à l'école du Mans.

Sous la double influence, d'une part, des médecins tourangeaux venant exercer en Anjou et, d'autre part, de l'enseignement donné dans les écoles, nous allons voir, dans le dernier tiers du XIe siècle, se former de nombreux praticiens d'origine angevine.

A vrai dire, nous ne possédons sur eux aucun renseignement important, aucune indication nous permettant de les juger et d'apprécier leur valeur professionnelle et leur méthode de traitement. Nous ne pouvons donc que recueillir leurs noms dans les cartulaires, en attendant que le hasard nous mette un jour en mesure de mieux connaître leur vie intime.

En 1062, Guizo (1) signe comme témoin une charte du Ronceray, relative au don que la comtesse Hildegarde (2) fit à ce monastère d'une terre dite le Grand-Clos. Il figure, dans la liste des signataires, entre le prévôt de Saint-Martin, Lambert, et le vicomte Raoul, ce qui indique qu'il était lui-même un personnage d'importance.

Vers 1092, un moine de Saint-Nicolas, peut être formé à l'école de son confrère Jean, Hubert, comparaît à la charte de donation de l'église Saint-Pierre, à Montreuil-Bellay, que fit à ce monastère la femme de Girault Berlay, Grecie, en présence du comte Geoffroy et de l'évêque Brunon (3).

Le cartulaire de l'abbaye de Saint-Serge (4) fait connaître toutre toute une série de médecins qui exercent depuis 1055 jusqu'en 1133. Nous voyons par

(1) Marchegay, *Cartulaire du Ronceray*, p. 58.

(2) Hildegarde, seconde femme de Foulques-Nerra.

(3) *Rerum scitu dignis a prima fundatione mon. S. Nicolai And.*, par Laurent Le Pelletier, 1635, p. 18. Dans cet acte, Hubert est appelé : *Hubertus, medicus..... monachus sancti Nicolai.* Voir aussi Archives de Maine-et-Loire, H. 640 et H. 653.

(4) *Le cartulaire de Saint-Serge d'Angers*, par M. l'abbé Durville, Nantes, 1903. L'original de ce cartulaire existe au musée Daubrée, à Nantes. Une copie de la main de M. Marchegay se trouve aux Archives de Maine-et-Loire.

là que l'art de guérir fut pratiqué dans cette maison religieuse, sans interruption pendant trois quarts de siècle. Voici les noms de ces praticiens :

Garin, ou Warinus (1), qui paraît dans un titre daté de 1055 à 1083; Gautier, ou Galterius (2), cité dans une charte de 1060 à 1085; Hildegaire, ou Hildegarius (3), mentionné vers 1100; enfin, Guillaume (4), dont il est question dans un acte de 1114 à 1133. Après cette date, nous ne voyons plus de médecin dans le cloître de Saint-Serge; ce fut la conséquence des décisions ecclésiastiques qui interdirent aux réguliers de traiter les maladies.

Une charte (5) datée des 15 et 29 juillet 1097, nous apprend que plusieurs membres du chapitre de la cathédrale étaient des médecins. Trois au moins des chanoines sont qualifiés de ce titre : Hildericus, Joannes, Goffridus. Ce détail est intéressant en ce sens, qu'il montre que la pratique de la médecine s'était singulièrement développée à la fin du XIe siècle en Anjou.

Si nous récapitulons les indications précédentes, nous trouvons, en effet, de 1080 à 1100, au moins trois praticiens dans le chapitre de la cathédrale; deux à l'abbaye de Saint-Nicolas; au moins trois à l'abbaye de Saint-Serge; un à l'abbaye de Saint-Aubin. C'est donc au total neuf médecins au minimum, exerçant en même temps leur profession dans la ville d'Angers, dont la population alors ne devait pas dépasser dix ou quinze mille habitants. Cette pléthore est un indice de l'importance qu'avait prise alors l'étude de la médecine dans les écoles; ce n'est d'ailleurs pas un phénomène particulier à l'Anjou, nous le constaterons dans d'autres provinces, au Mans, par exemple.

(1) *Cartulaire de Saint-Serge*, n° 118.
(2) *Cartulaire de Saint-Serge*, n° 51.
(3) *Cartulaire de Saint-Serge*, n° 72.
(4) *Cartulaire de Saint-Serge*, n° 160.
(5) *Cartulaire noir de la cathédrale d'Angers*, publié par le chanoine Urseau, Angers, 1908. Voir la charte LXIII.

Au XIIe siècle, nous rencontrons en moins grand nombre des noms de médecins dans les cartulaires de l'Anjou, et nous sommes également dépourvus de renseignements d'un caractère purement professionnel. Cependant, sur quelques-uns d'entre eux, voici quelques anecdotes intéressantes :

Un certain Gautier (1), Walterius, surnommé *medicus*, sans doute à cause de la profession qu'il exerçait, laïque, possesseur de quelques biens, fait don, le 26 mars 1111, au prieuré de Saint-Martin de Thorigné, dépendant de l'abbaye de Saint-Serge, d'une terre nommée la Bodinière située entre Thorigné et les moulins de Varenne. Ce don fut fait solennellement devant plusieurs témoins, et pendant que l'abbé de Saint-Serge, Gautier (1102-1113), célébrait la messe. Les moines s'engageaient à héberger notre médecin sa vie durant, lui fournissant le logement et le vêtement.

Nous ferons connaître, dans un autre chapitre, l'histoire du médecin Rainaud (2), chapelain de l'église de la Trinité, à Angers, qui devint, en 1118, le premier desservant de l'église Saint-Jacques. Les détails qui nous ont été conservés sont intéressants, surtout par ce qu'ils nous apprennent sur la situation sociale des médecins de ce temps.

Le cartulaire du prieuré Saint-Pierre, de Chemillé, en nous conservant le nom du médecin Guillaume (3), nous fournit quelques traits curieux des mœurs d'alors.

En 1120, Pierre, seigneur de Chemillé, étant en proie à la maladie dont il mourut, fit venir le prieur de Saint-Pierre, se confessa à lui, et, en sa présence, fit écrire, sur un double cyrographe, ses dernières volontés. Il donnait aux religieux la moitié des reve-

(1) *Cartulaire de Saint-Serge*, n° 146, Julio 462. Voir pièces justificatives n° 34.

(2) Voir chap. XV.

(3) *Cartulaire du prieuré Saint-Pierre de Chemillé*, charte n° 7. Archives de Maine-et-Loire.

nus de la foire de Saint-Gilles au lieu du tiers qu'ils possédaient précédemment. Le lendemain 30 mai, le mal empirant, le prieur Rainaud revêtit le seigneur de l'habit monastique et le fit transporter au prieuré. La mort survint le jour suivant, malgré les soins assidus dont il fut entouré.

Au moment même où l'on transportait le malade, son fils Gauvain, inquiet du salut de son âme, abandonna encore aux religieux toutes les tailles qu'ils devaient sur leurs domaines, tant terres, vignes et prés qu'objets tenus en fief. Il leur permit aussi de prendre, comme par le passé, dans la forêt d'Anbance, du bois de la même nature que celui que les serviteurs du seigneur ramassaient pour la cuisine ou pour le chauffage. Anciennement, en effet, les moines avaient le droit d'envoyer, partout où la charrette et les ânes du seigneur prenaient du bois, trois ânes, deux pour le bois et le troisième pour la ramée. Seize témoins assistèrent à ces diverses donations, dont six clercs et dix laïques. Parmi ces derniers, nous relevons le nom de Guillaume, le médecin qui, très probablement, avait été appelé pour soigner le seigneur de Chemillé. Guillaume était donc, comme le médecin Gautier, un laïque; le fait est rare à cette époque et nous aurons à y revenir.

Vers la fin du XIIe siècle, la collégiale de Saint-Laud possédait un chanoine qui pratiquait la médecine. L'art de guérir ne pouvant plus alors être exercé par les clercs réguliers, seuls les clers séculiers étaient autorisés à soigner leur prochain. Ce chanoine paraît dans divers actes datés de 1162 à 1198 (1): il s'appelait Girard. Dans un de ces documents, son nom est précédé du titre de *magister*. Est-ce là un titre scolastique et celui qui le portait professait-il la médecine? C'est une hypothèse et sans doute un indice qu'à cette époque, à l'école de Saint-Laud, la thérapeu-

(1) *Cartulaire du chapitre de Saint-Laud d'Angers*, par M. Planchenault, Angers, 1903. — Voir les chartes 35, 42, 43 et 56.

tique était comprise dans le programme régulier des études.

Au siècle suivant, la médecine fleurit avec éclat dans la capitale de l'Anjou. Il y eut alors, dans cette ville, des savants de grand mérite, tel Girald, chanoine de la cathédrale et médecin de haute réputation, « magnus physicus » (1); tel Nicolas de Ferneham (2), l'un des cinq docteurs anglais, qui avaient quitté Paris en 1229, à la suite de troubles d'étudiants, et vinrent régenter à Angers; tel encore Robert le Couvreur (3), archidiacre d'Outre-Maine, Guillaume de la Grège (4), en 1298, et Guillaume de Rouen (5), en 1300.

(1) Voici son obit : *Non. Februarii, obiit Giraldus magnus physicus et canonicus (Reg. Ecclesiæ Andeg,* f° 97). Ce Girald vivait sous l'épiscopat de Michel Villoiseau (1216-1260).

(2) Nicolas de Ferneham avait étudié la médecine à Bologne. Il composa un petit traité sur les vertus des simples. Il devint médecin, conseiller et confesseur du roi Henri VIII, et fut élu évêque de Durham en 1241. Consulter : Rangeard, *Hist. de l'Université d'Angers*, I, p. 136 et ssq.; Ménard, *Hist. manuscrite de l'Université d'Angers*; Pitseus, *De illus. Angl. script.*, p. 317; Mathieu Paris, *Hist. d'Angleterre*, Preuves, n° 20; Camille Ballu, *Les médecins angevins au moyen âge*, in *Archives médicales d'Angers*, 1911, p. 284.

(3) Rangeard, *op. cit.*, p. 141.

(4) Rangeard, *loco citato*, Guillaume de la Grège était chapelain de la cathédrale.

(5) Rangeard, *loco citato.*

CHAPITRE VII

Le Maine

Les vicissitudes que subit, au XIe siècle, le comté du Maine, au milieu des convoitises et des entreprises des Angevins et des Normands, furent peu favorables aux progrès des études scolastiques dans les collégiales ou les abbayes de cette région. Cependant, on compte quelques hommes de valeur qui enseignèrent ou étudièrent à l'école épiscopale, tel Raoul le Grammairien, et, à cette époque, la ville du Mans passait pour être la capitale du beau langage et d'une exquise politesse (1).

Il faut arriver à l'épiscopat de l'évêque Hoël (1083-1096) pour constater un réveil littéraire. Ce prélat avait eu soin d'appeler à la tête de l'école du chapitre un homme encore jeune, mais déjà dans tout l'éclat de son talent, Hildebert de Lavardin (2), qui devint archidiacre (1091), puis évêque du Mans (1096-1125) et passa en 1125 au siège archiépiscopal de Tours. Hildebert, né à Lavardin vers 1056, était l'un des fils de l'intendant de cette forteresse. Il dut, semble-t-il, suivre à Tours les leçons de Bérenger (3).

(1) Cf. le passage de Guillaume de Malmesbury relatif à Raoul de Rochester : « Cui accedit genialis soli, id est Cenomannici, accuratius et quasi depexus sermo. » (Will. Malm., *De gestis pont. Ang.*, de Roffensibus.)

(2) Sur Hildebert de Lavardin, consulter l'ouvrage de A. Dieudonné : *Hildebert de Lavardin, sa vie, ses œuvres*, Paris, Picard, 1898.

(3) C'est l'opinion de Guillaume de Malmesbury, appuyée sur l'épitaphe qu'Hildebert composa en l'honneur du célèbre écolâtre (Beaugendre, *Hildeberti opera*, dans Migne, t. CLXXI, col. 1323). Certains histo-

Nous n'avons que peu de détails sur l'enseignement d'Hildebert; nous savons seulement qu'il professait avec une méthode très précise et une réelle éloquence : « Animus enim ejus, bonis artibus eruditus, ociosus esse non potebat... Ex quibus, tanquam sapiens pigmentarius potum mellifluum conficiens, suis auditoribus, aliquando scriptis, aliquando vivis vocibus propinebat » (1).

Quelle place fit-il à la médecine?

Son *Physiologus*, son *De ordine mundi*, son *De ornatu mundi*, montrent qu'il avait des goûts très prononcés pour l'étude des phénomènes de la nature, et certains passages de ses ouvrages font allusion à des questions de physiologie, de médecine ou de thérapeutique.

Melle vel uva, thure vel herba silva superbit;
Mel fluit, uva madet, thus olet, herba viret.
Hæc duo commendat sapor, illa duo vigor, illa
Convivæ sapiunt, febribus illa valent.
Pellit ab ore sitim, tollit de corpore febrem
Ille vel ille sapor, ille vel ille vigor.

(*De ornatu mundi.*)

Parmi ses *Miscellanées*, combien de pièces fugitives traitent de ces mêmes questions. Qui ne connaît sa description de l'Hermaphrodite (2) :

Dum mea me mater gravidâ gestaret in alvo,
Quid pareret fertur consuluisse Deos.
Phœbus ait : Puer est; Mars, fæmina, Junoque, neutrum;
Jam qui sum natus, hermaphroditus eram.
Quærenti lethum, dea sic ait : Occidet armis,
Mars cruce, Phœbus aqua, sors rata quæque fuit.

riens (Rangeard, *Histoire de l'Université d'Angers*), ont avancé qu'Hildebert fut l'élève de Bérenger, à Angers. C'est à Tours seulement, comme écolâtre de Saint-Martin, que Bérenger enseigna les arts libéraux. M. Dieudonné a suivi l'erreur de Rangeard.

(1) *Actus Pontificum Cenomannis in urbe degentum*, p. 398. « Gesta Domni Hildebertis. »

(2) Cf. Hauréau, *Les mélanges poétiques d'Hildebert de Lavardin*, p. 24. On trouvera, dans cet ouvrage, la critique de cette pièce de l'évêque du Mans.

Arbor obumbrat aquas, ascendo, labitur ensis,
Quem tuleram casu, labor et ipse super.
Des hæsit ramis, caput incidit amne; tulique
Vir, mulier, neutrum, flumina, tela, crucem.

Nous avons donc lieu de supposer qu'Hildebert de Lavardin, élève de Bérenger et instruit par lui des choses de la médecine, ne négligea pas, dans son enseignement, l'art de guérir.

Nous pensons également que son influence ne fut pas étrangère à l'apparition, vers la fin du XIe siècle, dans les collégiales et abbayes du Mans, d'un certain nombre de médecins dont les noms sont parvenus jusqu'à nous. De 1090 à 1110, nous avons retrouvé les traces d'au moins sept médecins cénomans. Un tel chiffre de praticiens vivant à la même époque et dans la même ville est digne de remarque et indique que les principes de médecine furent enseignés avec succès dans les écoles de cette ville.

Nous n'avons malheureusement sur la plupart de ces médecins que des renseignements fort vagues. Quelques-uns ne nous sont connus que par leurs noms mentionnés dans les cartulaires.

Les médecins Engebaud et Aubert étaient chanoines de la cathédrale.

On lit dans le *Nécrologe-obituaire du chapitre du Mans* (1) :

IIII idus februarii. Sic obiit Ingelbaldus, medicus, Beati Juliani canonicus, qui confratibus suis canonicis terram suam de Luciaco, cum pratris donavit, cujus anima gratuletur in bonis.

Dom Piolin (2) dit à tort que cet habile médecin vécut sous les évêques Maurice (1216-1231) et Geoffroy Freslon (1258-1269). Plus justement, le Dr Delaunay (3) le place bien antérieurement, s'appuyant sur une charte

(1) Publié par les chanoines Busson et Ledru, p. 35.
(2) Dom Piolin, *Histoire de l'Eglise du Mans*, t. IV, p. 288 et 419.
(3) Dr Paul Delaunay, *Vieux médecins sarthois*, 1re série, p. IV.

du *Livre blanc* (1), datée de 1100 environ, où *Enjebaldus*, *modicus* (pour *medicus*) est témoin. Il est permis de préciser davantage l'époque de ce document grâce au nom du chantre Fulchradus qui y paraît, or, celui-ci vivait sous l'épiscopat d'Hildebert de Lavardin.

Le même nécrologe-obituaire (2) contient la notice sur le médecin Aubert :

X Kalandas junii — Ipso die, Aubertus, medicus, Beati Juliani canonicus, qui, moriens, confratribus suis canonicis, partem domus quam juxta claustrum emerat, dereliquit; alteram vero partem capellano assignavit qui ad altare beati Nicholai deserviret et in choro cum ceteris clericis assidue servicio interesset.

Dedit etiam eidem capellano dimidium arpennum vinee ad Passum et terram quandam ad Noenz, et prata cum nemusculo.

Huic medico medicus celestis det medicamen.
Celitus assistens concio dicat Amen.

Dom Piolin (3) croit que cet Aubert vécut au XIIIe siècle, sous l'épiscopat de Geoffroy de Loudun (1234-1255) et le Dr Delaunay (4), sans citer de preuves, le fait vivre au début du XIIe siècle. Le souvenir de ce médecin resta longtemps vivace et le *Livre blanc* (5) contient un document du 23 avril 1229, où il est fait allusion à ce personnage : « Concessimus eidem confratrie donationem capellanie Auberti, medici, ut de ea valeant ordinare libere et quiete. »

Parmi les chanoines du chapitre de la collégiale de Saint-Pierre-de-la-Cour, figure un nommé Alexandre, médecin (6). Il nous est connu par deux actes : une charte du cartulaire de l'abbaye Saint-Aubin, d'An-

(1) *Chartularium insignis ecclesiæ Cenomanensis quod dicitur Liber albus capituli (Institut des Provinces*, 2e série), t. II, 1869, p. 94, pièce CLXII.
(2) Page 118.
(3) Dom Piolin, *op. cit.*, p. 391 et 419.
(4) Dr Paul Delaunay, *op. cit.*, p. IV.
(5) *Livre blanc*, p. 133.
(6) *Le chapitre royal de l'église collégiale de Saint-Pierre-de-la-Cour*, par le Vte Menjot d'Elbenne et l'abbé L. Denis, 1910, t. I, p. CCCLXXII.

gers, datée du 14 mars 1078 (1), et une charte de Saint-Vincent, du Mans, de 1097-1110 (2). Dans ces deux documents, il paraît simplement comme témoin.

Les médecins Guillaume (3) et Jean (4) sont cités dans le même cartulaire de Saint-Vincent, du Mans, comme témoins d'actes passés entre 1082 et 1102.

Le médecin Hildegaire (5) assista dans sa dernière maladie le seigneur Gervais de Château-du-Loir, et fut présent au don que ce personnage et sa femme Eremberge firent à Saint-Vincent du Mans, de la dîme de deux manses situés auprès de l'étang de l'évêque Gervais. Cette donation fut faite à Château-du-Loir, dans la chambre du mourant, le 2 des nones de juin, en présence de l'abbé Rannulfus qui, retournant de Tours à son monastère, en compagnie de l'évêque Hoël, passait dans cette localité, et apporta sa bénédiction au malade.

Le médecin Herbert (6) devait être clerc; mais était-il régulier ou séculier? Nous l'ignorons. Nous ignorons également le lieu de sa résidence. Il possédait, à titre viager, certains privilèges dans l'église de Juillé, ainsi qu'une vigne, une pièce de terre *à deux bœufs*, et des droits de pêche dans la Sarthe. Le 29 mars 1097, le seigneur de Juillé (7), Hugues, fit quelques libéralités en faveur des moines de Saint-

(1) *Le cartulaire de Saint-Aubin d'Angers*, par le Cte de Broussillon et E. Lelong, t. I, p. 128.

(2) *Cartulaire de Saint-Vincent du Mans*, charte 439, col. 255.

(3) *Id.* — Charte 276. Il s'agit, dans cette charte, du don d'une dîme de terre faite par *Arnulfus Avicularius* : parmi les témoins figure *Willelmus, medicus*.

(4) *Cartulaire de Saint-Vincent du Mans*, charte 300. Ce Jean avait un frère du nom de Robert. Il s'agit, dans cet acte, de l'achat fait par Ingelbaud d'une terre appelée Arthée, sur la Veuve, appartenant à Hugues de Château Tennie.

(5) *Cartulaire de Saint-Vincent du Mans*, charte 271. Nous publions cette charte aux pièces justificatives, n° 32.

(6) *Cartulaire de Saint-Vincent du Mans*, charte n° 504. Nous publions aux pièces justificatives, n° 33, la charte dont il est question.

(7) Hugues, seigneur de Juillé, mourut avant 1100; il était parti pour Jérusalem vers la fin du XIe siècle; de sa femme, Julienne, il avait eu Hugues II et Odon. Il était fils de Viterne de Juillé et de Ameline Le Boisne. Le *Cartulaire de Saint-Vincent du Mans* contient de nombreux documents sur cette famille.

Vincent et comprit dans sa donation les biens et les droits du médecin Herbert. Ces biens, cependant, était-il spécifié, ne devaient revenir aux religieux qu'à la mort de leur propriétaire viager, à moins que celui-ci n'en dispose auparavant en faveur du monastère.

Après Hildebert de Lavardin, et cela nous montre qu'il avait bien été l'initiateur de ce mouvement en faveur des études médicales, la physique semble avoir été négligée dans l'école épiscopale, les noms de médecins se font très rares dans les documents manceaux, et il faut passer tout le XIIe siècle pour retrouver les traces de quelques médecins réputés exerçant dans la province. Voici la liste de ceux que nous avons pu recueillir et sur lesquels, d'ailleurs, nous manquons de renseignements :

1203. Radulfus, bourgeois du Mans (1).

1245. Jean le Begouin, marié à Joscia (2).

1245. Droco, bourgeois de Bourg-le-Roi (3).

1276. Johannes, clericus, rector ecclesie de Lombronio (Lombron) (4).

Mais, à ce moment, nous entrons dans une autre période de l'histoire de la médecine. Les Universités sont dès lors constituées et le rôle des écoles monastiques et épiscopales est terminé.

(1) *Cartulaire du Prieuré de Saint-Victeur du Mans.*
(2) *Id.* — Charte CXXVIII.
(3) *Livre blanc de l'Eglise du Mans*, p. 290, pièce CCCCLXXI.
(4) *Id.* — Pièces DCXLII et DCXLIII.

CHAPITRE VIII

Les Ecoles Normandes

Installés dans le territoire qui leur avait été concédé, les Normands s'adaptèrent rapidement à leur nouveau milieu. Ces hommes qui avaient pillé, rançonné et couvert de ruines la plus grande partie de la France, donnèrent l'exemple d'une administration sage, d'un gouvernement prévoyant, ami des arts et des lettres et protecteur du clergé. Du Tréport au Mont Saint-Michel, sur le littoral et à l'intérieur, on vit au XIe siècle s'élever, en même temps qu'un réseau de forteresses, quantité de moutiers et d'églises que les ducs et les hauts barons se plurent à doter richement. Ils apportèrent même dans l'organisation de leur conquête un zèle et un sentiment artistique qui contrastent singulièrement avec leurs anciennes habitudes de destruction; dans leurs expéditions outremer, en Sicile et en Orient, ils firent montre de ces mêmes sentiments qui contribuèrent si puissamment à l'extension de la renaissance médiévale.

Les ducs normands voulurent que chaque abbaye, chaque chapitre eut son école. C'est ainsi qu'à Rouen, à Sainte-Catherine de Rouen, à Jumièges, à Saint-Martin de Pontoise, à Fécamp, au Bec, à Bayeux, à Caen, à Avranches, à Lisieux, à Saint-Evroul, au Mont Saint-Michel, se constituèrent des centres d'enseignement dont plusieurs exercèrent une influence prépondérante sur leur temps.

La principale difficulté pour les fondateurs de ces

maisons fut de trouver un personnel capable d'enseigner les diverses branches des sciences sacrées et des sciences profanes. Si un peuple peut assez rapidement se plier au goût, épouser les sentiments littéraires, imiter et même propager les formules artistiques de son époque, il lui faut un temps plus long, une formation plus complète pour engendrer des personnalités capables d'exprimer sa pensée propre et de manifester ses tendances originales.

Aussi, est-ce à l'étranger que les ducs firent appel pour trouver des hommes capables d'organiser ces fondations. Leur choix fut généralement des plus heureux et sous des directeurs comme Isambert à Rouen, Guillaume à Jumièges et à Fécamp, Gillebert Maminot à Lisieux, et, surtout, Lanfranc et Anselme au Bec et à Caen, les écoles normandes ne tardèrent pas à égaler en influence celles plus anciennes de Reims, de Chartres et de Marmoutier.

Pour ce qui concerne plus spécialement la médecine, nous ferons la même remarque et nous pourrons diviser le XIe siècle en deux époques. Dans la première, nous verrons des savants étrangers à la province y apporter les principes d'une science acquise dans les écoles d'Italie ou des autres régions de France ; dans la seconde, au contraire, nous verrons des médecins d'origine normande exercer avec succès leur art dans leur propre pays et même porter au loin, en Angleterre surtout, leurs doctrines et leurs méthodes.

I

Les influences Italiennes

1° L'Abbaye de Fécamp

Deux hommes contribuèrent puissamment, au XIe siècle, à la réforme monastique de la Normandie. Ce sont les bienheureux Guillaume et Lanfranc. Ils ont ceci de commun que tous deux étaient d'origine italienne et que tous deux s'étaient formés dans les écoles d'outremont à la pratique de la médecine. C'est cette pratique qu'ils importèrent en France et propagèrent dans les abbayes normandes.

Guillaume (1) était né en 961, près de Novare, d'une famille noble qui favorisa ses goûts pour l'étude. Il s'instruisit aux écoles de Verceil, puis à Pavie qui passait alors pour posséder des médecins remarquables. C'est là, sans doute, qu'il s'initia aux principes de l'art de guérir et qu'il commença à acquérir sa réputation de thérapeute. Attiré à Cluny par l'abbé Mayeul, il fut choisi bientôt pour réformer le prieuré de Saint-Saturnin ou Saint-Saurin, sur le Rhône. Les heureux résultats qu'il y obtint le désignèrent pour rétablir la discipline dans la grande abbaye de Saint-Benigne à Dijon. Il fit dans cette maison, dont il devint abbé, son séjour habituel et ses hagiographes le désignent le plus souvent sous le nom de Guillaume de Saint-Benigne. Ce fut l'un des plus illustres restaurateurs de la règle monastique au XIe siècle et plus de quarante abbayes reçurent sa visite et l'impulsion de ses ardentes missions. Les monastères normands furent plus particulièrement l'objet de sa sollicitude et il réforma surtout le Mont Saint-Michel, Saint-Ouen de Rouen, Jumièges et Fécamp. C'est dans ce dernier monastère, dont il fut abbé dès 1001, qu'il mourut le 1er janvier 1031, à l'âge de 70 ans.

La règle générale dont ne se départit jamais Guillaume et qu'il appliqua avec succès à Fécamp était de fonder dans chaque abbaye des écoles gratuites ouvertes à tout venant et où les abbés enseignaient eux-mêmes. On y admettait tout ceux qui désiraient s'instruire sans distinction de rang ni de fortune. Les écoliers dépourvus de ressources étaient hébergés gratuitement. Le programme, comme partout ail-

(1) Consulter : Chevallier : *Le vénérable Guillaume, abbé de Saint-Benigne*, Dijon, 1875 ; — Croset-Mouchet, *Hist. de saint Guillaume*, Turin, 1839. *Patrologie latine* de Migne, t. CXLI.

leurs, comprenait l'enseignement des arts libéraux avec une large place pour les études médicales : « Il voulait que ses disciples qui avaient les dispositions nécessaires étudiassent toutes les facultés de la littérature jusqu'à la médecine même, dont l'utilité regarde les moines comme les autres hommes » (1).

Les maisons qu'il réforma devinrent des centres d'enseignement médical (2) et parmi les élèves qui y passèrent plusieurs acquirent une connaissance étendue de l'art de guérir et se firent connaître comme des médecins habiles ; tels que le moine Hugues de Cluny, le célèbre Halinard, archevêque de Lyon et surtout le moine Jean de Fécamp.

Jean (3), comme Guillaume, était d'origine italienne, étant né à Ravenne vers la fin du xe siècle. Il vint de bonne heure en France et entra à l'abbaye Saint-Benigne de Dijon où il devint l'élève préféré de l'abbé qui l'initia aux principes de toutes les sciences et développa plus particulièrement en lui le goût de la médecine (4). Sa réputation ne tarda pas à dépasser le cloître et il fut bientôt appelé à soigner toute la noblesse de la région. Sa petite taille lui avait fait donner comme surnom le diminutif *Jeannelin* et s'est sous ce sobriquet qu'il est surtout connu. L'abbé Guillaume lui confia, avec le titre de prieur, la direction effective de l'abbaye de Fécamp ; ce ne fut qu'en 1028 qu'il en devint abbé, et il conserva cette fonction jusqu'à sa mort en 1078. Sous son gouvernement, l'école de Fécamp devint une école modèle où

(1) Bolland. *Acta S. S.*, t. I, janvier, p. 60. Maître, *op. cit.*, p. 122.

(2) C'est ainsi qu'à l'abbaye de Fécamp, il y avait de son temps plusieurs médecins très probablement ses élèves. Ce sont eux qui embaument son corps : *Cujus corpus, a medicis qui ibi aderant conditum aromatibus*... (*Vie de saint Guillaume* in Mabillon, *Acta, SS. Bened.*, VIII, 335, § 26).

(3) Consulter : Frère. *Bibl. normande*, II, p. 105. Taraboschi. *Stor. lett. Ital.*, III, II, 405.

(4) *Hic* [*Joannes*] *Italiæ partibus Ravennæ ortus, litteris eruditus, ac medicinali arte per ipsius Patris* [*Guillelmi*] *jussionem edoctus, religiosæ conversationis ejus, doctrinæ quoque ac omnium virtutum ipsius præ cunctis aliis exstitit imitator studiosus* (*Vita s. Guil., abb. S. Benigni*, in Mabillon, *Acta SS. Bened.* VIII, 335, § 22).

se formèrent des hommes comme Maurice, archevêque de Rouen, Rémi, évêque de Lincoln, et Herbert, abbé de Ramsay. Nous manquons de renseignements sur son organisation, sur le plan des études et sur les maîtres qui y enseignaient. Il n'est pas douteux, cependant, que la médecine y fut l'objet de leçons spéciales, car Jean qui avait tant de succès comme praticien et était considéré comme le meilleur médecin de toute la région normande, dut s'employer à former des disciples et initier quelques-uns de ses moines aux éléments de l'art de guérir. Nous pensons qu'il fut le maître de Gontard, futur abbé de Jumièges et médecin de Guillaume le Conquérant.

2° L'Abbaye du Bec

Lanfranc, d'une génération plus jeune que Guillaume, naquit à Pavie, vers 1003, d'une famille sénatoriale qui lui fit fréquenter les écoles de cette ville et celles de Bologne où il étudia le droit et la médecine. Bologne passait alors, au même titre que Pavie, pour avoir conservé les doctrines classiques de l'époque romaine et son collège de médecine était nombreux et justement réputé. Mais c'est dans le droit et la dialectique que Lanfranc se spécialisa tout d'abord et il semble bien avoir enseigné publiquement les lois dans sa ville natale et composé quelques traités sur la matière.

Venu en France avec quelques compatriotes, lettrés comme lui, tel Michel, le futur évêque d'Avranches, il ne tarda pas à se faire connaître par les discussions théologiques qu'il soutint contre Bérenger et s'attira ainsi bon nombre d'élèves avec lesquels il se retira à Avranches où il fonda une école très prospère.

Ce n'est qu'après 1041, qu'il revêtit l'habit monastique à l'abbaye du Bec que venait de fonder l'abbé Herluin, et, tout de suite, on lui confia les fonctions d'écolâtre. Nous n'avons pas à dire quel fut l'éclat de l'école sous sa direction. De toutes les provinces de France, d'Italie, de Suisse, d'Allemagne, des élèves envahirent les cloîtres désireux de suivre ses leçons éloquentes et de se former à la dialectique serrée de sa philosophie orthodoxe; parmi eux on peut compter le futur pape Alexandre II; l'archevêque d'Aversa, Guitmond; Willeramme, évêque de Mersbourg; les évêques de Rochester, Hernault et Gondulf, etc. Il ne nous appartient pas également de discuter ici les idées théologiques et philosophiques de Lanfranc, ni les réformes capitales qu'il apporta dans l'organisation de l'Eglise d'Angleterre.

L'école du Bec fut réputée pour l'instruction médicale qui s'y donnait. Sa bibliothèque qui était une des plus riches, renfermait quantité de livres de médecine; il nous en a été conservés plusieurs et nous possédons les titres de quelques autres. Le scriptorium, sans égaler celui de Saint-Martin de Tours, ni celui de Marmoutier, fut néanmoins fécond en travaux de valeur qui se distinguaient par un goût italien très certainement importé par Lanfranc ou ses disciples.

Les préceptes d'hygiène proposés par Lanfranc et pratiqués au Bec sont des plus rationnels. C'est ainsi que dans ses *Decreta* il conseille l'usage fréquent des bains aux religieux, en ayant soin d'indiquer les précautions à prendre pour que les bonnes mœurs soient respectées, et qu'il se montre partisan convaincu des exercices physiques, tels que la promenade et la culture de la terre pour reposer des travaux de l'esprit. La règle qu'il institua pour la tenue de l'infirmerie et que nous étudierons dans un autre ouvrage est des mieux conçue. L'isolement des malades y est formellement indiqué, et la séparation de la cuisine et des gens de service, avec la cuisine du couvent et les autres religieux prescrite. Au sujet des malades graves, il signale toutes les précautions, dictées par une grande connaissance de la psychologie, qu'il convient de prendre à leur égard pour les préparer à la mort et adoucir leurs souffrances dernières.

Aussi Lanfranc traitait-il quantité de malades.

L'abbaye était assiégée par une foule de miséreux implorant le secours du grand guérisseur qui, parfois, obtenait des cures qui passaient pour surnaturelles. Saint Anselme s'est fait l'écho de la popularité de Lanfranc auprès des malades et de ses succès thérapeutiques quand, dans l'épithaphe de l'archevêque de Cantorbéry, il écrit :

> Et commune fuit viduis solamen, et orbis
> Claudis, contractis, leprosis, demoniocis,
> Surdis et cæcis nec non aliis vitiosis.

Plusieurs des élèves qu'il forma au Bec, et non des moindres, étaient fort instruits des choses de la médecine. Nous citerons simplement saint Anselme, son successeur à l'archevêché de Cantorbéry; Ives, évêque de Chartres, et les moines Albert et Roger. Nous avons déjà parlé de Ives dans un chapitre précédent, nous devons ici dire un mot des trois autres.

Anselme était l'un de ces nombreux Italiens qui passèrent les monts pour suivre l'enseignement de leur compatriote Lanfranc. Ce fut certainement le plus complet des disciples de ce dernier qui l'aimait comme son fils et le désigna pour lui succéder à l'abbaye du Bec, puis à l'archevêché de Cantorbéry.

Instruit dans toutes les sciences sacrées et profanes, Anselme eut un renom extraordinaire de savant universel, connaissant à fond la théologie, la morale, la logique, et aussi à un haut degré la médecine. L'auteur anonyme de son épitaphe lui donne le titre de *Physicus* :

> Nobilis et sapiens, bonus et sermone refulgens,
> Abbas Beccensis, post præsul Canturiensis,
> Ingenio clarus, scriptoræ cognitor altus,
> Physicus et logicus, moralibus et bene doctus,
> Rerum dispositor, verique frequens speculator.

Dans la biographie qu'écrivit, peu après sa mort, le religieux Eadmer, nous trouvons d'intéressants détails sur la façon dont il s'occupait de la santé des moines et de ceux qui fréquentaient Le Bec et sur les moyens qu'il employait pour les guérir.

Ipse enim infirmitates æquanimiter sufferebat, et unicuique sicut expedire sciebat, necessaria suggerebat. O quot in sua jam infirmitate despetati per piam solicitudinem ejus sunt ad pristinam sanitatem revocati! Quot tu Herewalde decrepite senex in teipso percepisti, quando gravatus non solum ætate sed et valida infirmitate, ita ut nihil tui corporis præter linguam haberes in tua potestate, per manus illius pastus et vino de racemis per uvam in aliam ejus manum expresso, de ejus ipsa manu bibens eis refocillatus, ac pristinæ sanitati redonatus.

Ipse quippe Anselmus in usu habebat infirmorum domum frequentare, singulorum fratrum infirmitates diligenter investigare : et quod infirmitas cujusque expetebat, singulis absque mora seu tædia subministrare. Sicque sanis pater et infirmis erat mater, imo sanis et infirmis pater et mater in commune.

A ces éloges, Eadmer joint le récit de quelques guérisons, récits, parfois d'une candide naïveté, où le bon chroniqueur voit, dans les faits les plus simples, l'intervention maligne du démon et attribue à son héros un pouvoir de guérisseur vraiment surnaturel.

Voici entre autres une de cesguérisons :

Un moinillon s'étant livré avec trop d'ardeur à certaine pratique solitaire, il en résulta une balanite suspecte compliquée d'orchite. Très embarrassé, incapable de marcher, souffrant horriblement, le patient dut avouer son infortune à son supérieur. Celui-ci, plein de mansuétude, l'isola de la communauté et par un traitement approprié et un repos assez court remit tout en état. Mais laissons la parole à Eadmer :

De quorum [juvenum] numero quidam in ipso conventu hoc apud se proposuerat, quatenus nulla occasione unquam suam manum suis genitalibus membris admoveret. Cui proposito invidiens diabolus, tantum dolorem et angustiam in eisdem membris fecit eum sentire, ut se juvenis nullo modo ferre valeret. Sentiebatur etenim caro ipsa tantis ponderis esse, ac si quædam plumbi gravissima moles ad ima eum detrahans, in illa sui corporis parte penderet. Cumque in habitu suo anxietatis magnitudinem dissimulare non posset, requisitus ab Anselmo quid haberet, rem celare non potuit. Admonitus itaque ut modum ægritudinis admota manu probaret, verecundatus recusavit, timens ne propositum violaret. Tunc Anselmus assumpto secum quodam grandævo fratre et religioso juvenem languidum in secretiorem locum ducit, ut pote modum infirmitatis illius agniturus, et auxilium pro possibilitate laturus. Quid amplius ? Caro sanissima reperitur ; et admodum mirati sunt. E vestigio quippe omnis illa diabolica vexatio cadit, nec in hujusmodi fatigat ulterius juvenem, quem simplex Anselmi aspectus a tanta clade fecit immunem.

A travers ces récits, on doit reconnaître qu'Anselme s'intéressait tout particulièrement à la santé de ses religieux et les traitait paternellement. Ses lettres, par ailleurs, contiennent de fréquentes allusions à des cas pathologiques.

Il se montra, à plusieurs reprises, assez opposé à la pratique, déjà enracinée, de faire des *voyages* en certains lieux dédiés aux saints pour obtenir la guérison de maladies plus ou moins spéciales. Parmi ces saints guérisseurs figurait saint Gilles pour lequel Fulbert avait composé un hymne. Saint Gilles était invoqué dans les cas de maladies nerveuses (1). Un religieux du Bec, nommé Richard, avant de revêtir l'habit monastique, avait fait le vœu de faire un *voyage* à un oratoire où le saint était en faveur ; n'ayant pu accomplir sa promesse il s'en désolait :

Audivi quia antequam monachus fieres, in ægritudine vovisti te iturum ad S. Ægidium. Et idcirco modo timidus et nimis sollicitus es de voto illo solvendo. Ita ut quiescere non possit cor tuum, nisi ad S. Ægidium iveris (2).

Anselme le dissuada d'entreprendre ce *voyage* et le releva de son vœu, montrant par là une très grande largeur d'esprit, à un moment où le culte des saints guérisseurs se répandait de façon exagérée.

Les moines Roger et Albert furent au Bec les élèves de Lanfranc et les contemporains d'Anselme.

(1) Au sujet des voyages à Saint-Gilles, voir dans Orderic Vital, livre V, le pèlerinage fait par le chevalier Guillaume Pantal, qui reçoit à cet effet, des moines de Saint-Evroul, seize livres rouennaises.

(2) Saint Anselme, *Lettres*, livre III, lettre 33. Lettre au frère *Ricardus, monacus*, pour le dispenser de faire un pèlerinage à Saint-Gilles.

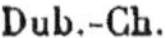

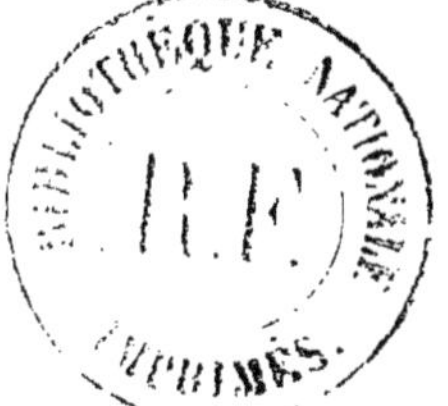

Roger (1) le médecin, un des propagateurs des doctrines théologiques de son maître, qu'il aida, en particulier dans sa lutte contre Bérenger, fut successivement moine de la Croix-Saint-Lenfroi, et abbé de Montbourg, dans le diocèse de Coutances. Ami intime de Guitmond, son condisciple au Bec et son supérieur à la Croix-Saint-Lenfroi, il lui suggéra vers 1075 ou 1076 d'écrire contre l'hérésiarque Bérenger le fameux *Traité de l'Eucharistie*. Guitmond cite souvent Roger qu'il introduit comme interlocuteur dans le dialogue, chargé de proposer les objections et de poser les questions. Quant à la vie professionnelle de notre médecin, nous en ignorons tous les détails.

Le médecin Albert nous est connu par les lettres d'Anselme. C'était un élève de Lanfranc qu'Anselme avait converti à la vie monastique et conduit de Rouen, son lieu d'origine, pensons-nous, à l'abbaye du Bec. Il y apprit l'art de Galien et l'y pratiqua avant de suivre son maître en Angleterre.

C'est à propos de deux religieux malades que nous sommes fixés sur la réputation dont jouissait ce médecin. Anselme, inquiet de leur état, demande pour l'un son avis sur la gravité des symptômes observés, et recommande l'autre aux bons soins de son ami.

Le premier était un neveu de Lanfranc que celui-ci avait fait venir d'Italie pour l'instruire au Bec dans les différentes branches du trivium et du quadrivium (2). Ce jeune homme, qui s'appelait également Lanfranc, montra des dispositions exceptionnelles et devint un élève remarquable tant par son assiduité que par ses progrès rapides.

Cependant une fatigue cérébrale ne tarda pas à se manifester et Anselme en avertit Lanfranc (3). Ce sont, dit-il, des douleurs de tête qui sont survenues

(1) *Histoire littéraire*, VIII, p. 563. Trithème (*Chron.*, I, p. 180), confond Roger le médecin avec différents auteurs du même nom et lui attribue leurs œuvres.

(2) Anselme, *Lettres*, livre I, lettre 19.

(3) Anselme, *Lettres*, livre I, lettre 31.

depuis plusieurs mois, et qui prennent le jeune homme presque chaque jour. On a dû suspendre toute lecture, toute étude et toute méditation. Ces céphalées sont surtout localisées aux tempes. Le front est lourd et le malade a toujours la tête penchée en avant. La lumière et le moindre bruit sont insupportables. Après le repas le visage devient rouge et parfois même toute la face. Anselme entre dans le détail de tous ces symptômes afin que le médecin Albert puisse de loin les juger et donner son avis sur le traitement à instituer.

Le second malade était le moine Maurice, qui avait quitté le Bec pour rejoindre Lanfranc à Cantorbery et lors de son départ était déjà souffrant. C'était pour lui aussi de violentes douleurs de tête que rien ne pouvait soulager. Anselme écrit à Lanfranc pour le tenir au courant de ces faits. Il lui recommande de prier beaucoup pour la guérison du patient et l'engage à le faire visiter par le médecin Albert :

De ægritudine capitis ejus, vestram pietatem quantum apud vos possum rogo, præcipue, quatenus propter Deum et æternæ salutis retributionem, vobis instantibus, a dilecto amico nostro Domno Alberto medico, quantum potest, perquiratur et curetur (1).

Mais la santé de Maurice, tenait au cœur d'Anselme qui écrit en même temps à d'anciens religieux du Bec : Henri (2), Gandulf (3), Herluin (4), pour leur demander le secours de leurs oraisons, tandis que lui-même fait dire des prières spéciales au Bec.

Enfin, il écrit directement à Albert et le prie d'apporter toute son attention sur l'état de Maurice (5). Cette lettre pleine de cœur est charmante. Anselme lui rappelle sa conversion, son arrivée au Bec, sa prise d'habit, et insiste sur tous ces vieux souvenirs pour l'apitoyer en faveur de son protégé :

(1) Anselme, *Lettres*, livre I, lettre 24.
(2) Anselme, *Lettres*, livre I, lettre 25.
(3) Anselme, *Lettres*, livre I, lettre 26.
(4) Anselme, *Lettres*, livre I, lettre 27.
(5) Anselme, *Lettres*, livre I, lettre 28.

Domnum Mauritium, nostrum meritis Dominum, conversatione fratrem, cura filium carissimum, quem ad reverendi Domini et Patris nostri archiepiscopi jussionem in Angliam mittimus, quantum apud vos nostra potest amicitia, et ejus exigit infirmitas, et vestra sufficit, operante Deo, medicina, vestris manibus curandum propter Deum committimus.

Grâce aux soins avisés d'Albert, Maurice guérit. Anselme exalte sa joie en de nombreuses épîtres. Il félicite Maurice de sa guérison (1), et remercie Albert de ses soins éclairés (2).

Ce Maurice est un personnage assez obscur. Peut-être avait-il un certain penchant pour la médecine ; Anselme lui écrivit, en effet, plusieurs fois, pour l'engager, pendant son séjour à Cantorbery, à copier divers ouvrages ; parmi ces ouvrages, il lui demande tout particulièrement les *Aphorismes* avec les *Gloses* et le *Traité du Pouls*, il s'agit sans doute des Aphorismes d'Hippocrate et du livre du Pouls de Galien (3)

Glossas Aphorismi si omnes potes scribere gaudeo ; sin autem, eos quæ sunt græcorum aut inusitatorum nominum ne deseras admones. Quod tamen temporis in libello de pulsibus insumere deliberas, malo ut ad perficiendum quicquid est in aphorismo impendas.

Et il lui recommande d'apporter à cette copie un soin tout particulier, de veiller à l'écriture et à la correction du texte, afin que le manuscrit soit de tout point parfait. « Dignum sit dici perfectum ».

On voit, par ce qui précède, combien puissante fut l'influence italienne dans les abbayes normandes dans les deux premiers tiers du XIe siècle. Les noms de Guillaume, de Jean, de Lanfranc, d'Anselme, qui dominent l'histoire religieuse de cette province, montrent combien dut être profonde l'empreinte que laissa leur passage. Si l'on remarque que tous furent médecins, et qu'ils apportèrent très certainement de leur pays d'origine des méthodes et des doctrines propres,

(1) Anselme, *Lettres*, livre I, lettre 34.
(2) Anselme, *Lettres*, livre I, lettre 36.
(3) Anselme, *Lettres*, livre I, lettre 5.

on doit reconnaître qu'ils contribuèrent grandement au réveil des études médicales en France.

II

Les influences chartraine et tourangelle

1° L'Abbaye d'Ouche

Cependant, cette influence italienne ne fut pas exclusive et n'empêcha nullement les grandes écoles françaises, notamment celles de Chartres et de Tours, de faire entendre leur voix puissante dans les abbayes normandes.

C'est de Chartres que vint à l'abbaye d'Ouche le médecin Goisbert. Orderic Vital nous a laissé, sur ce disciple de Fulbert, des détails très circonstanciés, qui nous permettent d'en bien saisir la physionomie et de nous initier à la façon de vivre des moines médecins de cette époque.

« Goisbert était un homme d'une taille haute et grêle, de mœurs douces et engageantes, magnanime et libéral (1) ». « Comme il était très habile dans l'art de la médecine, il était connu de beaucoup de personnes à qui il était nécessaire et dont il était l'ami intime (2) ». Parmi ces intimes, il faut surtout citer le chevalier Raoul de Conches, un des familiers de l'abbaye d'Ouche et qui favorisa l'entrée de Goisbert dans ce monastère.

« Raoul de Conches, fils de Roger de Toëni, qui fut le fameux porte-enseigne des Normands, voulant partir pour l'Espagne, vint à Ouche se présenter au chapitre de Saint-Evroul et implorer son pardon de l'abbé Mainier et de l'assemblée des moines pour avoir jadis secondé Ernauld d'Echaufour lorsqu'il mit le feu au bourg d'Ouche. Il leur recommanda son médecin

(1) Orderic Vital, liv. III, t. II, p. 407.
(2) Orderic Vital, liv. III, t. II, p. 407.

Goisbert, qu'il aimait beaucoup et qui, après son départ, fit profession monacale, et l'observa courageusement pendant près de trente ans jusqu'à la fin sa vie (1). »

Goisbert fut accueilli avec joie par les religieux qui, depuis le départ de Raoul Leclerc, retourné à Marmoutier en 1061, ne paraissent pas avoir eu de médecin au couvent. Il abandonnait tous ses biens à la communauté, entre autres trente livres chartraines provenant de la vente d'une maison qu'il possédait à Chartres (2). Les services qu'il rendit par la suite à l'abbaye furent nombreux et très appréciés.

« Quelques-uns, rapporte Orderic Vital (3), se distinguaient par leur générosité et conduisaient à l'extérieur les affaires ecclésiastiques avec beaucoup d'habileté. En effet, Drogon, fils de Goisfred de Neuf-Marché, Roger, fils d'Erneis de Coulances, neveu de Guillaume de Varennes, Ernauld, fils d'Omfroi du Tilleul, neveu par une sœur de Hugues de Grandménil, et le médecin Goisbert étaient hommes de cour. Par leur entremise, ils obtenaient pour leurs frères, des terres, des églises et des dîmes. Mainier ne manqua pas de se servir de tels auxiliaires; l'église s'enrichit par eux d'avantages, de biens et de moines vertueux. »

« L'an de l'incarnation du Seigneur 1076, ajoute le chroniquéur normand (4), pendant que le médecin Goisbert visitait en France ses compatriotes et ses amis, comme il prodiguait les secours de son art aux indigents et à ceux qui le réclamaient, il alla trouver plusieurs de ses amis et de ses connaissances qu'il avait auparavant fidèlement aidés de son talent, les engagea avec bonté à tirer de leur superflu quelques aumônes pour leur salut éternel et les invita surtout à donner aux moines de Saint-Evroul ce qui chez eux ne convenait pas à des personnes laïques. »

(1) Orderic Vital, liv. III. t. II, p. 389.
(2) Orderic Vital, liv. III, t. II, p. 407.
(3) Orderic Vital, liv. III, t. II, p. 384.
(4) Orderic Vital, liv. III, t. II, p. 422.

Orderic Vital signale avec soin les donations qui furent ainsi faites à l'abbaye par l'intermédiaire de Goisbert. Raoul de Conches, de retour d'Espagne, partit pour l'Angleterre avec son médecin et, d'après ses conseils, fit don aux moines d'Ouche de deux maisons, l'une à Norfolk, l'autre dans la province de Worcester (1); Foucher, de Chartres, sur ses instances, revêtit l'habit monastique et abandonna de vastes propriétés (2); Pierre de Maule (3), fils d'un riche Parisien, fit également présent à l'abbaye des églises de Maule dédiées à la Vierge et à saint Vincent. Cette dernière donation fut l'origine du prieuré de Maule et ce fut Goisbert qui en fut le premier directeur. Comme il était aussi bon architecte qu'habile guérisseur, il reconstruisit ces deux églises. Mais il ne put se plier à l'existence trop régulière et à la suggestion d'une fonction telle que celle de prieur d'une communauté importante. Il se démit bientôt de cette charge absorbante au profit du prêtre Guitmond, et reprit ses courses auprès des malades. « Il se concilia la bienveillance de plusieurs chevaliers de France par les soins qu'il leur prodigua comme médecin (4) » et ce fut tout bénéfice pour les religieux d'Ouche. Nous pensons que Goisbert mourut vers 1090.

Il est très probable que Goisbert initia à l'art de guérir quelques-uns des religieux de Saint-Evroul. Il faut citer parmi ceux-ci le moine Jean (5). Il avait été écolier de Reims et était fort habile dans l'art de la grammaire, s'occupant sans relâche d'études diverses. Retiré à Ouche, il y demeura quarante-huit ans et « parvint aux honneurs de la célébrité » par l'étendue de ses connaissances scientifiques et son talent de versificateur. Il ne négligea pas la médecine qu'il pratiqua avec succès, et son biographe nous dit :

(1) Orderic Vital, liv. III, t. II, p. 389.
(2) Orderic Vital, liv. III, t. II, p. 407.
(3) Orderic Vital, liv. III, t. II, p. 422.
(4) Orderic Vital, liv. III, t. II, p. 452.
(5) Orderic Vital, liv. V, *passim*.

« Ses conseils pleins de douceur calmaient la maladie. »

C'est d'ailleurs de cette époque que datent plusieurs manuscrits médicaux qui, au XIIe siècle, figuraient dans la bibliothèque d'Ouche, et qui montrent bien qu'il y eut alors dans ce coin de la Normandie un centre important d'études médicales (1).

2° L'École de Lisieux.

La Touraine, avec deux hommes de grand mérite : Gillebert Maminot et Guillaume Firmat, ne fut pas sans exercer également une certaine influence sur les écoles normandes. Nous nous sommes déjà entretenus de l'un et de l'autre.

Gillebert Maminot (2), fils de Raoul de Courbépine, chevalier distingué, avait passé à Marmoutier du temps de l'abbé Albert et de Raoul Leclerc; il fréquenta ensuite diverses écoles, entre autres celle de Poitiers (3). Orderic Vital (4) nous en a laissé ce portrait peu flatteur : « Très habile dans l'art de la médecine, il excellait dans la science des lettres et dans l'éloquence ; il ne lassait pas d'accroître ses richesses et ses délices ; il tenait fortement à ses volontés et prenait trop de soins de sa personne ; l'oisiveté et le repos faisaient l'objet de ses vœux et souvent il se plaisait à jouer aux dés et aux autres jeux de hasard. » Il n'en fut pas moins élu évêque de Lisieux et occupa ce siège pendant vingt-trois ans (1077-août 1101), « gouvernant parfaitement les affaires de l'église. »

On l'accusa cependant de négligence pour le culte et d'indolence dans ses fonctions administratives, plus occupé qu'il était, paraît-il, aux affaires du siècle

(1) Duval, *La médecine à Saint-Evroul au XIe siècle*, p. 12.

(2) Sur Gillebert Maminot, consulter *l'Histoire de l'abbaye du Bec*, par le chanoine Porée, Evreux, 1901; Bulæus, *Hist. univ. Paris.* I. p. 592; Frère, *Bibl. Normande*, II, 21.

(3) Rambaud, *La Pharmacie dans le Poitou*, p. 15.

(4) Orderic Vital, II, p. 302.

qu'à celles de Dieu. Il attira près de lui quantité d'hommes distingués : Guillaume de Glandeville, Richard d'Angerville, Guillaume de Poitiers, Goisfred Tregaville, Turgis, etc., qu'il « instruisit avec succès dans l'arithmétique, l'astronomie, la médecine et d'autres sciences profondes, se plaisant à les réunir à sa table et à converser avec eux ». Ses talents et ses cures (1) lui valurent d'être choisi comme premier médecin de Guillaume le Conquérant, qui se l'attacha aussi comme chapelain. Il assista ce prince dans sa dernière maladie (2), ainsi que nous allons le voir plus loin.

Guillaume Firmat était un médecin renommé à Tours lorsqu'il se fit ermite. C'est dans les solitudes du Passais qu'il se retira soignant les malades et consolant les affligés jusqu'à sa mort, en 1096. Il est très probable qu'il initia à la pratique médicale ses compagnons Robert d'Arbrissel, Bernard de Tiron et surtout Vital de Savigny, dont les biographes rapportent un grand nombre de faits de guérisons extraordinaires qui ne sont, en somme, que le résultat de l'emploi de bonnes méthodes thérapeutiques.

(1) Orderic Vital (t. III, p. 322 et suivantes) nous a rapporté le récit d'une guérison faite par Gillebert Maminot. Il s'agit d'un curieux cas d'hallucination morbide arrivé à un prêtre du diocèse de Lisieux. Ce prêtre, nommé Gauchelin, desservant de l'église de Saint-Aubin, à Bonneval, revenait seul par la campagne, le soir d'une visite à un malade, lorsque devant lui, sur la route, il crut voir et entendre une troupe de cavaliers arrivant au galop. C'était une foule de démons emportant grands personnages et belles dames, laïques et dignitaires ecclésiastiques, religieux et séculiers en une ronde infernale. Et chaque damné criait ses fautes et implorait assistance. Glacé d'épouvante et de peur, le pauvre prêtre reconnut plusieurs de ses contemporains. Cette hallucination dura longtemps et fut suivie d'une maladie grave pour laquelle Gauchelin alla demander les secours médicaux de l'évêque de Lisieux. Ce dernier le traita avec la plus grande prudence, lui donna les remèdes convenables et rendit à la santé le pauvre desservant. Ce récit, qui est un motif pour Orderic Vital de donner son appréciation sur quantité de gens et d'événements de son temps, n'est peut-être qu'un artifice de rhétorique. Le fait de cette hallucination, raconté avec de grands détails, n'en est pas moins un cas clinique fort intéressant.

(2) *Histoire littéraire*, t. X, p. 134, § CLXIII, et p. 83, § C. Mabillon, *Act.*, t. VIII, p. 342, n° 22.

III

Les Médecins d'origine normande

Le passage de tant d'hommes réputés pour leur science dans les écoles normandes ne fut pas stérile. Un certain nombre de jeunes gens de la province prirent goût à la médecine et, guidés par de tels maîtres, ne tardèrent à faire dans cet art des progrès rapides.

Nous devons tout d'abord citer Raoul Leclerc, issu de la grande famille de Giroie. Nous lui consacrerons une notice spéciale. Elève de Chartres et de Salerne, il devint un des médecins les plus en renom de son époque, tant par sa haute valeur morale que par son habileté professionnelle. Il exerça, en Normandie, à l'abbaye d'Ouche, fondée par ses parents et surtout, comme nous l'avons dit, à Marmoutier où il organisa avec succès un véritable enseignement médical.

Un autre seigneur normand était aussi fort adroit thérapeute, nous voulons parler de Odon Stigaud (1). Entraîné dans les expéditions lointaines que tentaient alors en Orient ses compatriotes, il parvint à Constantinople où il devint le chambellan, puis l'archiâtre des empereurs Isaac Comnène (1057-1059) et de Constantin Ducas (1059-1067). Il passait également pour être un lettré fort délicat et posséder une connaissance toute particulière de la langue grecque.

Nous avons cité déjà les élèves de Lanfranc, Roger et Albert, tous deux d'origine normande, et qui furent des médecins recherchés (2).

Elève de Jean de Fécamp, Gontard (3) se spécialisa dans l'étude de la médecine. Devenu abbé de Jumièges, il y exerça son art avec succès.

En 1087, il fut appelé d'urgence, en même temps

(1) *Neustria Pia*, p. 716.
(2) Voir plus haut, p. 98 et suiv.
(3) Orderic Vital, liv. VII.

que Gillebert Maminot, auprès de Guillaume le Conquérant.

Orderic Vital nous a laissé des détails assez précis sur la maladie à laquelle devait succomber le roi d'Angleterre, malgré les soins éclairés de Gontard et des autres médecins qui l'entouraient.

Lors d'une campagne entreprise contre les Français, à la suite d'un incendie allumé sur son ordre à Mantes, comme le monarque galopait à travers les décombres, son cheval mit les deux pieds sur des charbons ardents recouverts de cendres, se brûla, s'abattit et le blessa au ventre. L'extrême agitation où il se trouvait et la température exceptionnelle de la saison, on était au mois de juillet, rendirent la blessure dangereuse. « Alors, écrit le moine historien, l'excès de la chaleur et des fatigues occasionna une maladie au roi Guillaume, dont l'embonpoint était considérable, et il languit pendant six semaines dans de grandes souffrances. Sa fin fut aussi digne que sa vie. Dans toute sa maladie, jusqu'à l'heure de sa mort, il conserva l'intégrité de sa raison et la vivacité de son élocution. Et comme le tumulte de Rouen, qui est une ville populeuse, l'incommodait beaucoup, il se fit transporter hors la ville, au cloître de Saint-Gervais, situé à l'Ouest, sur une colline, que le duc Richard, son aïeul, avait donné à l'église de Fécamp. C'est là que Gillebert, évêque de Lisieux, et Gontard, abbé de Jumièges, avec quelques autres médecins, veillèrent soigneusement et s'occupèrent avec sollicitude des soins spirituels et de la santé corporelle du monarque. »

La mort du roi (10 septembre) fut suivie de scènes de pillage. Toute la cour, craignant pour ses biens, se retira à la hâte dans ses terres, et c'est à grand peine qu'on put trouver quelqu'un pour s'occuper des funérailles. Celles-ci eurent lieu à Caen. Le corps, qui n'avait pu être embaumé, par suite sans doute du désordre qui régna les jours qui suivirent le décès, ou peut-être à cause de l'extrême obésité du défunt, était sans cercueil. Lorsqu'on voulut le déposer dans la fosse bâtie en maçonnerie entre le chœur et l'autel de la basilique de Saint-Etienne, qu'il avait édifiée de son vivant, cette fosse se trouva trop étroite et les pressions qui furent exercées pour l'y faire entrer, déterminèrent une déchirure du ventre gonflé de gaz ; une odeur si infecte se répandit dans l'église, que toute l'assistance s'enfuit. Enfin, pour comble de malheur, un seigneur qui avait été frustré de son bien par le défunt, réclama en public la propriété du lieu de la sépulture et ne consentit à l'inhumation qu'après avoir reçu une forte somme d'argent. Au milieu de ces incidents pénibles, nous constatons que ni Gillebert Maminot, ni l'abbé Gontard ne quittèrent leur client, et ils furent à peu près les seuls à montrer une conduite digne.

Gontard mourut le 6 des calendes de décembre (26 novembre) 1098, à Clermont, pendant les assises du concile qui se trouvait réuni dans cette ville (1).

Quelques moines normands passèrent la Manche à la suite de leur duc et se fixèrent en Angleterre, où leur talent comme médecins leur valut une réputation considérable et de très hautes situations.

Nous avons signalé déjà le médecin Albert, moine du Bec, qui accompagna Lanfranc à Cantorbery.

Baudoin (2) était d'origine normande et moine de Saint-Denis, où les guérisons qu'il obtenait le firent connaître au loin. Il dut sa fortune au roi Edouard, qui l'appela en Angleterre pour soigner l'archimandrite de l'abbaye de Saint-Edmond, nommé Leftanus qui, dans un accident, avait perdu l'usage des doigts.

Guillaume de Malmesbury (3) nous en parle en ces termes :

Ille Balduinum S. Dionysii monachum ejus artis (medicinæ) peritum dirigendum curavit : qui cum in cœteris probe, in digitorum curatione nihil promoveret, mirari cœpit, homo ; sed causam morbi a scientibus edoctus, in loco remansit, amorem martyris totis precordiis amplexus. Leftano non tam suc-

(1) Orderic Vital, liv. X.
(2) Orderic Vital, liv. X, t. IV, p. 8.
(3) Guill. Malmesbury, II, chap. 2.

cessit, quam accessit abbas, illo amittente, rege volente. Sub eo et per eum libertas monasterii ab Alexandro Papa data, ut nulli episcopo locus ille subdatur in aliquo, archiepiscopi tantummodo nutum in legitimis spectaturus (1).

Lanfranc eut aussi recours à ses soins dans des circonstances qui sont relatées dans la lettre suivante que le grand archevêque adresse à Osberne (2).

Lanfrancus indignus antistes Osberno digno antistiti salutem cum orationibus.

Ad Franchenam villam nostram quæ cœnobio Sancti Emundi proxima est, veni : in qua, rege præcipiente, et corporis mei infirmitate urgente, aliquam accipere medicinam disposui : pro qua re abbatem Balduinum detineo, cui rex curandæ hujus ægritudinis curam suo ore injunxit; qui contra Richardum ad hunc conventum de quibusdam querelis placitum accepit; sed abbate apud vos, et apud eum de hoc itinere excusato, causam ipsam dilatam, esse rogo, et volo, quod usque in unum conveniamus, et pari studio pariter ipsum negotium sine aliquo partium favore definiamus. Omnipotens Dominus vos benedicat, et in omnibus vestris negotiis promptus auxiliator assistat.

Très lié avec Anselme, Baudoin lui écrivait souvent (3) et était également en correspondance avec les principaux prélats de son temps. Il passait, d'ailleurs, pour un abbé fort austère et dirigea de façon remarquable le monastère de Saint-Edmond. Il mourut le 29 décembre 1097.

Grinbald furent de ceux qui passèrent le détroit pour professer la médecine à Oxford, sous le règne de Henri Ier (4).

Jean le médecin (5), normand comme les précédents, devint chapelain et médecin du roi Guillaume et fut, en 1098, placé sur le siège épiscopal de Bath. Son élection, qui paraît avoir été imposée par le prince, fut vivement critiquée et souleva de légitimes et bruyan-

(1) Lanfranc, lettre 18.
(2) Anselme, *Lettres*, liv. II, lettre 4.
(3) Wood, liv. I, p. 46.
(4) Orderic Vital, liv. X, t. IV, p. 9.

tes réclamations dont Orderic Vital s'est fait l'écho : « C'est ainsi, dit-il, que partout les chapelains et les favoris du roi s'emparèrent des prélatures de l'Angleterre et quelques-uns n'en retinrent pas moins les places qui leur servirent à opprimer les pauvres et à augmenter leur influence. »

CHAPITRE IX

Jean Le Sourd

Les documents que nous possédons sur le médecin Jean le Sourd sont peu nombreux et ne nous permettent pas d'apporter dans cette notice biographique toute la rigueur que nous aurions désiré. Ils n'ont ni unité d'origine, ni ordre chronologique bien précis. La plupart mentionnent le nom du personnage sans nous fournir de détails sur sa vie. Nous nous contenterons donc de les analyser en les plaçant selon leurs dates probables.

I. — Entre les années 1020-1030, le vicomte de Châteaudun, Geoffroy ou Godefroy, étant gravement malade, fit venir de Marmoutier le moine Jean (*Johannes medicus*) et fut si satisfait des remèdes qui lui furent administrés, qu'il donna à l'abbaye l'importante terre de Sapaillé située au nord de Tours (1). Cette donation fut, après la mort du donateur, l'objet d'énergiques contestations de la part d'un *Odo Rufus*, qui prétendait avoir des droits sur ce domaine. Il se rendit à la cour de Hugues, ou Hugon, de Châteaudun, le fils de Geoffroy, où ses prétentions furent en effet reconnues exactes. Mais pour bien montrer que, dans cette affaire, il n'avait en vue que la défense de ses droits légitimes et ne voulait en rien faire tort ou

(1) La charte originale se trouve aux Archives d'Indre-et-Loire, H. 322 Nous la reproduisons aux pièces justificatives. Ce document est analysé avec des notes aux Archives d'Indre-et-Loire, H. 333 et H. 375, folio 25. Sur cette donation, voir Dom Martène, *Histoire de Marmoutier*, I, 370 et Carré de Busserolle, *Dictionnaire d'Indre-et-Loire*, IV, p. 14. Sapaillé se trouve sur la commune de Saint-Symphorien-lès-Tours.

causer des ennuis aux religieux, Rufus confirma lui-même la donation dudit Geoffroy et renonça à prétendre désormais à aucuns droits, moyennant une somme de dix livres et la jouissance viagère pour lui, son frère et un de ses fils engagé dans la cléricature, d'une maison sise à Chartres, qui devait à leur mort revenir à Marmoutier. Le vicomte Hugon approuva le don de Rufus et reçut des mains des religieux deux écus d'or.

II. — Nous retrouvons Jean parmi les signataires de la charte par laquelle Ganelon de Montigny, trésorier de Saint-Martin, restaure, en 1045, l'abbaye de Saint-Avit. Cet acte fut rédigé à Chartres « in aula Theoderici Carnotensis episcopi », en présence de l'évêque, de l'archidiacre Foucher, de Fulbert et d'Hilgaudus, neveu et frère de l'évêque.

La signature de Jean suit immédiatement celle de Ganelon et nous permet de supposer que dans ce document il figure comme témoin particulier du fondateur. Ganelon était l'un des meilleurs amis de Marmoutier et sa famille entretint avec le monastère, pendant tout le XIe siècle, des relations très étroites et très suivies; lui-même fonda, vers 1045-1047, en faveur des moines martiniens, le prieuré de Saint-Hilaire-sur-Hière, près de son château de Montigny (1). Il est donc très probable que ce personnage avait connu le médecin Jean à Marmoutier et se faisait soigner par lui, ce qui explique comment il le conduisit à Chartres en cette circonstance.

III. — Le 29 avril 1046, Jean était de nouveau à Chartres. Il y signe un acte (3) par lequel Gilduin, vicomte de Chartres, avec le consentement de sa femme et de ses fils, donne à l'abbaye de Saint-Père diverses coutumes, un four et un jardin d'agrément.

(1) Cette charte a été publiée dans le *Gallia christiana*, t. VIII, *ecclesia Carnotensis*, inst. n° 15. Cf. Mabille, *Cartulaire de Marmoutier pour le Dunois*, p. XXVIII.

(2) Dom Martène, *loc. cit.*, p. 314-315.

(3) *Cartulaire de l'abbaye de Saint-Père de Chartres*, t. I. 160-162. Nous publierons cette charte aux pièces justificatives.

Comme cette charte est signée également d'un autre médecin, Guiszo, on peut supposer qu'il avait été appelé en consultation avec son confrère, pour donner ses soins au vicomte Gilduin, âgé et gravement malade.

IV. — Quelques années plus tard, après 1049 et avant 1060, Jean figure encore dans un acte qui intéresse à la fois Marmoutier et Chartres. Il s'agit d'une union de prières entre les moines martiniens et les chanoines du chapitre Notre-Dame-de-Chartres (1). Cet acte fut confirmé par Henri Ier, roi de France. Dans ce document, Jean signe après les représentants du chapitre chartrain et immédiatement avant ceux de Marmoutier. On ne peut donc inférer de la place de sa signature pour quel parti il était témoin, mais il est à remarquer cependant qu'il n'est qualifié d'aucun titre canonial (2), comme les autres membres du chapitre. C'est donc plutôt comme témoin de Marmoutier qu'il paraît à cet acte (3).

V. — Vers 1050, parmi les seigneurs de la cour du comte Geoffroy d'Anjou, se trouve le médecin Jean. Il signe l'acte par lequel Geoffroy Fuel, seigneur de l'Ile Bouchard, abandonne divers privilèges aux moines du prieuré de Tavant, en Touraine, dépendant de Marmoutier. De cette charte, que nous analysons et publions par ailleurs (4), il semble résulter que Jean était alors attaché à la personne du comte d'Anjou. Sa signature, en effet, placée au milieu de celles de hauts barons angevins, est un indice qu'en cette circonstance il figura comme témoin du prince.

(1) Archives d'Eure-et-Loir, *fonds du chapitre*. Registre des privilèges, f° 147, recto. — *Cartulaire de Notre-Dame-de-Chartres*, t. I, p. 92-93. Nous publierons cette charte aux pièces justificatives.

(2) Son obit que nous publions plus loin, ne lui donne pas la qualité de chanoine, ce qui n'aurait pas été omis, si réellement Jean avait été revêtu de cette dignité. Dans cette charte, il est donc peu probable qu'il figure comme témoin du chapitre.

(3) A moins que Jean ait été déjà à cette époque médecin de Henri Ier, et qu'il ait dans cette circonstance accompagné son royal client à Chartres. Il aurait donc signé cet acte, comme un personnage de qualité de la suite du roi.

(4) Voir p. 130 et pièce justificative n° 7.

VI. — Les soins que Jean avait donnés à des personnages d'importance tels que les comtes d'Anjou, de Chartres ou de Châteaudun, affirmèrent sa réputation, et il n'y a pas lieu d'être surpris de voir le roi Henri Ier le choisir comme archiâtre. C'était, d'ailleurs, au dire de ses contemporains, le praticien le plus capable du royaume : « medicorum peritissimus ». Deux historiens, Orderic Vital (1) et Guillaume de Jumièges (2), nous ont transmis quelques détails sur la mort du roi survenue en 1059.

Le roi indisposé avait reçu une purgation de son médecin, qui s'était retiré ensuite ; mais, tourmenté par la soif et alors que le remède n'avait pas produit son effet, le malade demanda à boire et son chambellan lui apporta un verre d'eau. Sitôt eût-il goûté au liquide, qu'il éprouva de vives douleurs, poussant des cris affreux et mourut rapidement, avant qu'on ait eu le temps de rappeler son médecin. Cette mort étrange et imprévue fit penser à un crime et on parla d'empoisonnement. On accusa tout haut Jean de négligence, sinon de complicité et comme il n'était pas accouru de suite aux cris du malade on le surnomma le Sourd (3).

(1) Orderic Vital, *Histoire ecclésiastique*, t. II, p. 79. Voici le texte de son récit. « Anno ab incarnatione Domini MLIX, Henricus rex Francorum, post multas probitates quibus in regno gloriose viguit, potionem a Joanne medico Carnotensi, qui ex eventu surdus cognominabatur, spe longioris et sanioris vitæ accepit. Sed quia voto suo magis quam præcepto archi-atri obsecundavit et aquam, dum veneno rimante interiora nimis angeretur, clam a cubiculario sitiens poposcit, medicoque ignorante, ante purgationem bibit : proh dolor ! in crastinum, cum magno multorum mœrore obiit »

(2) Guillaume de Jumièges, *Hist. Normanorum*. Voici le texte de son récit : « Qui postquam regnum Galliæ fere XXV annis rexit, causa corporeæ salutis a Joanne medicorum peritissimo potionem accepit : sed veneno nimiam sitim inserente, jussum archiatri sprevit, et a cubiculario potum accipiens, dum medicus abesset, ante purgationem bibit. Unde nimis infirmatus, eodem die, post perceptionem sacræ Eucharistiæ obiit. » F. Duchesne, (*Historiæ Francorum scriptores*), t. IV, p. 150, publie un texte de Guillaume de Jumièges un peu différent, d'après un manuscrit qui se trouvait dans la bibliothèque de *Cl. Alex. Petavii Senatoris, Paris.*

(3) Littré (*Journal des savants*, 1869, p. 272, et *Médecine et Médecins*, p. 472) cherche à élucider les causes de la mort de Henri Ier et écrit :

VII. — Jean mourut le 8 des calendes de Janvier, nous ne savons pas exactement en quelle année. Le cartulaire de Notre-Dame-de-Chartres donne ainsi son obit (1).

VIII Kalendas Januarii (25 décembre) † ante 1100. Obiit Johannes medicus qui capsarum sedem deargentatam construxit et istius ecclesie dextri lateris vestibulum fecit et quampluribus aliis operibus eidem ecclesie profuit.

Ce document nous apprend que Jean. probablement aussi habile architecte que bon médecin enrichit grandement l'église de Chartres. Ce serait lui qui aurait construit le trésor où sont les châsses ainsi que le vestibule du côté droit de la cathédrale. Ce fait ne doit pas nous surprendre, car nous avons plusieurs exemples du même genre, comme Goisbert, moine d'Ouche, qui fut également guérisseur expérimenté et constructeur d'églises.

L'abbé Clerval (2), reprenant une opinion défendue jadis par du Boulay (3), pense que le médecin Jean doit être considéré comme étant le fondateur de la secte philosophique des *Nominaux* qui eut au moyen âge un si grand retentissement. Cette identification n'a pas été admise par Meiners (4), Oudin (5) et Hau-

« Bien que l'observation, qui n'est pas médicale, soit fort incomplète, on y rencontre cependant un trait qui indique une meilleure explication que celle de cet archiâtre à la fois imprudent et négligent. Le malade, quand il eut pris le purgatif, en ressentit très vivement l'action immédiate (*veneno rimante interiora*), et fut rapidement en proie à une extrême angoisse (*nimis angeretur*). Avec cela et l'issue prompte et fatale, il est possible de compléter l'observation ; le purgatif était drastique, la soif et l'anxiété devinrent très fortes ; soit qu'il survint des évacuations, dont, il est vrai, l'annaliste ne dit rien, soit qu'il n'en survint pas, une inflammation interne s'alluma, et le roi succomba à l'action du purgatif administré. Il serait mort, quand bien même il n'aurait pas bu cette eau qui lui fut reprochée. Il est heureux pour l'archiâtre que le patient lui ait fourni cette excuse, fausse mais acceptée, pour le disculper. Maintenant quelle est la nature du médicament administré ? Y eut-il erreur dans la dose, ou le roi se trouva-t-il susceptible d'une manière excessive à l'effet du médicament ? C'est ce qu'il est impossible de dire. »

(1) *Cartulaire de N.-D. de Chartres*, t. III, p. 2.

(2) Clerval, *op. cit.* p. 121 et ssq.

(3) Bulæus, *Hist. Univ. Paris.* I, p. 443.

(4) Meiners, cité par Clerval, *loco citato*.

(5) Oudin, cité par Clerval, *loco citato*.

reau (1), ni par Cousin (2). A dire vrai, les arguments de l'abbé Clerval se réduisent à une identité de nom, à une coïncidence de date, et, surtout, à ce fait qu'on retrouve dans le Nominalisme des points de doctrine en tout semblables aux opinions professées par Bérenger. Or, l'abbé Clerval suppose que Jean a dû connaître Bérenger à Chartres et que c'est de lui qu'il connut les principes essentiels du Nominalisme.

Ces arguments nous paraissent assez fragiles. L'identité des noms et la coïncidence de date, surtout quand il s'agit du nom de Jean, porté par un grand nombre de personnages connus de cette époque, ne peuvent être sérieusement pris en considération. Les relations du médecin Jean et de Bérenger à Chartres sont très hypothétiques. Aucun document, en effet, ne nous dit que Jean ait été l'élève de Fulbert, et c'est seulement après le départ de Bérenger de Chartres que nous constatons dans cette ville le passage de Jean. Nous avons même vu que vers 1020-1030, c'est-à-dire lorsque Bérenger fréquentait Chartres, Jean était moine de Marmoutier et résidait dans ce monastère.

A vrai dire, la personnalité du fondateur du Nominalisme est assez obscure. Certains auteurs (3) l'ont identifié avec Jean écolâtre d'Angers en 1040. Cette opinion prend même une certaine force si on admet la filiation d'ailleurs logique, entre les doctrines de Bérenger et les principes du Nominalisme. En effet, dans le « Privilegium Theoderici Carn. epis. pro monasterio Vindocinensi (4) », qui date de 1040, nous voyons que Jean et Bérenger étaient à cette époque à Angers, l'un comme écolâtre, l'autre comme archidiacre, et par conséquent pouvaient se connaître et échanger leurs idées philosophiques. Quoi qu'il en soit, c'est là une question encore à l'étude.

(1) Hauréau, *Hist. de la philosophie scolastique*.
(2) Cousin, *Abelard*. Fragments philosophiques, p. 121.
(3) Rangeard, *Hist. de l'Université d'Angers*, I, p. 17. ; Duchesne, *Hist. Franc. Script.* IV, p. 90.
(4) *Anal. Benedict.* IV, p. 440 ; *Patrologie* de Migne, CLVII, col. 289-294.

CHAPITRE X

Raoul Leclerc

Les éléments de la biographie de Raoul Leclerc, le plus célèbre médecin français du XIe siècle, se trouvent dispersés dans les chroniques d'Orderic Vital (1) et de Guillaume de Jumièges (2). Le premier écrivit au début du XIIe siècle son Histoire de Normandie, si riche en détails de toutes sortes, alors que bien des personnes qui avaient connu notre médecin vivaient encore. « Les habitants de Montreuil, dit-il, rapportent de lui, encore aujourd'hui, beaucoup de choses, qui nous semblent merveilleuses et qu'ils ont vu eux-mêmes ou qu'ils ont apprises de leurs pères, pour lesquels il fut plein de bonté, car il avait fait de savantes expériences sur les maladies et d'autres accidents inattendus ».

Les renseignements donnés par ce chroniqueur, d'après des témoins oculaires des faits rapportés, doivent donc être acceptés comme exacts.

Ils se complètent, d'ailleurs, par de rares documents originaux tirés des obituaires et des cartulaires (3), qui fixent de façon précise quelques détails biographiques.

Au XVIIe siècle, Don Martène (4), dans son *Histoire*

(1) Orderic Vital. C'est surtout dans le livre III de l'*Histoire de Normandie* que se trouvent les faits relatifs à la biographie de Raoul Leclerc.

(2) Guillaume de Jumièges, livre VII, chapitre X.

(3) Nous les citerons au fur et à mesure.

(4) Dom Martène. *Histoire de Marmoutier,* t. I, p. 367.

de Marmoutier, consacre une courte notice à Raoul Leclerc et en puise la trame dans Orderic Vital, mais y ajoute plusieurs traits d'après les traditions qui se conservaient dans le grand monastère.

Plus tard, Le Beuf (1), dans ses *Dissertations* ; les auteurs de l'*Histoire littéraire* (2) ; Du Boulay (3), dans son *Histoire universelle de Paris*, ont eu à s'occuper de ce personnage, mais n'apportent aucun document nouveau.

Plus près de nous, plusieurs auteurs normands, MM. Frère (4), Beaudouin (5), Louis Duval (6) en ont parlé incidemment dans divers ouvrages d'histoire locale ou d'hagiographie. Nous signalerons particulièrement la notice que M. l'abbé Blin (7) a consacrée à saint Evroul et à saint Thierry dans la *Vie des saints du diocèse de Séez*. M. l'abbé Clerval (8), dans son *Histoire des écoles de Chartres* a eu aussi à s'occuper de Raoul Leclerc.

Raoul Leclerc appartenait à une famille très considérable de la noblesse normande et était fils du fameux Giroie.

« Giroie, fils d'Ernauld-le-Gros, de Courserault, qui avait pour père le breton Abbon, se distingua par ses vertus et son courage au temps de Hugues-le-Grand et de Robert, roi des Français (9) ». Nous le voyons participer à maintes affaires et avec Guillaume

(1) Le Beuf, *Dissertations*, II, p. 154. Dans ce travail, l'auteur considère Raoul Leclerc comme étant le frère de Guillaume, duc de Normandie. C'est une erreur évidente.

(2) *Histoire Littéraire*, t. VII, p. 56, paragraphe LXIX, p. 85 et 136, et table chronologique, p. 641 à l'année 1057.

(3) Bulæus, *Hist. univ. de Paris*, 1665, I, p. 638-639.

(4) Frère, *Bibliothèque normande*, 1860, p. 422.

(5) Dr Beaudouin, *Un médecin de Saint-Cénery au XIe siècle*, publié dans *l'Année médicale de Caen*, 1912, p. 121.

(6) Louis Duval, *La médecine à Saint-Evroul au XIe siècle*. Argentan, Langlois, 1912.

(7) Abbé J.-B.-N. Blin, *Vie des saints du diocèse de Séez et histoire de leur culte*, 2 volumes. Laigle, Montauzé, édit., 1873. Voir t. I, p. 522-616, la vie de saint Evroul et t. II, p. 297-322, la vie de saint Thierry.

(8) Abbé Clerval, *op. cit.*, *passim*.

(9) Orderic Vital, livre III, *Mémoires de l'histoire de France*, collection Guizot, t. XXVII, p. 20.

de Bellême, soutenir contre Herbert, comte du Maine, une guerre vigoureuse. Comme beaucoup de hauts barons de cette époque il protégea l'église et les chroniqueurs nous citent six moutiers qu'il édifia de ses deniers. « Il vécut longtemps honorablement dans le siècle et par les mérites de ses saints patrons, obtint, comme nous le croyons, après sa mort, le pardon de ses péchés et le bienheureux repos dans la société des fidèles (1) ».

Giroie avait acquis des domaines immenses qui furent partagés entre ses onze enfants. Ses sept fils « furent braves et généreux, habiles et courageux dans la guerre, terribles à l'ennemi, doux et affables pour leurs égaux. Ils s'élevèrent par divers évènements et néanmoins finirent par déchoir car telle est la condition humaine(2). » Ils se signalèrent surtout dans les expéditions que les Normands tentèrent avec succès en Sicile et dans l'Italie méridionale. Les quatre filles prirent alliances dans des maisons très influentes, et toute cette tribu de Giroie eut un temps une situation prépondérante dans les affaires de Normandie vers le milieu du XIe siècle.

Raoul ou Rodolphe était le cinquième fils de Giroie. « Il fut surnommé Leclerc parce qu'il était fort instruit dans les lettres et les autres arts. On l'appela Malecouronne parce que dans sa jeunesse il ne s'occupait que d'exercices militaires et d'autres frivolités (3) ».

Guillaume de Jumièges parle également et à peu près dans les mêmes termes des deux surnoms portés par le fils de Giroie : « Raoul, surnommé Leclerc, parce qu'il était fort versé dans l'étude des lettres, et Malecouronne, parce qu'il s'adonnait aux exercices de la

(1) Orderic Vital, *id.*, p. 21.
(2) Orderic Vital, *id.*, p. 22.
(3) Orderic Vital, *id.*, p. 25. Pour M. Duval, (*op. cit.*, p. 6) *Malecouronne* ou *Maucouronne* est synonyme de *Mauclerc*, mauvais clerc. La couronne ou tonsure est en effet la marque distinctive du clerc et du moine. Les exercices auxquels se livrait Raoul semblaient jurer avec sa qualité de clerc. C'est pourquoi évidemment on lui appliqua l'épithète péjorative de Malecouronne.

chevalerie et gardait mal la gravité de la cléricature (1) ».

De ces deux surnoms, les auteurs modernes ont généralement adopté le dernier, et c'est sous le nom de Raoul Malecouronne qu'on désigne le plus souvent le seigneur normand. Pour nous, suivant l'exemple des chroniqueurs du XIIe siècle, qui désignent d'abord Raoul sous le sobriquet de Leclerc et ne lui donnent que secondairement celui de Malecouronne, nous adopterons le premier. Il convient de dire, toutefois, que les documents authentiques qui nous sont conservés ne donnent aucune de ces deux appellations et désignent le personnage par son seul nom de *Rodulfus*.

De bonne heure Raoul fut attiré vers l'étude des sciences. « Ce seigneur, dit Orderic Vital, se livra aux lettres dès l'enfance et, parcourant les écoles de la France et de l'Italie, parvint à acquérir avec distinction la connaissance des choses les plus secrètes. En effet, il était noblement instruit dans l'astronomie de même qu'en grammaire et en dialectique, ainsi qu'en musique. Il possédait même si complètement la science de la médecine que, dans la ville de Salerne, où florissaient depuis les temps anciens de célèbres écoles de médecine, il ne trouva personne qui put l'égaler dans cet art, si ce n'est une certaine dame très savante (2). »

Nous avons quelques indications sur les voyages d'études qu'accomplit Raoul Leclerc en France et en Italie.

Son passage à Marmoutier est très probable; son séjour à Chartres est certain vers 1025 (3).

Il fut, dans cette dernière ville, l'élève de Fulbert, qui lui inculqua sans doute les éléments des sciences et en particulier de la médecine. Il y connut le docte Albert, alors doyen du chapitre, qui devait devenir plus tard le directeur de Marmoutier, et noua avec lui des relations amicales qui se prolongèrent, comme

(1) Guillaume de Jumièges, *loc. cit.*
(2) Orderic Vital, *id.*, p. 64.
(3) Abbé Clerval, *op. cit.*, p. 82.

nous le verrons. Ce séjour à Chartres dut être assez long, puisque Raoul y fut honoré de quelques dignités et en particulier de celle de chanoine du chapitre ; nous ne savons pas, toutefois, s'il se prolongea après le décès de Fulbert, en 1028, et si ce furent les mêmes raisons qui avaient déterminé le départ d'Albert qui influèrent sur la décision que prit Raoul de se diriger vers l'Italie.

C'est, pensons-nous, entre 1030 et 1040 qu'il convient de fixer le séjour de Raoul Leclerc à Salerne. Salerne était alors le centre européen le plus réputé pour les études médicales, et l'enseignement qu'on y recevait était justement estimé. Les autres villes italiennes, comme Pavie et Bologne, où s'étaient maintenues les traditions classiques de Galien, durent céder leur rang à la cité hippocratique du Sud. Aussi, de toutes parts, les étudiants y étaient-ils attirés par le renom des maîtres qui y professaient et l'éclat de leurs leçons publiques. Plusieurs Français y fréquentèrent surtout après les conquêtes normandes.

De bonne heure, les femmes purent suivre les cours de la faculté salernitaine et même y exercer publiquement. On a conservé les noms de plusieurs de ces médecines ; la plus connue est certainement la fameuse Trotula, celle précisément qui fut l'émule de Raoul Leclerc. Elle paraît avoir été alliée à la famille des Platearius qui, tous, ont compendieusement écrit et laissé des traités longtemps classiques. Elle-même composa, semble-t-il, plusieurs ouvrages. Son « De passionibus mulierum ante, in atque post partum » a été fort modifié par des rédactions ultérieures du XIIIe siècle ; le « In utilitatem mulierum et pro decoratione earum, scilicet de facie et de vulva earum », est conservé dans un manuscrit de la bibliothèque de Florence; enfin, divers articles d'un manuscrit de Breslau touchent aux parties les plus diverses de la médecine. Elle pratiquait sans doute aussi, comme alors beaucoup de médecins, les opérations chirurgicales, et le professeur Hergott lui attribue l'invention de la périnéorrhaphie. Pour qu'on ait mis sur le même rang cette femme si extraordinaire et Raoul Leclerc, il faut bien que la réputation de celui-ci ait été très réelle et appuyée sur des succès thérapeutiques incontestables.

On eut pu croire qu'après des études si complètes dans les différentes sciences, Raoul se serait adonné à des occupations intellectuelles. Il n'en fut rien cependant, et nous le voyons reprendre les armes et se livrer « longtemps aux travaux de la chevalerie, donnant de fréquentes preuves de sa vaillance et de son habileté dans les affaires militaires où il se distingua parmi ses rivaux (1) ». Orderic Vital ne nous dit pas quelles furent ces affaires militaires et si elles se passèrent en Normandie ou dans l'Italie du Sud, où les Normands fondèrent alors de puissantes colonies.

Dom Martène ajoute : « Je ne sais si Dieu ne se servit pas des rencontres où il se trouva pour lui ouvrir les yeux et lui faire connaître la vanité de tout ce que les hommes recherchent avec tant d'ardeur. Il s'en dégoûta peu à peu, et après avoir soulagé dans le siècle les pauvres par le moyen des secrets qu'il avait appris dans l'étude de la médecine, il résolut de le quitter entièrement et de renoncer à toutes les espérances dont il se flattait (2) ».

Il semble que Raoul se retira alors en Normandie, auprès de Montreuil, et qu'il put exercer la médecine au profit de la population avoisinante, sans esprit de lucre, mais pour le soulagement des malheureux. Il y était déjà en 1045 ou 1046 (3).

A cette date, en effet, se produisit, à Alençon, un événement des plus tragiques, auquel fut mêlée la famille Giroie. Guillaume Talvas, un des plus terribles barons de Normandie, avait fait étrangler en pleine rue d'Alençon sa première femme pour épouser la fille de Raoul, vicomte de Beaumont. Il invita ses voisins à ses noces et parmi eux, Guillaume

(1) Orderic Vital, *id.*, p. 64 et 65.
(2) Dom Martène, *loc. cit.*
(3) Orderic Vital, *id.*, p. 64.

Giroie, le frère aîné de Raoul Leclerc. Ce dernier, flairant un piège, « engagea fortement son frère à ne pas se rendre aux noces honteuses de ce baron bigame ». Mais Guillaume passa outre et, avec une escorte de douze chevaliers sans armes, se rendit à Alençon. Mal lui en prit, car, en pleine fête, il fut saisi par les gens de Talvas qui lui crevèrent les yeux et le mutilèrent horriblement au visage, lui coupant nez et oreilles. Tous les Giroie, qui étaient nombreux, puissants et braves, se levèrent sur l'insulte faite à un des leurs et assiégèrent Talvas dans son château. Raoul Leclerc prit soin de son frère et fut assez heureux pour le guérir. Guillaume se rétablit assez complètement pour entreprendre un pélerinage à Jérusalem et, à son retour, entra à l'abbaye du Bec.

Un peu plus tard, en 1050, deux des neveux de Raoul Leclerc, Hugues et Robert de Grandménil, fils de sa sœur Hadevise, résolurent de fonder une maison religieuse. Ils choisirent tout d'abord, dans ce but, leur terre de Nonei, près de Falaise; mais, sur les conseils de leur oncle Guillaume, ils se fixèrent à Ouche, où existait encore les ruines d'un monastère que saint Evroul y avait établi au VIIe siècle.

Tous les membres de la famille Giroie coopérèrent par des dons magnifiques à la fondation de cette abbaye et Orderic Vital énumère avec complaisance les terres, églises, moutiers, dîmes, hôtes, droits de péages que chacun abandonna à la communauté. Raoul Leclerc participa à ces fondations pieuses :

« Guillaume, fils de Giroie, du consentement de ses fils Ernault et Guillaume et de ses frères Robert et Raoul Malecouronne, donna le moutier d'Echauffour, la dîme du droit de péage de cette terre avec la terre du prêtre Adelelme, et la dîme de toute la forêt d'Echauffour, tant en argent qu'en porcs et l'usage de la forêt pour toutes les choses nécessaires à la maison ; en outre, tous les moutiers de son domaine, dont un en faveur de saint Georges, se trouve à Montreuil; deux à Vernuces, l'un en l'honneur de sainte Marie, l'autre en l'honneur de saint Paul ; deux au Sap, l'un en l'honneur de saint Pierre, l'autre en l'honneur de saint Martin. Il donna tous ces biens avec les dîmes et les terres qui en dépendaient. Il y ajouta les dîmes des droits de péage et toutes les usances tant des forêts que des autres objets qui étaient dûs à Echauffour, à Montreuil et au Sap (1) ».

Ces donations faites, les membres de la famille Giroie en présentèrent la charte à la confirmation de Guillaume de Normandie, qui s'empressa de les approuver et les compléta par de nombreux privilèges (2). Un moine de l'abbaye de Jumièges, Theoderic ou Thierry, fut choisi comme premier abbé.

C'est peu après la fondation de l'abbaye d'Ouche que Raoul Leclerc qui était déjà engagé dans la cléricature et qui était même chanoine de Chartres, se résolut à recevoir l'habit monastique. Ne voulant pas entrer dans la maison qu'il avait contribué à fonder par ses libéralités, craignant que les charges dont on

(1) Orderic Vital, *id.*, p. 29.

(2) Voici, d'après Orderic Vital (*id.*, p. 33), un extrait de la confirmation, par le comte Guillaume, de la fondation de l'abbaye d'Ouche :

« Moi, Guillaume, comte des Normands, ai fait écrire cette charte de donation ; je l'ai fait confirmer, sous peine d'excommunication, par les mains de l'archevêque de Rouen, des évêques, des abbés, dont les noms et les signatures sont ci-après, afin que les stipulations qu'elle renferme subsistent dans leur entier ; de façon que si quelqu'un était tenté de les enfreindre ou leur voulait porter dommage, soit par lui, soit par d'autres, dans quelque intention que ce soit, il sache que, par l'autorité de Dieu et par la chrétienté de tous les saints, il sera, à moins qu'il ne s'amende, excommunié et maudit éternellement ».

Le duc Guillaume signa d'un signe de croix la charte ci-dessus, qui fut souscrite ensuite par Mauger, archevêque de Rouen, fils de Richard Gunnoride, duc des Normands ; par Hugues, évêque de Lisieux, fils de Guillaume, comte d'Eu ; par Odon, évêque de Bayeux, frère utérin du duc Guillaume ; par Guillaume, évêque d'Evreux, fils de Gérard Flertel (1) ; par Gislebert, abbé de Châtillon (2) ; par Guillaume, Robert et Raoul (3), fils de Giroie ; par leurs neveux Hugues de Grandménil, Robert et Ernauld ; par Guillaume, fils de Vauquelin ; par Radulphe de Toëni, par Radulphe Taison ; par Roger de Mont-Gomeri ; par Guillaume, fils d'Osbern ; par Richard de Beaufou, par Richard de Saint-Scholasse et par plusieurs autres seigneurs de Normandie, qui étaient réunis dans la forêt de Lions, à la cour du duc, sur la rivière de Lieure, devant l'église de Saint-Denis. Ce fut l'an de l'Incarnation du Sauveur 1050, que fut ainsi confirmée la charte de donation en faveur de l'église d'Ouche.

(1) Ailleurs, il est appelé Fletel, et aussi Fleitel.

(2) Conches.

(3) C'est Raoul Leclerc.

n'aurait pas manqué de l'honorer pussent nuire au recueillement de la vie cénobitique, il rentra à Marmoutier.

Il y fut attiré sans doute par la réputation de sainteté dont jouissait alors le grand monastère et la rigueur des règles qui y étaient observées. Sans doute aussi l'éclat dont brillait l'école martinienne et les hommes instruits qui y étaient réunis durent influer sur sa détermination ; mais nous pensons que ce fut surtout l'amicale insistance de l'abbé Albert, son ancien condisciple de Chartres, qui poussa Raoul Leclerc à venir sur les bords de la Loire.

Dès son arrivée, il s'occupa de l'école et l'ancien professeur de Salerne enseigna de nouveau la médecine. Plusieurs médecins réputés s'y trouvaient déjà : Jean était le plus recherché et le succès de ses cures devait l'amener à devenir l'archiâtre du roi de France ; Inisien avait été appelé auprès de l'évêque d'Angers ; Tetbert commençait à être demandé et précisément en 1050 avait soigné le puissant seigneur de l'Ile Bouchard. Si donc Raoul Leclerc ne fut pas le premier à exercer la médecine à Marmoutier, on peut dire toutefois qu'il y développa de façon remarquable cette branche des études. Les élèves qu'il forma furent nombreux et les noms de plusieurs d'entre eux sont venus jusqu'à nous : tels ceux de Frodo, d'Ingo, de Gautier, de Rainier, de Guillaume (d'Angers). Il eut aussi parmi ses auditeurs Gillebert Maminot, le futur évêque de Lisieux ; Guillaume Firmat, le saint ermite du Passais ; Marbode, l'écolâtre angevin ; le grand Sigo, abbé de Saint-Florent de Saumur. Tous furent formés par lui à la connaissance de la médecine et y acquirent quelque réputation.

Raoul Leclerc resta sept ans environ à Marmoutier. En 1057, Raoul de Grandmenil, son neveu, par suite de la démission de l'abbé Thierry, ayant été nommé abbé d'Ouche, lui demanda de venir le seconder de son expérience et de ses conseils (1). L'abbé

(1) Orderic Vital, *id.*, p. 62.

Albert consentit avec regret à se séparer de son religieux, qui, après un court passage à Reims (1), rejoignit le monastère de Saint-Evroul.

L'abbaye d'Ouche était devenue, en peu de temps, l'asile de moines nombreux et distingués, qui s'appliquèrent avec un zèle éclairé à des travaux intellectuels. A l'exemple de l'abbé Thierry, qui avait écrit de ses mains les Collectes, le Graduel et l'Antiphonaire, ils transcrivirent bon nombre de manuscrits et formèrent une école de calligraphie d'où sortirent de bons copistes qui la rendirent une des plus célèbres du moyen âge. La bibliothèque comprenait la plupart des Pères de l'Eglise, les écrits de saint Jérôme, de saint Augustin, de saint Ambroise, de saint Isidore. d'Eusèbe, de saint Grégoire, d'Orose. Il s'y trouvait même quelques ouvrages de médecine, tel le *De natura rerum* d'Isidore et les œuvres d'Hippocrate.

Dans un milieu aussi intellectuel, Raoul Leclerc aurait pu rendre les plus grands services ; mais, peu après son arrivée, il fut atteint d'une maladie de peau, genre de lèpre qui nécessita son isolement de la communauté de ses frères. Il dut, en 1059, se retirer dans un ermitage possédant une chapelle fondée en l'honneur de saint Evroul (2).

« Il y resta longtemps ayant auprès de lui le moine Goscelin pour le service de Dieu et sa propre consolation ».

Cette chapelle avait été bâtie dès le temps de saint Evroul, qui avait coutume de s'y réfugier en abandonnant tous soins extérieurs, lorsqu'il voulait avec plus d'ardeur s'attacher aux célestes contemplations. Le lieu est agréable et très propre à la vie solitaire ; car la petite rivière de Charentonne coule dans une vallée inculte sur les limites des évêchés de Lisieux et d'Evreux ; sur le sommet d'un mont s'élève une

(1) Orderic Vital, *id.*, p. 53.

(2) Orderic Vital, *id.*, p. 65. D'après un autre passage du même auteur, *id.*, p. 25. Raoul Leclerc aurait été atteint de la lèpre à Marmoutier.

forêt qui reçoit le souffle des vents sous ses épais ombrages ; un verger entoure l'église sur le penchant des coteaux entre la rivière et la forêt. Devant l'église coule la fontaine d'Ouche, qui a donné son nom à toute la contrée circonvoisine.

Dans ce lieu retiré, Raoul Leclerc donna ses soins à quantité de malades et obtint des cures vraiment surprenantes. La fontaine d'Ouche avait d'ailleurs des vertus curatives et un grand nombre de pélerins venaient y chercher des soulagements à leurs infirmités. C'était surtout des insensés, des épileptiques, des nerveux, qu'on y amenait. Après quelques bains et des aspersions plus ou moins multipliées, beaucoup s'en retournaient guéris. Il est fort probable que le souvenir de Raoul Leclerc et des conseils désintéressés qu'il donnait à ces malheureux furent pour beaucoup dans la vogue de cette source, vogue qui se maintint jusqu'à nos jours, et il est curieux de retrouver à l'origine d'une tradition populaire relative à une fontaine guérissante, la trace du passage d'un véritable médecin. Nous ferons des constatations du même genre au sujet des fontaines dédiées à saint Guillaume Firmat.

Des difficultés intérieures étant survenues dans l'administration de l'abbaye d'Ouche, l'abbé Robert de Grandmenil dut se démettre de ses fonctions (1). Il se retira en Italie où il fonda plusieurs maisons, dont le couvent de Sainte-Euphémie. Au même temps, deux de ses sœurs utérines causèrent un grand scandale : « quittant le voile de la sainteté, elles embrassèrent le monde avec ardeur ». L'une, Judith, épousa Roger, comte de Sicile, la seconde, Emma, s'unit à un seigneur dont nous ignorons le nom (2).

Ces incidents rendirent très délicate la situation de Raoul Leclerc à Ouche. Il dut abandonner son ermi-

(1) Orderic Vital, *id.*, p. 80.
(2) Orderic Vital, *id.*, p. 83.

tage et retourner, en 1061, à Marmoutier, où l'abbé Albert le revit avec une vive satisfaction (1).

Il se remit à l'exercice de la médecine et forma de nouveaux élèves, tels Guillaume, qui alla à Noyers, Jacques, qui resta à Marmoutier, Jean, le futur abbé de Saint-Nicolas d'Angers et bien d'autres.

C'est pendant ce second séjour à Marmoutier que Raoul Leclerc assista au don important que Abelin, fils de Gauscelin, moine de la Couture, et de Tetberge, personnage considérable du Mans, fit à Marmoutier, de maisons sises dans la cité cénomane, ainsi que de celliers, vergers et vignes aux alentours. Sans doute, Raoul Leclerc avait-il été appelé pour donner ses soins à ce riche seigneur (2).

Enfin, « après sept ans d'exercice dans l'ordre religieux, il mourut glorieusement le quatorze des calendes de février (19 janvier) de l'année 1068 (3) ». C'est à cette date, en effet, que l'obituaire de Notre-Dame-de-Chartres note le décès de cet illustre médecin. « XIII Kalendas Februarii obiit Rodolfus, Sancti Martini, majoris monasterii, monachus et prius hujus ecclesie canonicus (4) ».

(1) Orderic Vital, *id.*, p. 86.

(2) Voir pièces justificatives.

(3) Orderic Vital, *id.*, p. 86. M. Duval, *op. cit.*, p. 11, fait mourir Raoul Leclerc le 7 des calendes d'avril 1064. Nous ignorons sur quoi s'appuie cette affirmation.

(4) *Cartulaire de N.-D. de Chartres*, t. III, p. 24.

CHAPITRE XI

Tetbert

De tous les médecins formés à Marmoutier, Tetbert est, sans contredit, le plus connu. De nombreux documents contemporains nous ont conservé son nom. Ils s'échelonnent de 1050 jusque vers 1085 et nous permettent de fixer aux environs de 1020 la date de sa naissance. Nous ignorons à quel moment précis il faut fixer son entrée au monastère. Nous sommes mal renseignés également sur sa situation dans la communauté. Dans certains actes, il est qualifié *frater*, dans d'autres *monacus*, sans qu'il soit possible, par suite de la fragilité de la chronologie, de dire si ces deux titres furent employés simultanément ou successivement. Quant à ses degrés de cléricature, nous nous trouvons dans la même incertitude ; il semble cependant douteux qu'il soit parvenu jusqu'à la prêtrise, les prêtres étaient rares alors et leur qualité était, le plus souvent, indiquée dans les actes.

Sa réputation comme médecin dut être considérable. Les éloges de ses contemporains ne laissent aucun doute à ce sujet, et les biographes des siècles suivants n'ont fait que fixer une tradition bien établie. Sa clientèle s'étendait à la fois à la Touraine, à l'Anjou, à la Bretagne, au Maine, au Blésois et au Dunois, et nombreux sont les hauts personnages qui le firent appeler.

Tetbert exerçait déjà la médecine à Marmoutier lorsque Raoul Leclerc arriva au monastère. S'il ne fut pas à proprement parler son élève, il ne reçut pas moins ses conseils autorisés et les principes de la doctrine classique de l'école de Salerne. « Il se perfectionna ainsi très rapidement, nous dit Dom Martène (1), dans l'exercice de son art ».

Dès 1050 ou 1051, sa réputation était déjà suffisamment établie pour qu'il fut appelé à donner ses soins au puissant seigneur de l'Ile Bouchard, Geoffroy Fuel (2). Ce seigneur était, de par la situation de ses forteresses dans la vallée de la Vienne, un des grands féodaux de la Touraine, dont l'alliance etait fort recherchée. Il représente assez bien le type de ces farouches batailleurs du temps, arrivant par intrigue et par force au pouvoir, le conservant par la crainte qu'ils inspirent et dont les colères terribles, marquées par des dévastations et des meurtres, sont suivies de repentirs éclatants.

Nous ignorons de quelle affection le malade était atteint. Quoiqu'il en soit, en reconnaissance des soins reçus, « pro medicina corporali quam ei frater quidam noster nomine Tecbertus, vel impenderat jam, vel impensus erat ». Geoffroy Fuel fit, en présence du comte d'Anjou, Geoffroy Martel, et de ses barons, une donation très importante à Marmoutier. Il céda au prieuré de Tavant, membre dépendant de l'abbaye, tous les droits et coutumes qu'il levait sur les terres de ce prieuré, « consuetudines omnes quas habebat vel reclamabat in vico Tavenno eidem castro proximo ». Ces terres ainsi exemptes de droits étaient très vastes, comme l'indique cette énumération : « terra de Lentiniaco, alodium de Cruento, terra de Bort, alodium de Britannichia, alodium de Anchia, terra de Sazilliaco ». Une telle libéralité et le soin que l'on mit à la faire ratifier très solennellement par le suzerain entouré de sa cour, indique évidemment que le service rendu par le médecin fut d'importance et que Geoffroy Fuel fut tiré d'un bien mauvais pas.

Peu de temps après, Tetbert fut mandé auprès

(1) Dom Martène, *Histoire de Marmoutier*, t. I, p. 370.
(2) Voir pièce justificative n° 7 — Dom Martène, *Hist. de Marmoutier*, t. I, p. 370.

d'une famille du Dunois, les seigneurs de Montigny, qui avaient avec Marmoutier des relations très étroites. On sait que c'est de cette maison que sortit Ganelon, trésorier de la cathédrale Saint-Maurice et de la collégiale Saint-Martin de Tours.

En 1054 environ, il signe une charte relative aux sépultures de Ville-Belford. Un seigneur, Fulcrodus de Vendôme, fils de Gauscelin le Bâtard, avait cédé à Marmoutier les droits de sépulture de Ville-Belford qui appartenaient à son église de Conon et l'abbé Albert, en reconnaissance, avait donné audit seigneur cinquante-cinq sols à condition qu'il serait permis à ses religieux de construire une chapelle en ce lieu. Fulcrodus dut faire confirmer cette donation par Pierre de Montigny, de qui il tenait ce fief, et par les frère et sœur de ce dernier, Guy et Adhuise, ainsi que par Ganelon, le trésorier de Saint-Martin. La présence de Tetbert à Châteaudun nous porte à croire qu'il y avait été appelé pour donner ses soins soit à ce Fulcrodus, soit à un des membres de la famille de Montigny (1).

Cette dernière hypothèse est la plus probable, car, peu de mois après, nous le retrouvons au chevet de Guy de Montigny qui, en un cas pressant, avait prié l'abbé de Marmoutier de lui envoyer un médecin capable. L'abbé Albert désigna Tetbert. Ce dernier, malgré ses soins éclairés, ne put enrayer le mal, et tout espoir de guérison devint bientôt illusoire. Guy de Montigny manifesta alors le désir d'être transporté à Marmoutier, et, sur le point de succomber, revêtit l'habit monastique. Il fut enterré dans le cimetière de l'abbaye. Pour reconnaître le dévouement que Tetbert avait montré en cette circonstance, son frère, Pierre de Montigny, fit don à l'abbaye de ce qu'il possédait des dîmes de Ville-Belford (2).

Ces diverses donations complétaient la fondation

(1) Voir pièce justificative n° 8. — Dom Martène, *Hist. de Marmoutier*, t. I, p. 308.
(2) Voir pièce justificative n° 9. — Dom Martène, *Hist. de Marmoutier*, p. 308.

qu'un seigneur du nom de Nivelon, fils de Guérin sans Barbe, allié aux seigneurs de Montigny, avait faite d'un prieuré sur ces mêmes terres de Ville-Belford : ce fut là une des possessions les plus importantes de Marmoutier dans les environs de Châteaudun.

Tetbert se rendait fréquemment en Anjou, sollicité sans doute par des membres de la famille comtale ou de la noblesse de la province. Son passage nous y est signalé de 1056 à 1060 par un acte de l'abbaye de Saint-Aubin où il paraît comme témoin. Il s'agissait de la donation de l'église du Lion d'Angers qu'avait faite à cette abbaye, du temps de Foulque Nerra et de l'évêque Hubert, Guy, trésorier de la cathédrale. Un des fils du donateur, Albéric, s'était opposé à cette libéralité et avait soulevé une réclamation de droit. Une transaction intervint, à laquelle Tetbert assista (1). La présence de ce dernier à cet acte a pu donner à penser à quelques biographes qu'il était religieux de Saint-Aubin. C'est là une erreur.

Un peu plus tard, en 1063, il fut pareillement témoin d'un différend survenu entre Marmoutier et le seigneur de Rillé, aux confins de la Touraine (2). Airaud de Rillé, surnommé Le Prévost, par suite, sans doute, de la fonction qu'il occupait à la cour angevine, avait abandonné aux religieux les droits de tonlieu et de péage qu'il prélevait sur toute l'étendue de son importante seigneurie. A sa mort, son gendre, Geoffroy Papebœuf, marié à sa fille Marca, s'éleva contre les faveurs accordées aux moines, nia la valeur des actes et molesta les gens de l'abbé. Celui-ci fit valoir ses droits et amena l'irascible seigneur à de meilleurs sentiments; toute difficulté disparut dès lors ; Geoffroy Papebœuf reconnut ses torts, confirma la donation d'Airaud et appela les religieux martiniens à diriger un prieuré fondé, depuis quelques années, sur ses terres.

(1) Voir pièce justificative n° 10.
(2) Voir pièce justificative n° 11. — Dom Martène, *Hist. de Marmoutier*, t. I, p. 378.

En septembre 1062, Tetbert est à Blois et représente son abbaye dans une transaction qui fut faite avec le seigneur de Châteaurenault Guicher. Celui-ci ayant été chassé de sa forteresse au cours d'une guerre entre le comte Geoffroy d'Anjou, et le comte Thibaud de Blois, s'était réfugié auprès de son suzerain. C'est là qu'il fut sollicité par les moines de Marmoutier à renoncer à certaines exactions qu'il exerçait sur les religieux du prieuré de Saint-Laurent-en-Gatine et sur les habitants de ce bourg ; il recevait en échange une somme de dix livres (1).

Nous voyons encore notre médecin assister, vers 1060-1064, avec son confrère Frodo, à une donation de serfs à Marmoutier (2).

La présence de Tetbert à des actes aussi nombreux et aussi importants s'explique tout naturellement par le soin qu'on prenait de choisir, comme témoins, des personnages ayant du crédit, une culture générale assez développée pour, au besoin, pouvoir écrire ou lire les documents et défendre avec autorité et compétence les droits des moines, lorsque ceux-ci, et le fait se produisait souvent, étaient contestés par les donateurs même, ou leurs héritiers. Le médecin, par son instruction et par sa situation dans la communauté, par la faveur dont il jouissait près des seigneurs auxquels il avait donné ses soins, par la liberté que lui procuraient ses déplacements fréquents hors du cloître, était de préférence choisi et accepté comme garant des plus graves accords, et c'est pourquoi les signatures de Tetbert, de Frodo, d'Ingo et d'autres praticiens, figurent si souvent dans les cartulaires de Marmoutier.

En 1060, Tetbert soigna Raoul, vicomte du Mans, dans la maladie qui devait l'emporter (3). Ce personnage (4), qui paraît déjà en cette qualité en 1035, avait

(1) Voir pièce justificative, n° 12.
(2) Voir pièce justificative, n° 13.
(3) Voir pièce justificative, n° 14, 15 et 16.
(4) Hucher, *Monuments funéraires et sigillographiques des vicomtes de Beaumont*, in *Revue Hist. et Arch. du Maine*, XXV, p. 328.

eu de son mariage avec Emma ou Emmeline, dame de Montevreault et du Lude, quatre enfants, dont les deux aînés, Hubert et Raoul II furent successivement vicomtes du Mans. Veuf, le 13 septembre 1058, il épousa en secondes noces Cana, qui lui donna un fils nommé Savary. Cette dernière union ne fut pas de longue durée. Raoul étant tombé, en effet, dangereusement malade, dans la forteresse de Beaumont, réclama les services de Tetbert, qui vint aussitôt en compagnie d'un moine de Marmoutier, Guillaume. La maladie se prolongea et Raoul, en pleine connaissance, put faire différentes fondations et donations. Il abandonnait notamment aux religieux de Marmoutier la chapelle de Vivoin, sur la Sarthe, avec une grande étendue de terre ; ce fut l'origine du prieuré de Saint-Hippolyte. Mais, après son décès, cette donation fut l'objet de vives contestations, d'une part, entre les chanoines de Saint-Julien du Mans et les moines de Marmoutier, et, d'autre part, entre ces derniers et le fils de Raoul, Hubert, lequel voulait restreindre les libéralités paternelles et essayer de reprendre des droits sur les terres cédées. Tetbert qui avait assisté comme témoin à ces libéralités fut appelé à donner son avis, et son témoignage prévalut en faveur de Marmoutier.

La maladie du vicomte Raoul avait été longue, avons-nous dit, et le séjour de Tetbert à Beaumont s'était prolongé. Aussi la vicomtesse Cana, de son côté, en reconnaissance des services rendus par le médecin à son mari et suivant le désir de ce dernier, fit remise à Marmoutier de huit livres sur la redevance que devaient les moines à cause de leur nouveau prieuré de Vivoin. La somme était considérable pour l'époque.

Les soins que prodigua Tetbert à un autre grand personnage valurent à l'abbaye de nouveaux avantages.

En un cas grave, Guihenoc, seigneur d'Ancenis, avait fait appel à Marmoutier, demandant qu'on lui adressa d'urgence le meilleur médecin du monastère (1). L'abbé Barthélemy lui envoya Tetbert. Celui-ci le soigna de son mieux, et, plus heureux que pour le vicomte du Mans, ne tarda pas à le sortir de la fâcheuse situation où il l'avait trouvé. Guihenoc lui manifesta sa gratitude en exemptant la batellerie de Marmoutier du droit de péage prélevé sur les bateaux et chalands passant sur la Loire devant son château. Ce Guihenoc, au dire de Dom Martène (2), « profita si bien de la vie que Tetbert lui avait conservée, qu'il l'employa entièrement au service de Dieu et se fit religieux à Marmoutier ».

On peut fixer la date de cette cure à 1083.

Depuis de longues années déjà, Tetbert était le médecin des comtes d'Anjou et avait dû succéder dans cette charge au médecin Jean, dont nous avons par ailleurs tracé la biographie.

Le 14 novembre 1060, il assistait aux derniers moments de Geoffroy Martel (3). Fils du redoutable Foulques Nerra, ce puissant seigneur avait réuni la Touraine à l'Anjou et soutenu des luttes heureuses contre le comte de Guyenne et le vicomte du Mans. C'est au cours d'une expédition contre ce dernier qu'il contracta la maladie à laquelle il devait succomber. S'étant fait transporter à Angers, il put apprécier les qualités professionnelles et morales de Tetbert qui avait toute sa confiance et pour lequel il manifesta une réelle et solide amitié. Sur le point de succomber, il lui témoigna, du reste, sa gratitude en exemptant de tous droits de tonlieu les bateaux et chalands de Marmoutier qui naviguaient sur la Loire, de Nantes à Tours ; libéralité qui fut faite avec le consentement de sa femme Adèle et de ses neveux (4).

A la mort de Geoffroy Martel, Tetbert resta le médecin de Foulques le Réchin, qui usurpa le comté d'Anjou

(1) Voir pièce justificative, n° 17.

(2) Dom Martène, *Hist. de Marmoutier*, p. 370.

(3) La mort de Geoffroy Martel est fixée de façon précise par de nombreux documents, Orderic Vital, II, p. 86, le *Nécrologe de la Trinité de Vendôme* ; le *Chronicon Vindocinense*, etc.

(4) Voir pièce justificative, n° 18.

sur Geoffroy II. Il le soigna en particulier lors de la grave maladie qui faillit l'emporter, en 1085, et ne dut pas être étranger au don qui fut fait à Marmoutier de la forêt de Chenevose, le 7 mai de cette année (1).

Voici ce que dit Dom Martène (2) à ce sujet.

« La pensée de la mort qu'il voyait présente et la frayeur du jugement terrible qui la suit de près, lui ayant fait faire de sérieuses réflexions sur l'instabilité des grandeurs de ce monde et sur l'énormité de ses péchés, il s'humilia devant Dieu, lui demanda pardon avec abondance de larmes, le supplia, par l'intercession de saint Martin, qu'il prit pour son patron et son avocat, de lui accorder le temps nécessaire pour faire une sincère pénitence. La haute idée qu'il avait de la vertu des religieux de Marmoutier, qu'il regardait comme les plus saints religieux de l'Eglise, le porta à choisir leur monastère comme lieu de sépulture, et il voulut accompagner ce choix d'un don considérable. Il leur avait donné les années précédentes la moitié d'une forêt appelée en latin Silva Canevosa, mais, en même temps, il avait reçu d'eux une somme de 25 livres. Honteux d'avoir pour ainsi dire vendu ce qu'un prince généreux aurait dû donner libéralement, il promit à Dieu de la leur donner tout entière. Foulques n'eut pas plus tôt fait ce vœu qu'il commença à se mieux porter. »

Nous pensons que Tetbert, qui exerçait la médecine depuis trente-cinq ans au moins, et qui devait commencer à sentir le poids des ans, dut cesser de pratiquer à cette époque, un art dans lequel il s'était acquis une réputation des mieux justifiée. Ce qui est certain c'est que, à notre connaissance, aucun acte ne fait mention de son nom après 1085. Nous ignorons la date de sa mort.

Ces quelques notes biographiques, glanées dans les chartes du temps, ne nous permettent pas de nous étendre davantage sur la vie professionnelle de

(1) Dom Housseau, III, 881 ; IV, 1265, 1586, 154, Bibl. de Tours, *manuscrit 1373*, n° 752. Dufour, *Dict. de l'Arr. de Loches*, II, p. 63.
(2) Dom Martène, *Hist. de Marmoutier*, p. 483.

cet homme de valeur ; nous le regrettons vivement, car il eût été intéressant de connaître ses doctrines médicales et ses procédés thérapeutiques.

Le bon moine Jean, de Marmoutier (1), qui écrivit, au début du XIIe siècle, une chronique fort précieuse nous a conservé un détail intéressant lorsqu'il nous parle des vertus merveilleuses que possédaient de son temps les eaux de la Loire, et de l'usage qu'en faisaient les médecins de l'abbaye pour préparer la nourriture des malades dans l'infirmerie, et aussi pour le soin des chevaux. Les poissons eux-mêmes, s'il faut l'en croire, pêchés dans le fleuve, participaient à ces vertus, et les valétudinaires qui en faisaient un fréquent usage, recouvraient sûrement la santé.

Mira dicturus sum. Naturæ creatricis manus munifica tantam vim et efficiem Ligerinis indidit aquis, ut eisdem in infirmorum decoquendis cibis, et equis alendis, physicis attestantibus, medicinalis salubritas inesse credatur. Pisces adeo sani sunt, ut eorum frequenti usu infirmantium valetudo curetur.

Tetbert dut être un des partisans de cette thérapeutique hydrique. La croyance aux propriétés surprenantes que les riverains reconnaissent encore de nos jours à l'eau de la Loire puisée le matin de la Saint-Jean, avant le lever du soleil, ne remonte-t-elle pas à cette époque et n'est-ce pas une survivance de cette pratique qu'aurait préconisée Tetbert et ses contemporains ?

A travers la sécheresse des documents nous pouvons nous rendre compte de la façon dont Tetbert sut s'attacher la confiance et l'affection de ses clients. Il était avant tout un médecin dévoué et vigilant « assidue invigilans », ne quittant pas le chevet des malades tant qu'ils souffraient, remontant leur moral, devenant leur ami et leur confident. Ainsi s'explique la vogue dont il jouit dans une région très éten-

(1) *De commendatione Turonicæ provinciæ*, p. 295.

due ; il était appelé à Chartres, au Mans, à Angers, à Ancenis, alors que les moyens de locomotion n'étaient pas toujours faciles, et que les routes étaient mal entretenues. Combien de médecins de nos jours pourraient se flatter d'avoir une clientèle aussi répandue ?

Ses contemporains le qualifiaient de : « medicine peritus », médecin expérimenté et ce devait être l'opinion commune.

Aussi son nom laissa-t-il dans la région un souvenir durable, dont se sont fait l'écho les chroniqueurs des époques suivantes.

Au XVIIe siècle, Anselme Le Michel (1) écrit :

Hunc Æsculapium suo tempore nomen habuisse non semel observavimus et arte sua nonnullis magnatibus opem præbuisse qui cumulate respenderunt gratiam et opibus suis ejus gratra monasterium ditaverunt.

L'auteur de l'*Histoire littéraire* (2) ajoute : « Tetbert, moine de Marmoutier, au milieu de ce siècle était si habile en médecine, que les maladies les plus désespérées en apparence cédaient à son habileté. »

Dom Martène (3) cite Tetbert parmi les plus « fameux » médecins de l'abbaye, et lui consacre une courte notice. Il le signale par ailleurs comme un « excellent médecin ».

La figure de ce praticien, que nous ne pouvons nous représenter qu'à travers un voile épais, qui nous en cache les traits, méritait d'être tirée de l'oubli. Elle doit prendre place dans la galerie des médecins illustres issus du sol tourangeau, à côté des Fumée, des Rabelais, des Heurteloup et des Bretonneau.

(1) Anselme Le Michel, *Hist. Majoris monasterii*, Bibl. de Tours, manuscrit 1389.
(2) *Histoire littéraire*, t. IX, p. 136, paragraphe LXV.
(3) Dom Martène. *Histoire de Marmoutier*, I, p. 370.

CHAPITRE XII

Guillaume Firmat

I

Sa vie

Guillaume Firmat naquit à Tours d'une famille noble, vers 1026 (1). Tout jeune, il fut instruit dans les arts libéraux et montra des dispositions toutes particulières pour la médecine. Il eût été intéressant de savoir où il fit ses études et quels furent ses maîtres dans l'art de guérir. Les auteurs de l'*Histoire littéraire de la France* (2), suivis par quelques historiens, supposent qu'il fut un disciple de Bérenger à l'école de Saint-Martin ; de fait, l'illustre grammairien était fort instruit en médecine. On peut penser tout aussi bien que c'est à Marmoutier qu'il prit goût pour la thérapeutique auprès d'habiles praticiens comme

(1) La date de la naissance de Guillaume Firmat est variable suivant les auteurs : Chalmel, l'abbé Rolland, le font naître en 1026; l'anonyme de l'*Almanach de Touraine* (1760), Carré de Busserolle, adoptent l'année 1126. La première date est certainement la plus probable. Quant à l'époque de sa mort, elle est également très discutée : les Bollandistes, Ulysse Chevalier, indiquent 1090 ; l'abbé Blin, 1094 ou 1095; l'abbé Pigeon, 1095; l'abbé Rolland et Chalmel, 1103 ; l'anonyme de la *Bonne Presse*, 1143; l'*Almanach de Touraine* et Carré de Busserolle, 1157. M. l'abbé Pigeon, par une critique très serrée des textes et des faits, conclut péremptoirement qu'il convient d'adopter la date du 24 avril 1095.

(2) *Histoire littéraire de la France*, t. VII.

Tetbert et Raoul Leclerc (1). En l'absence de documents plus précis, nous en sommes réduits à des conjectures.

Fixé à Tours, où il fut pourvu d'un canonicat dans la collégiale de Saint-Venant (2), il exerça avec talent la médecine et s'acquit rapidement une très grande renommée, guérissant une infinité de malades « innumerabiles ad eum confluentes ægri ». Il gagna, par ce moyen, des richesses considérables. Mais, bientôt, poussé par une vocation irrésistible, il résolut d'embrasser la vie érémitique, et, quittant Tours, se réfugia au lieudit *les Sept Frères* (3), puis dans diverses solitudes du Maine et de la Normandie. Au cours d'un voyage en Terre Sainte, il fut élu évêque (4) d'une ville dont le nom ne nous est pas connu. Revenu en France, il mourut en 1095 à Mantilly, où il s'était retiré au milieu de la forêt de Savi-

(1) Cette hypothèse peut être appuyée sur ces faits que Guillaume Firmat, à son départ de Tours, paraît s'être retiré au lieudit *les Sept-Frères*, qui se trouvait près de Marmoutier, et que le prieuré de Mantilly, édifié à son honneur, à l'endroit de son ermitage, devint une dépendance de cette abbaye.

(2) Saint-Venant fut d'abord un monastère d'hommes, placé dans l'intérieur du cloître de Saint-Martin, et fondé vers 460, par saint Sylvain qui eut comme successeur saint Venant. Les moines furent sécularisés au IXe siècle. Le chapitre était composé de dix chanoines, tous à la nomination de celui de Saint-Martin ; ils étaient reçus dans le chœur, où ils partageaient les honneurs et les prérogatives des autres chanoines. Il y avait même une prébende qui leur était spécialement affectée et dont ils partageaient entre eux le revenu Cette collégiale fut transformée au XIVe siècle en paroisse.

(3) Ce lieudit *les Sept-Frères* doit être probablement identifié avec le lieudit *les Sept-Dormants*, près de Marmoutier, célèbre par la légende des sept jeunes gens. Un lieudit *les Sept-Frères* existe dans la forêt de Loches (commune de Sennevières), non loin de l'endroit où fut construite plus tard la fameuse Chartreuse du Liget. Ce lieu convenait parfaitement pour abriter un ermite.

(4) Cette élection à l'épiscopat a surpris quelques biographes qui ont mis en doute un tel fait. Des événements du même genre se retrouvent dans les biographies de quantité d'hommes de cette époque, par exemple celle du fameux Guillaume-Louis de Cormery (Voir p. 64), et on peut se demander, en effet, s'ils n'ont pas été ajoutés pour donner du relief à la vie de ces personnages. Les circonstances de ces élections sont toujours les mêmes, et les noms des localités souvent omis ou défigurés ; il ne faut donc les admettre qu'après une sérieuse critique.

gny, dans le Passais (1). Tels sont les points essentiels de la vie de Guillaume Firmat.

Ces faits nous sont connus par une source unique, qui est la notice qu'Etienne de Fougère écrivit vers le deuxième tiers du XIIe siècle.

Etienne de Fougère (2), chapelain de Henri II, roi d'Angleterre, devint évêque de Rennes de 1168 à 1178. Homme probe et lettré, « vir honestus et litteratus », il écrivit la vie de Guillaume Firmat à un moment où existaient encore des personnes qui avaient pu connaître le saint ou être témoins des faits relatés. Cependant, dans cette œuvre, il règne une absence complète de chronologie, une imprécision dans l'ensemble du récit, une recherche du merveilleux qui a amené certains critiques à refuser tout crédit aux dires de l'hagiographe. Mais ce sont là des défauts ordinaires aux écrits de cette époque; or, on ne relève aucune erreur grave dans la vie de saint Guillaume, ni aucun anachronisme choquant. Ce document (3) doit donc être tenu pour sérieux.

(1) La région du Passais où se trouvait Mantilly et la forêt de Savigny, furent, du VIIIe au XIIe siècles, habitées par une foule d'ermites (saint Siméon, † 850 : saint Vital, Raoul de la Futaie, Robert d'Arbrissel, Bernard d'Abbeville, etc). C'est dans la forêt de Savigny que saint Vital fonda l'abbaye de Savigny où, en 1107, il y avait déjà plus de cent quarante religieux.

(2) Etienne de Fougère est aussi l'auteur de la vie de saint Vital, contemporain de Guillaume Firmat. Il y a, dans ces deux biographies, plusieurs épisodes identiques (tel le miracle des sépulcres en pierre, si lourds que personne ne pouvait les remuer et qui, soudainement, deviennent légers et facilement transportables lorsqu'il s'agit d'y placer les corps saints), qui sont une preuve de cette recherche du merveilleux.

(3) Il existe une copie du XIIIe siècle de cette vie dans le *Manuscrit 167* de la Bibliothèque d'Avranches, au folio 125. Cette vie a été publiée plusieurs fois et, en particulier, par les Bollandistes. Elle a été traduite par Laurent de la Barre en 1612; cette traduction a été rééditée de façon plus ou moins complète en 1732 et en 1872, et insérée dans divers ouvrages récents d'hagiographie, en particulier dans ceux des abbés Blin et Pigeon. Nos lecteurs pourront donc facilement prendre connaissance de cette biographie qui, malheureusement, ne renferme que peu de détails sur l'exercice de la médecine par Guillaume Firmat.

II

Les Reliques de saint Guillaume Firmat

La réputation de sainteté de Guillaume Firmat et le bruit des guérisons surprenantes qu'il avait obtenues de son vivant, lui valurent, dès le moment de sa mort, un culte populaire très vif.

Etienne de Fougère, relatant les événements qui se passèrent lors de la translation de son corps à Mortain, parle des discussions qui s'élevèrent entre les gens de Domfront, de Mayenne et de Mortain au sujet de la possession de son corps, et de la foule innombrable qui assista à cette translation. Aussi l'église collégiale Saint-Evroul, où l'on déposa ses restes dans un sarcophage en pierre, vit affluer de suite un grand concours de pélerins venant prier pour obtenir des guérisons. Moins de dix ans après sa mort, si nous suivons le compilateur des chartes de Saint-Evroul, au début du XIIe siéle, il était d'usage d'entretenir continuellement un luminaire près de son tombeau (1).

On ne tarda pas à donner le nom de saint Guillaume à l'église collégiale, comme le constate, dès le XIIIe siècle, en 1250, l'archevêque de Rouen, Eudes Rigault (2), ainsi qu'au collège de chanoines lui-même (3). De là ce dicton populaire :

(1) « Comes Willelmus dedit S. Firmato apud Telliolum IV acras terræ. Ad augendum etiam lumen Ecclesiæ postea Stephanus comes dedit in theloneo Moretonii XV solidos Cenomannenses, X solidos ad luminare altaris S. Nicolai et V solidos ad luminare altaris S. Firmati. » Abbé Blin, *op. cit.*, II, p. 365.

(2) Registre des visites d'Eudes Rigault : « IX cal. Augusti apud Moretonium..... et visitamus capitulum S. Guillelmi Firmati. »

(3) Aux XVIe et XVIIe siècles, on dit la *paroisse Saint-Guillaume* de Mortain (*Arch. de la Manche*, A, 694). En 1545 : *Ecclesia collegiata sanctorum Ebrulphi et Firmati.* In statuts (*id.*, A. 701) ; en 1582, *Eglise collégiale de Saint-Guillaume.* In concession de Mme de Montpensier (*id.* A. 737). On donna aussi parfois le nom de Saint-Guillaume au baillage (charte du roi Jean en 1354 : *Baillioviorum..... et sancti Guillelmi de Moritania*) et à la vicomté de Mortain (*la vicomté de Saint-Guillaume de Mortain*, en 1560).

Quand saint Guillaume vint en renom
Saint Evroul y perdit son nom (1).

Robert de Thorigny, abbé du Mont Saint-Michel, dans sa *Chronique de Normandie*, fait le récit de la translation qu'on dut faire, devant l'affluence sans cesse croissante des pélerins, des reliques du saint dans un sépulcre en pierre élevé, au-dessus du sol, sur quatre colonnes, le jour de l'octave de la Pentecôte, 1156, en présence de plusieurs évêques des diocèses voisins (2). On sépara alors le chef et le bras qui furent placés dans des reliquaires spéciaux et exposés à la vénération des fidèles (3).

Ces reliques cependant éprouvèrent, par la suite, beaucoup de vicissitudes. Au cours des guerres anglaises, on dut transporter le chef du saint et certains objets lui ayant appartenu, au Mont Saint-Michel. Ces objets furent rendus en 1426 (4).

Au siècle suivant, pendant les querelles protestantes, on dissimula de nouveau les reliques le 15 juin 1562. Elles furent rendues le 17 mars 1564, sur l'ordre du comte de Mortain, qui était alors le duc de Montpensier. Mais, dès 1565, il fallut prendre de nouvelles mesures de précaution contre une profanation possible de la part des huguenots, et ce n'est que le 27 avril 1568 que les restes du saint furent replacés dans l'église (5).

(1) Cité par Hipp. Sauvage, *Recherches historiques sur l'arrondissement de Mortain*, p. 104.

(2) « In octavis Pentecostes Hugo Rothomagensis archiepiscopus et Rochus Ebroïcensis, et Richardus Constanciensis et Hubertus Abrincensis episcopi, apud Moretorium levaverunt corpus beati Firmati. » *Chronique de Robert de Thorigny*, I, p. 298.

Cette cérémonie de translation, où les reliques furent ainsi reconnues, puis exposées à la vénération des fidèles, équivalait à une canonisation. Ce n'est qu'à partir de 1172 que le privilège de la canonisation fut réservé au pape. C'est à l'occasion de cette cérémonie qu'Etienne de Fougère écrivit la vie du saint.

(3) Plusieurs églises possédaient des fragments des reliques de saint Guillaume Firmat. Nous citerons l'abbaye de Savigny (abbé Blin, *op. cit.*, II, p. 604).

(4) Abbé Desroches, *Annales religieuses de l'Avranchin*, in *Mém. de la Soc. des Ant. de Norm.*, 1850, t. XVII, 329-341.

(5) Louis Dubois, *Mémoires sur le comté de Mortain*, p. 209 à 211. Hipp. Sauvage, *op. cit.*, p. 277.

En 1621, le 1er juin, les reliques, avec quelques débris de vêtements, furent déposés dans un nouveau sarcophage d'une grande richesse et élevé, comme l'ancien, sur quatre colonnes de pierre (1).

Ce tombeau fut saccagé le 26 décembre 1793 et les reliques dispersées au vent (2). Cependant le chef et le bras purent être sauvés et replacés dans l'église au début du XIXe siècle.

Le 25 février 1854, on transféra le chef, reconnu comme authentique, dans une nouvelle châsse en cuivre et on en détacha l'atlas, qui fut porté à l'église de Mantilly où il se trouve actuellement.

III

Liturgie

On célébra de bonne heure à Mortain (3) deux fêtes en l'honneur de saint Guillaume Firmat (4), le 24 avril, jour anniversaire de sa mort, et à la Trinité, pour commémorer la translation de ses reliques. Cette dernière attirait un grand concours de pèlerins ; on y faisait la mémoire du saint (5). Le 24 avril, il y avait un office (6) propre dont une partie nous a été conservé par les Bollandistes :

RHYTHMUS SEU SEQUENTIA

O beate Guillelme, Redemptoris miles alme,
Qui regnas in celestibus, adesto nostris precibus.
Veris bonis jam frueris, et cum Christo collætaris,
Fac nos boni participes, quo frueris et consortes.

(1) Louis Dubois, *loco cit.*
(2) Hipp. Sauvage, *op. cit.*, p. 300.
(3) Il existait, dès 1156, dans l'église collégiale de Mortain, une chapelle dédiée à saint Guillaume, desservie par un chapelain (Arch. de la Manche, A, 707).
(4) Robert Cenal, *Hierarchia Neustriæ*.
(5) Cette fête de la translation était, au XVIIIe siècle, reportée au lendemain de la Trinité.
(6) *Gallia Christiana*, t. XI, col. 511.

Tu qui pure Deum vides, et ab eo mira potes :
Non est tibi negaturus, quod fueris petiturus.
Eia ergo preces audi, et precantes nos custodi :
Ut in terris mereamur, quod in cælis coronemur.
Dum vivebas inferius, cogitabas superius :
Cælestia suspiciens, et terrena despiciens.
Cumque Deum præ ceteris, sancte semper amaveris.
Nihil tibi curæ fuit, quam quod illi complacuit.
Ita bona pauperibus pie dabas languentibus,
Utque Deo liberius, et servires securius.
Pervigil incumbebas, jejuniis et orabas,
Incessanter Christum Deum, multis propitians eum.
Tam devotus atque clemens eras cunctos suspiciens ;
Ut exemplo commoneres, et ad pia dirigeres.
Terræ sanctæ visitasti loca sacra, et orasti,
Christum Deum, ubi prius tunc steterunt pedes ejus.
Nec putabas satis esse in eremo Deum nosce,
Nisi ubi conversatus, hunc colores humi stratus.
Feras habes obsequentes, aves quoque famulantes :
Corvus paret, lupus cessit, et uterque morem gessit.
Mira refulget pietas tua, fides et charitas ;
Dum quod agas vel facias, fit ut semper proficias.
Ægros sanas et languores, ignis restinguis ardores :
Blandus captivos liberas, cunctisque bona procuras.
Ergo pro hac veritate, qua tu polles et virtute ;
Suppliciter deprecamur, ut a malis liberemur. Amen.

Orationes

I. — Deus, qui Beatum Guillelmum, confessorem tuum, sacro tui amoris ardore inflammasti, ut præ te vilia omnia duceret, et præter te nihil amaret aut cogitaret ; tribue quæsumus, ut illius imitatione terrena valeamus despicere, et te fontem vitæ ex tota mente semper amare.

II — Deus qui potenti virtute ministeria hominum dispensas, et eorum aliquos voluisti salutis aliorum administros ; fac ut nos, qui B. Guillelmi confessoris tui memoriam agimus, illius gratia pro nobis a te postulet et impetret, quæ tu noveris saluti et incolumitati nostræ congruere.

III. — Deus, qui Beatum Guillelmum confessorem tuum innumeris decorasti miraculis, ut eum tibi gratissimum et mundo utilem demonstrares ; præsta ut ejus qua nunc apud te gratia et virtute pollet et fruitur, nos quoque pro tua bonitate digneris esse particeps.

A Mantilly, saint Guillaume fut aussi vénéré de bonne heure ; l'église (1) était sous son patronage et sous celui de Notre-Dame. Un prieuré, dépendant de Marmoutier, y fut fondé au XIIe siècle sur l'emplacement de l'ermitage du saint. Il n'en reste plus trace de nos jours ; cependant on montre encore près du chevet de l'église, le lieu où était la cellule du saint personnage.

Aujourd'hui saint Guillaume Firmat est l'objet d'un culte spécial dans les trois diocèses de Tours, de Séez, d'Avranches et Coutances qui sont ceux où il naquit, où il mourut, où son corps fut déposé. Dans chacun de ces diocèses il y a un office propre.

L'office propre a été introduit dans le bréviaire de Séez en 1834 par Monseigneur Saussel. Il fut un moment supprimé, mais rétabli ultérieurement.

L'office propre du bréviaire de Tours a été introduit en 1863.

L'office propre du bréviaire de Coutances-Avranches date de 1860.

Nous ferons remarquer que les trois bréviaires n'indiquent pas le même jour pour la fête du saint : 28 ou 29 février à Tours ; 24 avril à Séez ; 27 avril à Avranches-Coutances.

Nous donnons ci-après le texte des offices propres dans les trois diocèses à cause des légères variantes qui se trouvent dans les leçons.

(1) L'église actuelle date du XIXe siècle ; elle a été construite en 1860, sous le patronage de Notre-Dame. Un autel dédié à saint Joseph et à saint Guillaume se trouve à droite. Dans le chœur on a placé l'ancienne statue qui se trouvait dans la vieille église.

BRÉVIAIRE DE TOURS

DIE XXVIII. *vel* XXIX FEBRUARI

In Festo

S. GUILLELMI FIRMATI

Confessoris

Duplex.

Omnia de Comm. Conf. non Pont., præter seq. (m. t. v.)

Orat. Adesto.

Et fit Commem. S. Volusiani. Ant. Qui vult. ℣. Justus *Orat.* Præsta, quæsumus. *ut supra.*

IN I. NOCTURNO

Lect. de Script. occur.

In Quadrag. Lect. Beatus vir. *de Communi 2° loco.*

IN II. NOCTURNO

Lectio iv.

Guillelmus Firmatus, Turonibus claro sanguine oriundus, a prima ætate pietate et scientia claruit. Primum sancti Venantii canonicorum collegio adscitus, opibus deinde quibus abundabat in pauperes erogatis, locum petiit Septem fratres dictum, eremiticam ibi vitam acturus. Migravit inde Lavallum, Cenomanensis agri oppidum, atque in silva nomine Concisa dulcem sibi paravit solitudinem; ubi totus in oratione et rerum divinarum contemplatione, mirabilem sese cunctis virtutibus, præsertim vero castitate, exhibuit.

℟. Honestum.

BRÉVIAIRE DE COUTANCES ET AVRANCHES.

DIE XXVII. APRILIS.

In Festo

S. GUILLELMI FIRMATI

Confessoris

Semiduplex ad libit.

Omnia de Comm. Conf. non Pont., p. præter seq. Oratio. Adesto.

IN I. NOCTURNO.

Lect. de Script. occur.

IN II. NOCTURNO

Lectio iv.

Guillelmus Firmatus, Turonibus claro sanguine oriundus, a prima ætate pietate et scientia claruit. Primum sancti Venantii canonicorum collegio addictus, opibus deinde quibus abundabat in pauperes erogatis, locum petiit Septem Fratres dictum, eremiticam ibi vitam acturus. Migravit inde Lavallem, Cenomanensis agri oppidum, atque in silva nomine Concisa, dulcem sibi paravit solitudinem, ubi totus in oratione et rerum divinarum contemplatione, mirabilem sese cunctis virtutibus, præsertim vero castitate, exhibuit.

℟. Honestum.

BRÉVIAIRE DE SÉEZ

DIE XXVII. APRILIS.

In Festo

S. GUILLELMI FIRMATI

Confessoris

Duplex

Omnia de Comm. Conf. non Pont., ritu Pasch., præter seq.

Oratio. Adesto.

IN I. NOCTURNO

Lect. de script. occur.

IN II. NOCTURNO

Lectio iv.

Guillelmus Firmatus, Turonibus illustri sanguine natus, a primis annis, tum scientia claruit. Primum sancti Venantii canonicorum collegio addictus fuit: at, quo plenius Christum lucrifaceret, omnia relinquenti desiderio accensus, opibus quibus abundabat in pauperes erogatis, locum petiit qui Septem Fratrum dicitur, et vitam eremiticam amplexus est. Migravit inde Valleguidonem, Cenomanensis agri oppidum, ibique in silva nomina Concisa secretiorem solitudinem eligens, totus in oratione rerumque divinarum contemplatione, sese cunctis virtutibus mirabilem exhibuit.

℟. Honestum.

Lectio v.

Multi ad eum confluebant, fama ejus sanctitatis permoti, quibus verbis et exemplo Christum prædicabat et hunc crucifixum. Importunas tandem moleste ferens populorum concursationes, solitudinem dimisit, variasque peregrinationes pietatis causa suscepit, Christi bonum odorem ubique diffundens.

℟. Amavit.

Lectio vj.

Mantileium, in diœcesi Abrincensi, ultimam sibi sedem elegit, in qua vitam sanctissimam multisque egregiam miraculis, prædicta morte sua, feliciter in Christo absolvit. Corpus ejus in basilica sancti Ebrulfi, quæ deinde sancti Guillelmi nomen accepit, sepultum est, ip-

Lectio v.

Multi ad eum confluebant, fama ejus sanctitatis permoti, quibus verbis et exemplo Christum prædicabat, et hunc crucifixum. Importunas tandem moleste ferens populorum conversationes, solitudinem dimisit, variasque peregrinationes, pietatis causa, suscepit, Christi bonum odorem ubique diffundens.

℟. Amavit.

Lectio vj.

Mantileium, juxta diœcesim Abrincensem ultimam sibi sedem elegit, in qua vitam sanctissimam maltisque egregiam miraculis, prædicta morte sua, feliciter in Christo obivit. Corpus ejus Moretonii in Basilica sancti Ebrulphi, quæ deinde sancti Guillelmi nomen

Lectio v.

Sanctitatis ejus fama in dies percrebrescentes, multi ad eum confluere cœperunt, quibus verbis et exemplo Christum, et hunc crucifixum, prædicabat. Ut autem odibilis est peccatoribus sapientia, inter fideles accesserunt et viri nefarii qui sancti castimoniam labefactare conati sunt. Perdicatam enim mulierem conduxere quæ intempesta nocte Guillelmi tuguriumadiens, ementitamque præ se ferens paupertatem, ut hospitio susciperetur enixe postulavit. Sed illius infandum consilium vir Dei brevi comperiens, quo fortius ejus retunderet audaciam, arrepto titione brachium sibi adurere non dubitavit. Quo viso, aufugit mulier tantæ fortitudinis admiratione perculsa, ipsi que auctores flagitii, re audita, ad sanctum eremitam accurentes veniam ab eo humiliter efflagitarunt. Tandem moleste ferens solitudinem suam populorum frequentia turbari, inde discessit, varias que peregrinationes pietatis causa suscepit. Christi bonum odorem ubique diffundens.

℟. Amavit.

Lectio vj.

Mantilliacum, circa fines diœcesis Abrincensis, nunc vero Sagiensis, ultimam sibi sedem elegit, in qua dies ad provectam senectutem iterum in solitudine pro raxit. Tanta erat ipsius in Deum fiducia ut cibis egens ab angelo asportatum panem accipere meruerit. Miro

siusque sanctitas innumeris est declarata prodigiis.
℟. Iste homo.

accepit, sepultum est, ipsiusque sanctitas innumeris est declarata prodigiis. Caput ejus in eadem Ecclesia pia fidelium veneratione adhuc colitur.
℟. Iste homo, *p*.

etiam in animantia imperio donatus, aves, pisces ipsasque feras innatæ feritatis oblitas manu ducere aut voce pellicere solebat. Hanc vero sanctissimam, multisque fulgentem miraculis explens vitam, feliciter in Christo obdormivit octava kalendas Maii, circa annum millesimum nonagesimum. Corpus ejus, Moretonii in Basilica Sancti Ebrulphi, quæ deinde sancti Guillelmi nomen accepit, sepultum est, illiusque sanctitas innumeris declarata est prodigiis. Ipsius autem caput in eadem ecclesia honorifice asservatum pia fidelium veneratione colitur.
℟. Iste homo.

IN III. NOCTURNO

Homil. in Evang. Nolite timére. *de Comm. 2° loco.*
In II. Vesp. Commem. seq.

IN III. NOCTURNO

Homil. in Evang. Nolite timere, *de Comm.*

IN III. NOCTURNO

Homil. in Evang. Nolite timere.

IV

Un saint guérisseur

Guillaume Firmat était, à Tours, un médecin fort réputé; ermite, il dut continuer, par esprit de charité, la pratique de son art envers les malades, qui ne manquaient pas de venir le visiter dans sa solitude. Sitôt mort, on attribua à ses reliques la même puissance de guérison et, dès la translation de son corps à Mortain, quantité d'infirmes de toutes catégories accoururent en pélerinage : « Deinceps vero, ad ejus sepulcrum ipsius patrocinio, surdis auditus, cæcis visus, claudis agilitas, obsessis a dæmonibus curatio, infirmis sanitas, leprosis adhibita est mundatio ».

Dans la suite, nous voyons d'autres guérisons s'opérer, et le tombeau du saint fut très fréquenté par les malades dont beaucoup s'en allaient guéris (1).

Ægros sanas et languores,

disait une séquence.

On venait surtout dans les cas de maladies de tête : « adversus dolores capitis eo potissimum confluentes », lit-on dans les Bollandistes. Il fallait brûler un cierge près de son autel et passer sous son tombeau, élevé sur quatre colonnes. On allait ensuite près de l'église se laver dans une fontaine dont on buvait de l'eau. Cette fontaine était celle où le saint avait coutume de se laver les mains avant d'entrer célébrer les offices dans la collégiale.

A Mantilly, les mêmes usages étaient en vigueur. Une fontaine, naguère détruite pour le passage d'une route, située non loin de l'église, avait la vertu de guérir les maladies des yeux.

Comme pour beaucoup d'autres saints, on plaça sous son patronage quantité de fontaines, qui eurent depuis, d'après la tradition populaire, des qualités curatives et devinrent des lieux de pélerinages fréquentés pour les malades.

Son hagiographe raconte qu'aux environs de Vitré, près de Dordenai (Dourdan), le saint ayant creusé la terre avec son bâton, déposa dans le trou ainsi fait quelques gouttes de l'eau du Jourdain qu'il avait rapportée de Terre Sainte, et aussitôt jaillit une fontaine qui prit le nom de Saint-Firmat et dont l'eau est recherchée contre les convulsions.

A Husson se trouve une fontaine Saint-Guillaume où l'on conduit les épileptiques.

Non loin de Mantilly, à Saint-Siméon, dans la forêt de Savigny, près d'une source, se voit une pierre sur

(1) Quelques récits de guérison se trouvent dans la vie du saint, publiée à Avranches en 1732.

laquelle on remarque un creux ayant l'aspect d'une empreinte pédiforme. C'est le *Pas de Saint-Guillaume*, et on y vient chercher de l'eau et déposer une pièce de monnaie pour obtenir la guérison de maladies variées. Il n'est pas douteux que Guillaume Firmat, qui séjourna longtemps dans la forêt de Savigny, dut construire une cabane dans ce lieu, et que le souvenir de son passage a été ainsi conservé traditionnellement.

Enfin, sur la route de Mortain au Teilleul, existe une autre fontaine dédiée à notre saint.

Toutes ces fontaines, pour le populaire, possèdent de grandes propriétés guérissantes dans de nombreuses maladies. On vient s'y baigner, boire de l'eau, en asperger le malade ou y tremper des vêtements lui appartenant s'il n'a pu faire le voyage. Tout cela est accompagné de formalités rituelles fixées par la tradition, relatives aux jours et aux heures qui conviennent à ces pélerinages, aux prières qu'il faut réciter et aux personnes qui doivent les dire.

Il est intéressant de constater qu'à l'origine de ces traditions relatives aux fontaines guérissantes, on trouve le souvenir d'un véritable médecin, qui a habité le pays et y pratiqua son art. Nous avons pu faire une constatation semblable à propos de la fontaine d'Ouche, près de laquelle demeura le fameux médecin Raoul Leclerc et qui conserve encore, par la tradition, des vertus curatives.

En même temps que ces fontaines, il convient de signaler divers monuments mégalithiques portant le nom de Saint-Guillaume.

Nous avons déjà cité le *Pas de Saint-Guillaume* dans la commune de Saint-Siméon (Orne).

A Gorron (Mayenne), où d'après Etienne de Fougère, se produisit un des miracles du saint, est un lieu dit la *Pierre Saint-Guillaume* (1). La pierre n'existe plus et nous ne savons si c'était un monument préhistorique.

(1) A. Ledru, *Répertoire des monuments et objets anciens de la Sarthe et de la Mayenne*, 1911, p. XVII.

A Montenay (1), commune du canton d'Ernée, arrondissement de Mayenne, le polissoir fixe de la Bertellière est dit *Pierre Saint-Guillaume*. Cet instrument néolithique, avec ses rainures et ses cuvettes, est perdu au milieu des ronces.

Au Pas (2), commune du canton d'Ambrière, dans le même arrondissement, on voit à la Herbougère, le beau menhir, la *Pierre Saint-Guillaume*.

Dans ces divers endroits, aucune tradition de saint Guillaume n'existe de nos jours, et nous ne savons pas si ces monuments furent autrefois des lieux de pélerinages.

L'habitude de donner des noms de saints à des monuments mégalithiques fut, au moyen âge, assez générale. Dans la Touraine, quantité de dolmens, de menhirs, de polissoirs sont sous le patronage de saints populaires, comme saint Martin et saint Brice.

C'est là très certainement, comme pour le culte des fontaines, une survivance de coutumes païennes contre lesquelles l'église lutta longtemps sans grand succès. Le deuxième concile de Tours, en particulier, défendit le culte des pierres, des arbres et des sources comme un vestige de paganisme, et dans la vie de saint Martin, on peut trouver des faits relatifs à ces habitudes. Ces monuments étaient des lieux d'assemblées, de frairies, de féeries ou de folies ; on y venait processionnellement pour accomplir des cérémonies religieuses.

Le peuple ne put facilement se déshabituer de ces pratiques, qui se perpétuèrent pendant tout le moyen âge ; peu à peu, cependant, il substitua aux divinités païennes, les noms des saints dont le souvenir avait laissé le plus de traces dans l'imagination populaire, et c'est ainsi que dans chaque province les patronages de ces pierres sont variables. Le parainage de saint Guillaume, pour certains mégalithes de la Nor-

(1) *Id.*, p. 196 et *Bulletin de la comm. hist. et archéol. de la Mayenne* 1880, t. I, p. 103, 104, 105. Ce polissoir a été classé comme monument historique le 30 mars 1887.

(2) A. Ledru, *op. cit.*, p. 221

mandie et du Maine, est une preuve de la grande popularité dont il jouit dans toute la région qu'il avait habitée.

Ouvrages a consulter :

Cousin, *Notes manuscrites*, t. XV. Bibliothèque d'Avranches.

Bollandus, 24 avril, p. 334.

Abbé Pigeon, *Vie des Saints du diocèse de Coutances et Avranches*, 1898, p. 367-417, t. II.

Guérin, *Acta sanctæ ecclesiæ Abrincensis*, p. 161.

Abbé Blin, *Vie des Saints du diocèse de Séez*, 1873, t. II, p. 365-411.

Abbé Rolland, *Les Petits Bollandistes*, t. III, p. 60-63.

Carré de Busserolle, *Dict. d'Indre-et-Loire*.

Chalmel, *Hist. de Touraine*, t. IV.

Vie des Saints de la Maison de la Bonne Presse, n° 166.

CHAPITRE XIII

Jean, abbé de Saint-Nicolas

L'abbé Jean (1) fut certainement un des médecins les plus renommés du début du XIIe siècle. Quoique ayant exercé le plus souvent à Angers où il était à la tête du monastère de Saint-Nicolas, il n'en était pas moins Tourangeau d'origine et sortait de Marmoutier. Son nom figure en effet sur deux chartes de cette abbaye qu'on peut dater de 1066 à 1081 (2). Il est donc probable qu'il fut l'élève de Raoul Leclerc; il est certain qu'il connut Tetbert et que ce dernier put l'initier à l'art de la médecine. Nous ignorons à quel moment précis il quitta la Touraine pour l'Anjou; mais, dans sa nouvelle résidence, à l'abbaye Saint-Nicolas, il demeura, nous dit Dom Martène, « un ami intime du monastère (3) » tourangeau. Nous le verrons continuer à s'occuper de l'intérêt des religieux

(1) Sur le médecin Jean consulter les ouvrages suivants :
Rangeard, *Histoire de l'Université d'Angers*, t. I, p. 60.
Grandet, *Histoire ecclésiastique d'Anjou*, Bibl. d'Angers, manuscrit 682, p. 250.
Histoire littéraire de la France, t. IX, n° CCLIII, p. 194.
Celestin Port, *Dict. de Maine-et-Loire*, t. II, p. 406. article Jean.
C. Ballu, *Les médecins angevins du moyen âge*, in : *Les Archives médicales d'Angers*, 1911, p. 281.

(2) Salmon, Bibliothèque municipale de Tours. Manuscrit 1233, copie des chartes de Marmoutier, n°s 432 et 453. Dans la première il s'agit d'un don fait à Marmoutier par un seigneur du nom de Fulcradus. Dans la seconde, incomplète, il s'agit d'une contestation faite par Achard, au sujet de différents droits que les religieux prétendaient avoir sur la terre du Sentier. Dans ces deux actes, passés sous l'abbé Barthelemy, Jean est qualifié ainsi : Johannes medicus.

(3) Dom Martène, *Histoire de Marmoutier*, t. I, p. 39.

de Marmoutier et signer comme témoin pour eux, des actes importants ; et lorsque, sous le gouvernement de l'abbé Guillaume (1104-1124), il viendra à Marmoutier avec trois de ses moines pour demander la cession à son abbaye de la chapelle du Genêt, dépendant de l'église Saint-Georges, à Chemillé, les religieux tourangeaux l'appelleront « leur très cher et bien aimé. » (1).

L'abbaye Saint-Nicolas (2) d'Angers, avait été fondée en 1020 par Foulques Nerra. C'était un monastère très important abritant de nombreux moines, et qui, protégé par les puissants comtes d'Anjou, acquit par dons ou par achats des biens considérables. Jean y était déjà moine en 1098 (3) et signe en cette qualité, un accord intervenu entre les religieux de Saint-Nicolas et ceux de Saint-Aubin, au sujet de la forêt des Echats (4).

Un peu plus tard, il paraît à l'acte par lequel le comte Foulques et sa femme Eremberge, donnèrent à l'abbaye le produit des coutumes foraines qui étaient prélevées sur tous les marchands autour du pont d'Angers « sive in terra, sive in aqua », la veille et le jour de la Saint-Nicolas (5).

A cette même époque, avant 1118, Jean signa au nom des moines de Marmoutier, au bas de la charte par laquelle le sénéchal Rainaud faisait don au

(1) *Cartulaire n° 1 de l'abbaye Saint-Nicolas.* Bibl. d'Angers. Cf. la collation et l'analyse faite par Marchegay, manuscrit conservé aux Archives de Maine-et-Loire.

(2) Sur l'abbaye Saint-Nicolas, consulter les ouvrages de Laurent Le Pelletier : 1° *Breviculum fundationis et series abbatum Sancti Nicolaï Andegavensis*, 1616. 2° *Rerum Scitu... fundatione monasterii S. Nicolaï... Epitome*, 1635.

(3) *Cartulaire de l'abbaye de Saint-Aubin d'Angers*, publié par M. Bertrand de Broussillon, t. II, p. 365, charte DCCCXC. Cf. aussi Dom Housseau n° 1022 *bis*.

(4) Célestin Port signale un document de 1060-1063, qui serait la charte 4 du cartulaire du prieuré de Chantoceau et dans lequel paraîtrait le médecin Jean. Nous n'avons pu retrouver cette pièce aux Archives départementales de Maine-et-Loire, mais il y a certainement confusion, car Jean, qui mourut en 1140, ne pouvait pas exercer déjà la médecine à la date indiquée ; c'était alors un enfant, tout au plus un jeune homme encore peu capable de soigner un malade.

(5) *Epitome...* page 55.

prieuré de Chemillé, en Anjou, de divers dîmes et cens (1).

Les moines de l'abbaye de Saint-Aubin entretenaient d'excellents rapports avec leurs voisins de Saint-Nicolas. Ils sollicitèrent même le médecin Jean pour venir leur donner ses soins à un moment où leur maison était dépourvue de praticien. Jean s'acquitta avec exactitude de sa fonction, à la grande satisfaction des religieux, qui pour reconnaître les services rendus et en prévision de ceux qu'il pourrait encore leur rendre, concédèrent à notre Esculape, à titre viager, un arpent de vigne sis au lieu dit « les Trente Girons » et la récolte de foin d'un arpent de pré. A la mort de Jean, ou si ce dernier se faisait moine à Saint-Aubin, ces biens devaient retourner à l'abbaye (2).

Il est probable que Jean avait été appelé à soigner les moines de Saint-Aubin, par suite du décès ou du départ du médecin Guillaume. Ce Guillaume figure dans le cartulaire du monastère depuis 1060 environ, jusque vers 1090; il paraît être sorti de Marmoutier et il est à supposer qu'il suivit, à Angers, l'abbé Thierry, religieux martinien, lors de son élection à la tête du monastère angevin, le 14 janvier 1056.

Il nous apparaît sous un jour assez particulier. Nous n'avons aucun texte donnant des renseignements sur sa vie professionnelle, ni faisant mention de ses cures et de ses clients, mais de nombreux actes nous le représentent, avec le prieur Garnier, traitant d'achats, de ventes, d'échanges de terres ou de rentes, au nom des moines de Saint-Aubin. Il était comme une sorte d'homme d'affaires de l'abbaye, comme le régisseur des propriétés des religieux (3).

(1) *Cartulaire de Chemillé*, Archives de Maine-et-Loire. Catalogue Marchegay, n° 44.

(2) *Cartulaire de Saint-Aubin*, t. II, p. 424. Cf. pièce justificative, n° 26.

(3) Voici les pièces du *Cartulaire de Saint-Aubin* où il est fait mention du médecin Guillaume :

N° CCCLXXX (Vers 1060). — Le prieur Garnier et le médecin Guillaume, moines de Saint-Aubin, achètent près de Brion, une vigne appartenant à Odo et Reinaud (*Cart.*, p. 440).

La réputation de guérisseur du médecin Jean se répandit assez rapidement et ne tarda pas à dépasser les limites de l'Anjou.

Le doyen de la collégiale de Saint-Martin de Tours, homme considérable et par sa naissance et par ses charges, Odo, le fit appeler dans une maladie très grave qui ne laissait que peu d'espoir. Jean fut assez heureux pour rendre à la santé son riche client, et celui-ci en manifesta tant de gratitude, qu'il fit à l'abbaye de Saint-Nicolas, un don fort important, comprenant l'église Saint-Simple, sise à Tours, et les maisons qui l'entouraient, ainsi que tous les droits qu'il avait à cet endroit. L'acte de donation fut rédigé en grande pompe, en présence des parents du doyen qui consentirent à cette libéralité, de l'archevêque de Tours, Gilbert, et d'un certain nombre de dignitaires ecclésiastiques (1).

L'église Saint-Simple était l'un de ces petits oratoires situés à Tours, dans le voisinage de la basilique de Saint-Martin (2). Elle relevait du doyen qui crut,

N° CCCLX (1060-1081). — Notice relatant l'acquisition faite par le prieur Garnier et le médecin Guillaume, des dîmes d'un alleu, près de Luché (*id.*, p. 417).

N° CCCLXI (1060-1081). — Notice relatant diverses acquisitions, donations ou échanges de terres, droits et dîmes dans lesquelles le médecin Guillaume intervient (*id.*, p. 417).

N° CCCLXII (1060-1081. — Le prieur Garnier et le médecin Guillaume contestent la validité d'un achat de vignes situées dans le fief de l'abbaye, par Vivien du Lude, de Jean de Luché, serf des moines (*id.*, p. 419).

N° CCCLXIV (Vers 1090). — Les moines de Saint-Aubin obtiennent une sentence favorable du vicomte du Maine, Hubert, au sujet du procès précédent (*id.*, p. 421).

Ces documents sont reproduits aux pièces justificatives, n°s 21, 22, 23, 24 et 25.

(1) Cf. pièce justificative n° 27.

Epitome fundationis Sancti-Nicolaii Andegavensis, par Laurent Le Pelletier, édition de 1635, pages 65 et 66.

Léon Maître, *Les écoles épiscopales et monastiques*, p. 247.

Salmon, Bibl. de Tours, *manuscrit n°* 1286, p. 184.

Abbé Vaucelles, *La Collégiale de Saint-Martin*, p. 270.

Odo fut doyen de Saint-Martin de 1109 à 1144; Gilbert de Maillé fu archevêque de Tours de 1117 à 1124. La donation du doyen eut lieu avant l'élection de Jean comme abbé de Saint-Nicolas, c'est-à-dire avant 1118. Il faut donc dater ce document de 1117 ou 1118.

(2) Dom Housseau, n°s 1967 et 1984.

sans doute à tort, pouvoir en disposer. Ce don paraît, en effet, avoir été irrégulier et les moines de Saint-Nicolas n'en jouirent que pendant fort peu de temps. A la fin du XIIe siècle, l'église Saint-Simple fit retour au domaine de Saint-Martin et relevait du patronage des préchantres. En 1184, le préchantre Guillaume abandonna ses droits à l'abbaye de Saint-Florent de Saumur, ce qui provoqua de nouvelles contestations (1).

En 1129, le seigneur de Château-Gontier, Adelard (2), personnage d'importance et l'un des grands feudataires de la province, fit mander le médecin Jean pour une affection pénible qui inquiétait fort son entourage (3); par ses soins avisés et *avec la grâce de Dieu*, notre guérisseur put arrêter le mal et remit en état le noble patient qui, reconnaissant, céda à l'abbaye de Saint-Nicolas, en pleine propriété, tous les droits qu'il s'était réservé à Geneteil, lors d'une donation antérieure à ce prieuré. Son fils, nommé également Adelard, confirma cette donation en présence de nombreux témoins parmi lesquels le puissant seigneur tourangeau Guy Turpin. Les avantages concédés aux moines étaient considérables. Ils consistaient dans la moitié des coutumes du château de Geneteil et dans la moitié des coutumes des hommes devant venir habiter le bourg bâti sur la terre de l'aumônerie de Geneteil (4). Adelard laissait encore aux religieux le droit d'établir une foire, ainsi qu'un four à pain construit à frais commun, mais dont il partagerait les revenus.

Au début du XIIe siècle, Jean devint le médecin du comte d'Anjou et de Touraine, Foulques V, qui ceignit la couronne de Jérusalem (5). Une intimité

(1) Dom Housseau, n° 1985.

(2) Il s'agit d'Adelard ou Alard II, seigneur de Château-Gontier depuis 1105 jusqu'après 1145; il eut comme successeur son fils aîné Adelard ou Alard III, qui décéda le 5 avril 1150.

(3) *Cartulaire de Saint-Nicolas*, *loc. cit.*, folio 145.

(4) *Cartulaire de Saint-Nicolas*, *loc. cit.*, folio 135 verso. Geneteil forme un des faubourgs de la ville de Château-Gontier. La chapelle de Geneteil fut construite en 1125.

(5) Foulques V (ou II), dit le Jeune, comte d'Anjou et de Touraine, né

étroite s'établit entre le prince et son archiâtre. Le comte tint à récompenser le praticien de ses soins affectueux et efficaces et, à la suite de quelque maladie, comme gage de sa reconnaissance, donna à l'abbaye de Saint-Nicolas une portion importante de l'île et des eaux de Béhuart dans la Loire (1), ce qui augmentait fort heureusement les propriétés des moines dans ce lieu où s'édifia peu après un oratoire célèbre. Les termes qu'emploie Foulques à l'égard de son médecin, sont à retenir : « Maxime autem hoc donum facio, et concedo et confirmo, pro amore medici monachi Sancti Nicolaii qui mihi affectuose et utiliter de medicina sua deseruit ». Cet événement mit fin à un différend qui s'était élevé entre le comte et l'abbaye, et avait amené une certaine tension dans leurs rapports réciproques. Quelques courtisans, à l'avènement de Foulque V, l'avaient en effet prévenu contre les moines, et les vassaux de l'abbaye en étaient venus à lui conseiller une chose très désavantageuse pour celle-ci. L'abbé Lambert, qui avait cherché à plusieurs reprises à reprendre les relations, n'y avait pas réussi, et il fallut précisément l'intervention du moine Jean et ses bons services comme médecin pour faire rendre justice aux religieux par le comte, qui demeura dès lors un de leurs amis les plus fidèles (2). Quelques années après, en 1135, le fils de Foulques, le comte Geoffroy IV, sur la demande de l'abbé de Saint-Nicolas, — « me prece et monitu Domni Joannis », — compléta la donation paternelle, en concédant aux moines la propriété des eaux situées au-dessous de l'écluse de Béhuart avec les îles de la Loire, afin d'y établir un moulin à eau et des pêcheries (3).

en 1090, succéda à son père, Foulques le Réchin, en 1109. Il épousa en premières noces Eremberge, fille d'Hélie, comte du Maine, et en secondes noces, Mélisende, fille de Baudoin II, roi de Jérusalem. A la mort de ce dernier, il devint roi de Jérusalem le 14 septembre 1131. Il mourut le 13 novembre 1142. Il avait, en 1128, cédé le comté d'Anjou et de Touraine au fils de sa première femme, Geoffroy IV.

(1) Cf., pièce justificative n° 28.
Epitome fund. S. Nicol., édit. an. 1635, p. 56.
(2) Grandet, *op. cit.*
(3) *Epitome...*, p. 57.

En 1127, au château de Baugé, Jean assista la comtesse Eremberge, femme du comte Foulques, dans la maladie qui devait l'emporter. La princesse, en mourant, fit connaître ses dernières volontés, et demanda à son époux d'abandonner à l'abbaye de Fontevrault, le péage du pont de Chinon et l'écluse que la reine Berthe (1), mère de Foulques, avait fait établir dans la Vienne (2). Le comte consentit sans difficulté aux vœux de sa femme et, le 18 des calendes de Février, l'abbesse de Fontevrault, Petronille, étant présente, et devant le médecin Jean, confirma ces dons, que ratifièrent sur le champ, ses fils Geoffroy et Hélie. Il énonçait en même temps les plus terribles anathèmes contre tous ceux qui troubleraient les religieuses dans la jouissance de leurs nouveaux droits.

Dans cet acte, le médecin Jean est qualifié du titre d'abbé du monastère de Saint-Nicolas d'Angers. C'est qu'en effet, depuis l'année 1118 (3), il avait été placé, par élection, à la tête de cette importante maison, ce qui nous donne à penser qu'il avait reçu les ordres majeurs et était prêtre. Sa direction ferme et adroite fut très profitable au monastère. Le comte Geoffroy le Bel, qui avait succédé à son père en 1128, confirma toutes les acquisitions des moines et leurs

(1) Berthe ou Bertrade était la fille de Simon de Montfort et d'Agnès d'Evreux.

(2) *Clypeus nascentis Fontebraldensis ordinis*, par Jean de Lamainferme. Paris 1688, II, p. 217, charte n° 435. Cf. pièce justificative n° 29.

(3) Bibliothèque d'Angers, manuscrit 1840, *Histoire du monastère de Saint-Nicolas d'Angers*, par un moine de ladite abbaye. Copie de Dom Housseau, p. 10.

Bibliothèque d'Angers, Recueil imprimé n° 3399, feuille manuscrite du XVIIe siècle.

Dans chacun de ces deux volumes on trouvera une notice succincte, présentant entre elles de légères variantes, rapportant les faits principaux qui se sont passés à Saint-Nicolas sous la direction de l'abbé Jean. Ces notices sont tirées presque textuellement du *Breviculum fundationis Sancti Nicolaii*, p. 44.

Jean fut le huitième abbé de Saint-Nicolas.

On trouvera dans l'*Epitome fundationis Sancti Nicolaii* de Le Pelletier, un certain nombre de chartes du temps de l'abbé Jean. Voir en particulier : pages 70, 71, 72, 73, les documents relatifs aux confirmations faites par le comte Geoffroy, des possessions de l'abbaye et de ses privilèges en Anjou, et par l'impératrice Mathilde, des possessions du monastère en Angleterre. Cf. aussi le *Breviculum*, p. 45 et ssq.

privilèges dans l'étendue des comtés d'Anjou et de Touraine ; sa femme, Mathilde d'Angleterre, confirma de son côté, les possessions de l'abbaye en Grande-Bretagne.

Nous n'avons pas à nous étendre ici sur le rôle que put jouer, comme abbé, le médecin Jean (1). Disons simplement qu'il fut un religieux pieux, qui maintint la règle stricte dans son monastère, un administrateur adroit, qui sut conserver intact le patrimoine de la communauté et même l'augmenter dans de grandes proportions, un lettré aussi, si nous en jugeons par la rédaction des chartes de son temps. Il mourut très âgé, en 1140, après avoir gouverné l'abbaye de Saint-Nicolas pendant 22 ans.

(1) Les éléments d'une pareille étude seraient contenus dans le cartulaire de Saint-Nicolas, l'*Epitome* de Lepelletier et de nombreuses chartes des cartulaires de la Cathédrale, de Saint-Serge, de Saint-Aubin, du Ronceray, du prieuré de Chemillé, de Marmoutier, etc. L'analyse de tous ces documents mettrait en évidence le rôle de l'abbé Jean, en tant qu'administrateur et nous le montrerait comme un des meilleurs directeurs de communauté, de la première moitié du XIIe siècle.

CHAPITRE XIV

L'Enseignement de la Médecine

Dans les précédents chapitres, nous avons montré quelle fut l'importance du mouvement scolastique qui se manifesta aux xe et xie siècles dans la plupart de nos provinces. On peut dire qu'il n'y eut pas alors une cathédrale, une collégiale, un monastère où une école n'ait pas été organisée. Nous allons, en quelques pages, donner un aperçu de ce que nous savons de l'organisation intérieure de ces écoles, de la situation des maîtres, de la discipline des élèves et de la façon dont l'enseignement était donné, nous en tenant plus particulièrement à ce qui touche à la médecine.

L'instruction qu'on y recevait comprenait ce qui forme aujourd'hui les trois cycles de l'enseignement : le primaire, le secondaire et le supérieur ; mais il ne faudrait pas chercher à établir un parallèle entre les méthodes d'éducation du xie siècle et celles de nos jours.

On prenait l'enfant tout jeune, et après lui avoir appris les rudiments et l'avoir formé au chant des psaumes, on lui donnait une culture générale sur l'ensemble des connaissances humaines. La durée des études n'avait rien de fixe, il n'y avait pas de classes proprement dites. Le maître surveillait, poussait, conseillait ses disciples selon sa convenance. Le séjour dans une école était donc très variable et il est assez difficile de nous représenter ce que pouvaient être certains de ces grands centres scolastiques fréquentés par des élèves de tout âge.

Toutes ces écoles étaient loin d'avoir la même importance. A côté de centres comme Chartres, Marmoutier, Angers, Le Bec..., qui attiraient un grand concours d'élèves, d'autres, comme Bourgueil, Lisieux, Cormery, n'étaient fréquentés que par un tout petit nombre de sujets, et si dans les unes un seul professeur pouvait suffir, dans les autres plusieurs maîtres constituaient un corps enseignant.

Les professeurs ou maîtres, au début du moins, n'étant pas spécialisés, enseignaient le cyle entier des matières du *trivium* et du *quadrivium*, et toute personne prétendant au titre de lettré devait parcourir les sept sections de ces deux cercles.

Aussi voyons-nous Fulbert enseigner les sept arts :

Instruxit juvenis nonnullos discipulorum,
Artibus his septem, multum studiosus earum (1).

et nous savons qu'il fit une place toute spéciale à la médecine.

Sigo, à Saint-Florent de Saumur, enseigne la grammaire, la dialectique, la rhéthorique, l'arithmétique, la musique et les autres arts, sans oublier la médecine (2).

Nous avons analysé le poème à la princesse Adèle, de Baudry de Bourgueil. C'est le plan de l'enseignement universel que cet érudit donnait dans son abbaye.

Marbode (3) loue le maître Anselme, de Laon, de savoir et d'enseigner toutes sciences :

Hoc duce, floruerat studio sapientia grata,
Quæ modo marcessit, doctore suo viduata,
Artis grammaticæ penitus periere labores.
Cessat Aristotelis species, studiique rigores;
Rhetoricus color emarcet, causæque Catonis,
Desolata jacet rerum natura Platonis.
Vilescit numerus, silet arithmetica cura.
Sublato rectore, jacent geometrica jura...

(1) Voir abbé Clerval, *op. cit.*, p. 108. Cette citation est de Sigo.
(2) Dom Martène, *Ampl. collec.*, V, p. 1127.
(3) Marbode, *Carmina varia*, n° XXIV, *Patrologie de Migne*, CLXXI, col. 1722.

Gillebert Maminot, à Lisieux, instruisait ses chanoines avec succès dans l'arithmétique, l'astronomie, la médecine et d'autres sciences profondes (1).

Il nous serait facile de multiplier ces exemples tendant à mettre en évidence l'omniscience des maîtres d'alors.

La médecine était comprise dans le programme général des études, et on peut avancer que tous, ou du moins la grande majorité des professeurs et écolâtres des xe et xie siècles, ont enseigné à leurs élèves des éléments de cette science. Nous avons vu, du reste, que bon nombre d'entre eux possédaient des notions étendues de thérapeutique dont profitèrent leur entourage et leurs relations. Ces notions de médecine nous paraissent même avoir été plus répandues dans la société lettrée du xie siècle qu'elles ne le furent, par la suite, dans le monde intellectuel des xviie et xviiie siècles.

Les principes qu'ils exposaient étaient empruntés aux compilations, anonymes ou non, qui étaient fort répandues. La principale et la plus célèbre, durant tout le moyen âge, fut le fameux livre des *Etymologies*, d'Isidore de Séville, qui résuma toutes les connaissances de son temps. Le texte d'Isidore était lu et accompagné de commentaires. Ce n'était donc qu'un aperçu sommaire des matières médicales qu'on exposait dans les écoles. La place faite à la médecine dépendait surtout du maître qui, suivant ses goûts personnels, lui donnait une importance plus ou moins grande. Il est certain que Fulbert, à Chartres, que Bérenger, à Tours, qu'Anselme, au Bec, que Jean, à Fécamp, devaient s'étendre longuement sur cette partie de leur programme, puisque nous savons que parmi leurs disciples il s'en trouva qui se spécialisèrent dans la pratique de l'art de guérir.

Mais, peu à peu, dans les grandes écoles, à Orléans par exemple, les progrès faits dans les sciences, en particulier dans la philosophie et les mathématiques,

(1) Voir p. 104.

et le grand nombre d'élèves qui accouraient dans les cloîtres, amenèrent les professeurs à se partager les différentes parties de l'enseignement; chacun, selon ses goûts, choisit un point du programme scolastique et en fit l'objet de cours qui eurent lieu à jour et à heures fixes. C'est ainsi que les cinq religieux d'Ouche, qui passèrent la Manche et fondèrent à Cotenham, près de Cantorbery, une école dont la renommée fut, plus tard, considérable, avaient établi le règlement suivant : « Dès le matin, Odon enseignait la grammaire aux enfants sur le commentaire de Remy d'Auxerre; puis le dialecticien Terrique expliquait aux jeunes gens la logique d'Aristote; sur les neuf heures, Guillaume professait la rhétorique selon les principes de Cicéron et de Quintilien ; tous les jours non fériés, Gilbert commentait l'Ecriture sainte aux prêtres et aux fidèles ». Nous savons, par ailleurs, que Geoffroy semble y avoir enseigné la médecine (1).

A Marmoutier, dès le milieu du XIe siècle, cette tendance à la spécialisation commence à se faire sentir. On trouve, en effet, sous le gouvernement de l'abbé Albert, parmi les professeurs moines, des *grammatici* — ils enseignaient la grammaire — des *legum docti* — c'étaient des professeurs de droit, — et nous avons dit que Raoul Leclerc y enseigna plus particulièrement la médecine.

On en arrivait donc ainsi à la spécialisation de l'enseignement et à la création dans les écoles de chaires distinctes. Ce sera, au XIIIe siècle, l'organisation des Universités naissantes.

Les élèves, de leur côté, dans le désir d'approfondir telle ou telle science, ne pouvaient plus embrasser tout le programme du trivium et du quadrivium et se spécialisaient également dans l'étude de quelques parties du cycle scolastique.

Dans les premières années du XIIe siècle, Hugues, dans son traité *De vanitate Mundi*, faisant sans doute allusion à l'école de Saint-Victor, de Paris, nous

(1) Maître, *op. cit.*

montre les élèves divisés par groupes et suivant des cours différents :

Alii figuras variis modis et diversis coloribus in membranis docta manu designant... alii de natura herbarum de constitutionibus hominum pertractant (1).

Ce qui indique clairement que dans certaines écoles, la médecine faisait l'objet de cours spéciaux suivis seulement par une catégorie d'élèves.

Les maîtres qui enseignèrent la médecine aux xe et xie siècles, n'étaient donc ni des spécialistes dans cette science, ni, pour la plupart, des professionnels. Gerbert à Reims, Fulbert à Chartres, Bérenger à Tours, Lanfranc au Bec, Baudry à Bourgueil, Marbode à Angers, Jean à Fécamp, Gillebert Maminot à Lisieux et bien d'autres auprès desquels s'instruisaient des praticiens capables, appartenaient à cette catégorie de professeurs, d'un esprit ouvert à toutes les manifestations de la pensée et enseignant à leurs disciples, la somme des connaissances humaines.

Les médecins qu'ils formèrent ne limitaient pas leurs connaissances aux seules données de la physiologie ou de la thérapeutique ; ils avaient une culture générale très étendue, et cela devait grandement leur servir dans le rôle de conseiller et d'ami qu'ils étaient si souvent appelés à remplir auprès de leurs clients. Aussi en avons-nous vu plusieurs, dans les chapitres précédents, cultiver en même temps que la médecine d'autres branches des arts libéraux : Goisbert, à Ouche, et Jean, à Marmoutier, puis, à Chartres, étaient d'habiles architectes ; Guillaume Firmat connaissait tous les arts libéraux, de même que Raoul Leclerc, dialecticien réputé et musicien de mérite.

La façon d'enseigner variait suivant les écoles. Les leçons consistaient souvent en de simples conversations au cours de promenades dans les jardins, ou dans les bois, comme à Bourgueil, avec un seul élève,

(1) *Patrologie latine de Migne*, tome CLXXVI.

ou un groupe d'auditeurs. Le maître pouvait ainsi se rendre facilement compte des progrès de chacun et insister sur les parties les plus délicates. Cette méthode péripatéticienne était assez répandue : à Tournai, l'écolâtre Odo, d'Orléans, enseignait la philosophie en parcourant les cloîtres et expliquait les phénomènes astronomiques, la nuit, devant la porte de l'église (1).

D'autres professeurs enseignaient dans des chaires. L'évêque Ives, de Chartres (2), nous est représenté sur une miniature, assis dans une chaire et instruisant un seul élève. Lanfranc, au Bec (3), avait fait dresser sa chaire près des murs encore inachevés du monastère ; aucune salle n'était, en effet, assez vaste pour contenir la foule des auditeurs, de toutes les conditions sociales, qui se pressaient pour l'entendre. Cette habitude d'enseigner dans une chaire devint la plus ordinaire et les pierres tombales de quelques maîtres et professeurs que l'on peut voir au musée de Bologne ou dans les cloîtres de l'Université de Pavie nous donnent une idée de cette installation mobilière aux XIIe et XIIIe siècles et nous montrent, en même temps, les élèves assis sur des bancs ou sur des troncs d'arbres formant tabourets.

La situation des élèves variait notablement d'une école à l'autre.

A Lisieux, par exemple, Gillebert Maminot paraît n'avoir enseigné qu'aux seuls chanoines du chapitre.

A Bourgueil, Baudry semble n'avoir eu comme élèves que de jeunes clercs qu'il cherchait à former à la vie monacale et qui séjournaient dans l'abbaye.

Ailleurs, à Orléans, à Tours, les écoles étaient publiques et tout le monde pouvait suivre les leçons qui s'y donnaient.

(1) « Jam vero si scholæ appropiares, cerneres magistrum Odonem nunc idem Peripatheticorum more cum discipulis docendo deambulantem, nunc vero Stoïcorum instar residentem ; vespertinis quoque horis astrorum cursus digito discipulis ostendentem. » *Abbates S. Martini Tornac.* In D. Luc d'Achery, *Spicilège*, II, 889.

(2) Voir plus haut, p. 12.

(3) *Vita Lanfranci a Milone Crispino*, chap. II.

Dans les monastères réformés par Guillaume de Saint-Bénigne, il y avait généralement deux sortes de cours : les cours réservés aux seuls clercs résidant dans la maison et n'ayant aucun contact avec les étrangers ; les cours publics professés dans un local situé à l'extérieur de l'abbaye, et auxquels assistaient des laïques de toutes situations, nobles ou bourgeois, enfants et adultes.

Il n'y eut aucune apparence que dans les écoles du XIe siècle, et même du XIIe siècle, on ait décerné aux élèves, au cours ou à la fin de leurs études, des grades ou des titres scolastiques.

Au début, dans les abbayes tout au moins, l'enseignement devait être donné gratuitement. C'était d'ailleurs le principe admis par Alcuin, qui voulait qu'aucune rétribution en argent ne fut exigée. Mais ce principe ne tarda pas à être oublié et, à Tours, à l'abbaye même, puis à la collégiale de Saint-Martin, « l'abominable coutume s'introduisit d'exiger un salaire de l'enseignement de la science comme des autres affaires humaines (1) ».

Vers 845, l'écolâtre Amalric, désireux de faire cesser cet abus, abandonnait à l'abbaye, par son testament, diverses terres dont les revenus devaient servir à l'entretien des professeurs qui n'auraient rien à demander pour leurs leçons. L'abbé Adalard et l'empereur Charles le Chauve lui-même, confirmèrent cette libéralité.

La réforme monastique des Xe et XIe siècles posait également comme principe la gratuité de l'enseignement. Dans tous les monastères que fonda ou réorganisa Guillaume de Saint-Bénigne, il y eut des écoles ouvertes à tous et dans lesquelles les plus pauvres étaient hébergés et entretenus aux frais des religieux.

Mais ce beau zèle ne se maintint pas longtemps et, dès 1048, nous voyons Adelman, de Liége, désirant

(1) Mabille, *Pancarte noire de Saint-Martin*, p. 334. Cf., l'abbé Vaucelles, *La Collégiale de Saint-Martin de Tours*, p. 344 et 345.

assister à Orléans aux leçons d'Engelbert, ancien élève de Fulbert, dans l'obligation de payer le salaire alors exigé (1). Ce qui n'était qu'une exception, ne tarda pas à se généraliser et, au début du XIIe siècle, beaucoup de professeurs réclamaient des honoraires de leurs auditeurs. Cet abus se généralisa tellement, qu'au concile tenu à Londres, en 1138 (2), l'autorité religieuse fut amenée à défendre expressément aux maîtres, non seulement de recevoir des honoraires, mais encore de louer leurs locaux à des professeurs étrangers qui exigeraient un salaire.

Au XIIe siècle, de profondes modifications transformèrent l'enseignement et, en particulier, l'enseignement de la médecine dans les écoles.

Tout d'abord, par suite de la décadence de certaines abbayes et aussi comme conséquence des entraves mises par l'autorité religieuse à l'étude et à l'exercice du droit et de la médecine par les réguliers, un grand nombre d'écoles monastiques disparurent. Pour ne citer que la Touraine, nous constatons que Marmoutier, Saint-Julien, Cormery, Noyers, Bourgueil, qui, au siècle précédent, furent des centres intellectuels très actifs, cessèrent de donner un enseignement régulier ou ne donnèrent plus qu'un enseignement primaire.

Les écoles épiscopales profitèrent, pour un temps, de cet état de choses et recueillirent la succession des maîtres bénédictins; on peut dire que le XIIe siècle fut la plus belle époque de ces écoles.

Mais, c'est précisément à ce moment, comme nous l'avons vu, que se manifestèrent des tendances très accusées vers la spécialisation des études, tant pour les maîtres que pour les élèves.

On vit alors certaines écoles acquérir de la célébrité soit dans le droit, soit dans les lettres, soit dans les sciences. C'est ainsi, pour ce qui concerne la région de l'Ouest, que l'école d'Angers eut la réputation de

(1) Adelmanni epistolæ, in *Analecta Mab.*, p. 120.
(2) Canon XVII.

former d'excellents juristes et que celle d'Orléans (1) était citée pour les études de grammaire. Aussi les élèves choisissaient-ils pour leurs études les écoles dont la renommée dans telle ou telle science était la mieux établie, et on en arriva ainsi insensiblement à avoir des centres scolastiques spécialisés. Et cette évolution devait nous amener aux Facultés des siècles suivants.

Deux villes attirèrent surtout les médecins dès le milieu du XIIe siècle : Paris et Montpellier.

Les origines des Facultés de Paris et de Montpellier sont très obscures et les documents nous manquent pour fixer des dates précises.

A Paris, au XIe siècle, certaines abbayes possédaient des médecins réputés. C'est de Saint-Denis que sortirent le moine Baudoin, d'origine normande, que le roi Edouard appela en Angleterre; le fameux Guillaume de Gap, qui joignait à un sens très averti pour la thérapeutique un goût très vif pour la langue grecque ; Rigord, médecin et historien de Philippe-Auguste. C'est à Saint-Victor que nous trouvons, entre autres, Obizon, le médecin de Louis VII, et le moine Hugues nous apprend qu'on y enseignait la physique. Dans les écoles de ces cloîtres, on pratiquait donc et on enseignait la médecine avec avantage. Lorsque les réguliers furent, après le concile de Reims, mis dans l'impossibilité d'exercer cet art, c'est l'école de Notre-Dame qui devint le centre médical de la capitale et, vers la fin du XIIe siècle, il est possible que certains médecins de valeur, tel que le célèbre Gilles de Corbeil, y aient déjà enseigné publiquement. Guillaume le Breton, le chroniqueur le plus exact de cette époque, nous signale la part très large que, sous le gouvernement de Philippe-Auguste, on

(1) On connaît ces vers si souvent cités :

« . . . . Aurelianis
Educat in cunis auctorum lacte tenellos »

de Renzi : *Collectio salernit.* t. I, p. 360.

Saint Thomas dit de même : « Quatuor sunt urbes aliis præminentes, Parisius in scientiis, Salernum in medicinis, Bononia in legibus, Aurelianis in auctoribus ».

faisait à la médecine dans les écoles parisiennes et le succès qu'obtenait cet enseignement.

In diebus illis (1212) studium litterarum florebat Parisius, nec legimus tantam aliquando fuisse scholarium frequentiam Athenis vel Egypti, vel in qualibet parte mundi quanta locum predictum studendi gratia incolebat. Quod non solum fiebat propter loci illius admirabilem amenitatem, et bonorum omnium superabundantem affluentiam, sed etiam propter libertatem et specialem prerogativam defensionis quam Philippus Rex, et pater ejus ante ipsum, ipsis scholaribus impendebant. Cum itaque in eadem nobilissima civitate non modo de trivio et quadrivio, verum et de questionibus juris canonici et civili, et de ea facultate que de sanandis corporibus et sanitatibus conservandis scripta est, plena et perfecta inveniretur doctrina, ferventiori tamen desiderio sacram paginam et questiones theologicas docebantur.

Montpellier fut également de bonne heure un foyer d'études médicales. Cette ville était du reste des mieux situées pour recueillir des influences diverses très favorables aux progrès de ces études. Le voisinage des écoles juives, des synagogues de Lunel de Pasquière, de Béziers et de Narbonne, très prospères et célèbres dans le Languedoc, l'initia à la thérapeutique judaïque ; ses relations commerciales avec l'Espagne attirèrent dans le midi de la France des médecins hispano-arabes qui s'y fixèrent et apportèrent leurs théories et leurs procédés thérapeutiques ; par ailleurs, l'influence des écoles italiennes ne fut pas sans s'y faire sentir. Aussi bien apprenons-nous par le biographe de l'archevêque de Mayence, Aldebert, que, dès 1137, la médecine était enseignée à Montpellier et que ses professeurs obtenaient tant de succès qu'en 1181, Guilhem VIII, par une déclaration solennelle, consacrait le libre exercice de cet enseignement. Un indice encore de l'importance des études médicales à Montpellier se trouve dans ce fait qu'en 1162, puis en 1199, deux conciles tenus dans cette ville, s'occupèrent de la réglementation de cet art par les réguliers.

Ainsi, à la fin du XIIe siècle, Paris et Montpellier

étaient déjà des centres très réputés pour leur enseignement médical; mais ce ne sera qu'au XIIIe que l'organisation des Facultés sera définitivement accomplie.

A côté de ces deux grands foyers, la médecine était encore enseignée, avec moins d'éclat il est vrai, dans certaines écoles : Chartres, Lyon, Bordeaux, Tours, etc., formèrent à cette époque des physiciens instruits, mais en petit nombre, et dans quelques-unes de ces écoles, la tradition médicale ne se perpétua pas longtemps.

On ne craignait pas de franchir les monts pour aller à l'étranger s'initier à la pratique des sciences.

Les écoles espagnoles de Tolède et de Cordoue étaient, en effet, fort célèbres par les études médicales qu'on y faisait. Dans la première, grâce à l'influence de l'archevêque Raymond, français d'origine, nombre d'étudiants des provinces méridionales et même d'Italie, comme Gérard de Crémone, y accouraient. La bibliothèque de la seconde passait pour être la plus riche du monde pour ses ouvrages scientifiques et ses livres de médecine.

Les écoles italiennes n'étaient pas moins réputées. Bologne, à côté de son école de droit universellement connue, possédait une école de médecine fort ancienne. C'est là que Lanfranc s'était formé à l'art de guérir; que Pierre de Blois, au XIIe siècle, alla se perfectionner dans la connaissance de l'anatomie et de la thérapeutique; que Nicolas de Fernehem, avant d'enseigner à Paris, puis à Angers, acquit une grande réputation comme médecin. Salerne, la cité hippocratique du Midi, alors à l'apogée de sa renommée, était également fréquentée par de nombreux Français, comme Gilles de Corbeil, qui introduisit chez nous les préceptes salernitains. D'autres villes, comme Pavie et Sienne, avaient aussi des écoles de médecine très prospères.

Ainsi donc, au début du XIIIe siècle, nous voyons s'achever la lente évolution que subit en France l'enseignement de la médecine.

Au XIe siècle, la médecine est enseignée surtout dans les monastères et les collégiales où se sont conservées les traditions classiques. Cet enseignement n'est pas encore spécialisé ; il n'est qu'une partie du programme scolastique et est confondu avec les autres branches du trivium et du quadrivium.

Au XIIe siècle, la spécialisation des études médicales commence à se produire et certains centres, comme Paris et Montpellier, sont déjà réputés pour la valeur de leur enseignement.

Au XIIIe siècle enfin, l'enseignement s'organise de façon plus régulière et définitive, pour aboutir à la création des Facultés. La médecine sera dès lors séparée complètement des autres sciences pour faire l'objet d'un programme d'études tout à fait distinct.

CHAPITRE XV

L'Exercice de la Médecine par les clercs

I

Les Moines médecins

Ce furent les clercs réguliers qui fournirent, au XIe siècle, le plus grand nombre de médecins. Les disciples de saint Benoît, dans les abbayes et sous le vêtement monastique se firent remarquer presque partout, comme nous l'avons vu, par le soin qu'ils apportèrent à l'étude de l'art de guérir, et parmi eux nous avons eu l'occasion de citer des praticiens de grande renommée. Les disciples de saint Augustin, dans les collèges de chanoines réguliers, ne devinrent assez nombreux qu'à la fin du siècle, grâce à la protection du pape Urbain II, et leur rôle comme médecins fut plus effacé. C'est donc plus spécialement de l'exercice de la médecine par les moines que nous aurons à parler dans ce chapitre.

Ce fut d'ailleurs une belle époque monastique que ce siècle qui vit se fonder, dans toutes les régions de France, des quantités d'abbayes et de prieurés qui devinrent dans une société encore à demi-barbare, autant de refuges de la pensée, de centres de recherches scientifiques et de discussions philosophiques. Nous avons assez insisté sur les écoles monastiques, sur leur influence et l'éclat dont brillèrent certaines, et montré, à propos de Marmoutier, de Bourgueil, du Bec, le charme de la vie intellectuelle menée dans le calme des cloîtres, par ces moines lettrés qui ressuscitaient la langue de Cicéron, en même temps qu'ils aidaient puissamment à la formation et au développement de la langue romane.

Quelle était la situation du médecin dans ces colonies religieuses ? A vrai dire, il n'occupait pas une fonction, ni ne remplissait une charge bien déterminée par les règles monacales. Nulle part, le médecin, dans les maisons bénédictines, ne fut assimilé aux officiers claustraux; tels le prieur, l'infirmier, l'aumônier, le cellerier, l'hôtelier, le chantre, le bibliothécaire, etc. ; il est en dehors de la hiérarchie du couvent. Le titre de médecin n'a donc rien d'officiel ; il ne donne à celui qui le porte ni autorité réelle, ni pouvoir disciplinaire et ne lui procure ni faveur, ni honneur, ni privilèges. C'est un simple titre donné aux moines qui avaient, par leurs études spéciales, montré des capacités sérieuses et manifesté des goûts réels pour cette science de la santé.

On peut dire cependant que leur situation morale était très grande.

S'il est possible de juger du rang qu'occupe un moine dans un couvent, par la place de sa signature au bas des actes officiels — et pour notre part nous considérons ce système comme très fragile — nous voyons le plus souvent les médecins signer immédiatement après les dignitaires de la communauté. Ils sont nettement distingués des cuisiniers, portiers, charpentiers et autres religieux chargés d'emplois subalternes.

Une preuve plus sérieuse qui montre leur haute situation morale, réside dans les missions importantes dont on les chargeait parfois. C'est ainsi que le médecin Jacques est désigné, en compagnie de personnages éminents, pour représenter Marmoutier dans plusieurs conciles; que le médecin Guillaume est chargé des affaires litigieuses de l'abbaye de Saint-Aubin. Ils paraissent, dans ces circonstances, agir comme des hommes de confiance pour des intérêts considérables que, très certainement, on n'aurait pas mis entre les mains de religieux sans crédit.

Nous voyons encore souvent le médecin assister aux actes les plus importants de sa commuauté, tels que fondation de prieurés, donations d'églises, rachats de devoirs féodaux ; il était en effet nécessaire de faire comparaître, dans ces contrats, des hommes d'une réelle autorité, d'une instruction étendue, capables, au besoin, de défendre les intérêts du couvent, s'ils étaient contestés.

On recherchait encore le médecin pour rédiger les chartes, car souvent, dans certains monastères, les gens sachant écrire, étaient rares. Le médecin, par l'instruction supérieure qu'il avait reçue, était tout préparé à ce travail. La chose est parfaitement spécifiée dans d'assez nombreux documents. C'est ainsi que l'acte par lequel le duc de Bretagne, Geoffroy, ratifie un accord intéressant le prieuré de Saint-Cyr de Rennes, en 1185, fut écrit par un médecin spécialement mandé à cet effet : « G. medico per manum cujus tradita fuit carta. » (1).

Tout cela, et, plus encore peut-être les marques d'affection et les prévenances de certains grands seigneurs pour leurs médecins, montre que ces derniers, sans avoir dans le monastère de titre officiel, de charge reconnue, de fonction honorifique, occupaient cependant, dans leur communauté, un rang assez élévé.

Quant à leur degré de cléricature, nous sommes mal renseignés. Il paraît évident cependant que quelques-uns, ceux qui furent abbés ou prieurs, ceux qui assistèrent à des conciles, étaient prêtres. Tels étaient sûrement Jean, abbé de Saint-Nicolas d'Angers, Goisbert, prieur de Maule, Gontard, abbé de Jumièges, Jean, abbé de Fécamp.

Quelles étaient leurs occupations et comment exerçaient-ils leur ministère ? Il convient, ici, de distin-

(1) Abbé Denis, *Chartes de Saint-Julien de Tours*, t. I, p. 151.

guer et de considérer d'abord le médecin pratiquant son art à l'intérieur du cloître et de le voir ensuite allant traiter des malades en dehors de l'abbaye.

Le rôle du médecin, à l'intérieur du monastère, était assez complexe. En premier lieu, il consistait à soigner les malades dans le local désigné sous le nom d'infirmerie (1). Ce local était généralement isolé des bâtiments claustraux et le médecin y avait son logement. On y recevait non seulement les malades de l'intérieur, mais aussi tous ceux de l'extérieur, seigneurs, bourgeois, et même les artisans qui, dans des cas graves, venaient demander le secours des praticiens. Nous renvoyons à ce que nous avons dit à ce sujet en parlant de Marmoutier et de Noyers. L'administration de l'infirmerie était dévolue à un des officiers claustraux, qui en gérait les revenus, avait la surveillance des malades, pourvoyait à leur entretien et décidait de leurs entrées et sorties. Le médecin n'avait donc qu'à traiter les patients, l'infirmier était au contraire un administrateur. Mais nous aurons à revenir sur le fonctionnement des infirmeries monastiques qui furent, au XIe siècle, des œuvres d'assistance publique très importantes.

Marbode nous a laissé, sous une forme satirique, dans sa *Parabole du loup et du berger*, un tableau très piquant de l'arrivée d'un malade à l'infirmerie :

Ille caput flectens, postquam benedicite dixit,
Ora rigans lacrymis, talia verba dedit :
Vulneribus lapidum mihi quæ dederas maceratus,
Nuper eram languens, adfuit et medicus.

(1) Pour donner une idée de l'importance de l'infirmerie dans certains monastères, nous dirons que, dans l'acte de fondation de l'abbaye de Citeaux, qui date de 1094, le prieur est tenu à aménager un local convenable pour abriter quatre vingt malades : « *Pauperes debent esse in numero quatuor vigenti quibus debet dari de mane in hospicio domini mei, deauratæ in aliquo loco honesto* ». On comprend que de telles organisations aient rempli, à cette époque, le rôle que jouera plus tard l'assistance publique.

Ille premens venam, pulsum male currere sensit,
Et mihi : Non vives, sed morieris, ait.
Interea monachus venit qui viseret ægrum,
Et monet ut tandem pœniteam scelerum ;
Spemque docet sanctam, quia nullus perditus esset,
Cui mala vita fuit, si bona mors fieret.
Denique persuasit penitus contemnere mundum,
Et mihi sic raso tradidit hunc habitum (1).

Le médecin préparait lui-même les remèdes destinés à ses malades. Il avait, dans ce but, une salle nommée apothicairerie, où il conservait les drogues dans l'armoire aux remèdes « armarium pigmentorium » et dont seul il possédait la clef suspendue à sa ceinture de cuir noir. Dans certaines abbayes, comme Saint-Julien de Tours, ces apothicaireries étaient très importantes. Les simples servant à la confection des remèdes étaient cultivés avec soin dans un coin du cloître. Cormery, Bourgueil, Marmoutier, étaient cités pour la richesse de leur jardin aux herbes.

Seize plantes, primant toutes les autres et réunissant à elles seules toute la matière médicale des monastères de ce temps, étaient cultivées dans ces jardins. C'étaient le lis, qui passait pour calmer les feux de l'amour ; la sauge qui doit toujours végéter dans le jardin de tout homme qui tient à la santé ; la lunaire, la rose, le cresson, le cumin, le fenouil, la menthe, le foin grec, la sarcette, la rue, le pouliot, la tanaisie, la livêche, le haricot ou le pois, dont on faisait des cataplasmes (2).

Le moine médecin avait, en second lieu, un rôle d'instructeur. Il formait, tout d'abord, des aides (3) auxquels il indiquait la façon de soigner un malade, d'appliquer un pansement, d'administrer un remède ; c'est ce que nous appelons, de nos jours, des infir-

(1) Marbode, *Carmina varia*, XL, *Patrologie latine* de Migne, t. CLXXI, col. 1728.

(2) Lenoir, *Architecture monastique*.

(3) Tel est sans doute *Garinus, famulus infirmorum*, qui vivait à l'abbaye de Saint-Vincent du Mans, au début du XIe siècle (*Cartulaire*, charte 824).

miers. Dans chaque abbaye il y avait ordinairement plusieurs frères chargés de ces fonctions inférieures. Il enseignait ensuite des notions de thérapeutique aux moines du monastère; nous avons vu Raoul Leclerc, à Marmoutier, organiser une véritable école de médecine, et d'autres, comme Anselme au Bec, Jean, à Fécamp, former de nombreux élèves. Les médecins se faisaient accompagner, dans leurs visites, par quelqu'un de leurs disciples, et c'est ainsi, croyons-nous, qu'il faut considérer ce *Laurentius famulus Joannis medici*, qui signe une charte de Saint-Nicolas d'Angers, et ce *puer* qui assiste Madelme au couvent de Lié.

Enfin, les médecins dans les abbayes transcrivaient parfois des livres de médecine. Ce fut, en effet, la grande occupation des moines que la copie des manuscrits, et nous avons eu l'occasion de mentionner les scriptorium célèbres de Marmoutier, de Bourgueil, d'Ouche, du Bec. Partout se formèrent de riches bibliothèques où se conservèrent à l'abri des révolutions toutes les productions de la pensée. Dans les catalogues (1) qui nous ont été conservés, nous constatons très souvent la présence d'ouvrages médicaux et, parmi eux, les œuvres d'Hippocrate, des livres de Galien et les *Etymologies* d'Isidore de Séville. Cette recherche des manuscrits nous est confirmée encore par les lettres de Gerbert qui fait copier les *Ophtalmies* de Démosthène, par celles d'Anselme, au Bec, qui réclame les *Aphorismes* d'Hippocrate et le *Traite du pouls* de Galien, et par bien d'autres.

La réputation que certains moines acquéraient à la suite de succès thérapeutiques ne tardaient pas à dépasser les murs du cloître, et lorsqu'alentour quelquelque grand personnage tombait malade, on faisait aussitôt appel à ces praticiens en renom. Nous avons, dans les pages précédentes, cité maints exemples de ces déplacements de moines médecins. C'est Inisien, quittant Marmoutier pour soigner l'évêque Hubert à

(1) Voir sur ce sujet les catalogues publiés par M. Léon Maître, *op. cit.*, p. 378 et suiv.

Angers; c'est Tetbert, allant à Beaumont traiter le vicomte du Mans; c'est Goisbert, à l'abbaye d'Ouche, sans cesse en déplacement pour visiter des malades; c'est Frodo, appelé auprès du seigneur de Sonzay; c'est Jean, venant d'Angers apporter ses soins au doyen de Saint-Martin.

Le malade ne pouvait s'adresser directement au médecin; c'est au directeur de la communauté qu'il devait demander le secours d'un praticien, et ce dernier était désigné par son supérieur.

Guy de Montigny demande un médecin à l'abbé Albert de Marmoutier, celui-ci envoie Tetbert :

Cujus donationis causa talis est. Isdem frater ejus Guido gravissimam inciderat infirmitatem, cui quidam frater noster Tetbertus nomine, plurimum medicinæ, jussu præfati abbatis nostri quem uterque pro hoc rogaverat, impendit.

L'abbé Barthélemy expédie le même Tetbert auprès de Guihenoc d'Ancenis :

..... placuit venerabili Bartholomeo tunc temporis loci illius abbati ut quemdam de fratribus suis medicine peritum, Tetbertum nomine, rogatus a me, ad michi succurrendum transmitteret.

Le médecin Gautier, de Noyers, est envoyé par son abbé, Etienne, auprès d'Urias de Nouatre, tombé malade à Preuilly :

Misit autem ad eum, visitandi gratia, abbas Stephanus Sanctæ Mariæ Nuchariensis unum de suis monachis, Galterium nomine.....

Une lettre (1) de Geoffroy de Vendôme nous renseigne très exactement sur ces habitudes. Le trésorier de Saint-Martin de Tours, Gautier (2) étant gravement malade, avait demandé à l'abbé de la Trinité de Vendôme de lui dépêcher le meilleur praticien du monastère. Geoffroy lui dépêcha aussitôt un médecin,

(1) *Lettre* I du Livre V.
(2) Cautier fut trésorier de Saint-Martin, de 1087 à 1124.

et ce fut peut-être Rainier qui, à cette époque, avait grande réputation. Cette lettre (1) est assez curieuse, nous la reproduisons donc :

Goffridus Vindocinensis monasterii humilis servus, Gualterio vitæ laudabilis thesaurario Goffrido de Alogia suis præcordialibus amicis, cum dilectione salutem.

Infirmitatem siquidem vestram audivi; quam, sicut animus meus veraciter novit, meam feci compassionis affectu. Dilectum mihi valde misi vobis medicum; satis libentius, si necessarius essem, misissem meipsum. Hunc si adhuc habere placet, quod vobis placere cognosco, mihi non displicet. Si iterum remittere vultis, bonum est mihi, et necessarium habeo, si sine damno corporis vestri remittere potestis. In domino semper valeatis, et quia in quantum humilitas mea sufficit vos diligo, nullatenus dubitetis.

Les voyages, à cette époque, n'étaient pas faciles. Les routes étant rares, mal entretenues, dangereuses et peu sûres, on se servait autant que possible des voies fluviales sur lesquelles voguaient de lourds chalands; mais c'était là un moyen de locomotion fort peu rapide. Geoffroy de Vendôme (2) nous a laissé quelques détails sur un voyage qu'il fit de Tours à Angers, partie en bateau, partie à cheval : « Partim aqua, partimque equo portatus Andegavim veni ».

Le médecin ne voyageait pas seul, étant toujours accompagné soit d'un disciple ou élève, soit d'un autre moine, ainsi que l'exigeait la discipline bénédictine.

Séjournant ordinairement un certain temps auprès de son client et ne le quittant qu'après la guérison, il était très bien placé pour recevoir ses confidences; et nous le voyons très souvent témoin des libéralités faites par des agonisants sur leur lit de mort.

Aussi n'y avait-il que les grands personnages ou les familles fortunées susceptibles de faire venir à leur chevet un médecin réputé, et encore n'était-ce que dans des circonstances graves.

(1) *Lettres*, Livre V, lettre I.
(2) *Lettre* 82 du Livre III.

Les moines ayant fait vœu de pauvreté et ne possédant rien en propre, ne pouvaient recevoir aucun honoraire soit en nature, soit en argent; aussi, pour reconnaître les soins reçus, les malades, parfois très généreux, faisaient-ils aux monastères des dons plus ou moins importants, ainsi que nous l'avons constaté à plusieurs reprises.

Geoffroy Fuel abandonne au prieuré de Tavant certains droits : « partim pro medicina corporali quam ei frater quidem nomine Tetbertus vel impenderat jam, vel impensus erat ».

Le vicomte du Mans fait remise aux moines de Marmoutier de huit livres, « nomine Tetberto, pro impensa sibi dudum ab eodem medicina debebat ».

Le comte Foulques d'Anjou fait remise des droits de tonlieu aux bateaux de Marmoutier : « pro cura medicinæ quam quidam noster monachus Tetbertus diutinæ infirmati ejus assidue invigilans, impenderat ».

Le seigneur Alexandre Charbonel abandonne aux moines de Noyers un cens de 18 livres : « propter servitium quod ei fecit monachus noster Guillelmus medicus ».

Le vicomte de Châteaudun cède aux religieux martiniens la terre de Sapaillé : « pro medicina quam infirmati ejus Johannes monachus exibuit ».

Foulques, comte d'Anjou, augmente les possessions des moines de Saint-Nicolas dans l'île de Béhuart, « pro amore medici monachi Sancti-Nicholai qui mihi affectuose et utiliter de medicina sua deseruit ».

Le doyen de Saint-Martin octroie aux mêmes moines l'église Saint-Simple, à Tours, à cause de ce même médecin Jean : « qui predicti Joannis diligentia de infirmitate convaluit ».

II

Interdiction de l'exercice de la médecine aux clercs réguliers

De très graves abus n'avaient pas tardé à se manifester dans l'exercice de la médecine par les réguliers. Ce fut le motif d'une série de mesures que dut prendre l'autorité religieuse et qui amenèrent une transformation complète dans la pratique de cet art.

Ces abus provinrent surtout de la facilité avec laquelle se déplaçaient nos médicastres, quittant le cloître pour courir au loin auprès du client riche. Les deux grands principes de la règle monastique : l'éloignement du siècle et la vie en commun se trouvaient par le fait même détruits. Il fallait, avons-nous dit, l'autorisation du supérieur pour qu'un religieux put s'absenter, et cette faveur ne fut d'abord accordée, et assez rarement, que dans des cas urgents ; mais bientôt les médecins considérèrent comme normaux ces déplacements et leurs absences devinrent habituelles, de telle sorte qu'ils n'assistaient plus régulièrement aux exercices en commun, qu'ils ne participaient pas aux prières, qu'ils négligeaient les retraites pieuses de l'Avent ou du Carême, qu'ils devenaient en un mot étrangers à la communauté. Dans bien des endroits, des abbés, peu scrupuleux, encourageaient même ces pratiques, qui n'étaient pas sans procurer quelques profits (1). Ainsi, insensiblement, la discipline s'était considérablement relâchée.

D'autres dangers attendaient encore nos moines errants. Des séjours fréquents et prolongés dans les

(1) C'est ainsi que saint Bernard (mort en 1153) recueillit à Clairvaux un moine qui n'avait quitté son monastère que parce que son abbé le contraignait de faire la médecine pour des personnes séculières (Thomassin, *Anciennes et nouvelles lois de l'Église*, III, 1173.)

châteaux des seigneurs, ou les maisons des bourgeois, les médecins, oublieux de leurs vœux, prirent des goûts de luxe se manifestant par le choix des étoffes fines, la possession de bijoux, la recherche de la bonne chère et du confortable dans le mobilier. Les fêtes où ils se trouvaient mêlés déterminèrent chez beaucoup des sentiments de paresse, de sensualité, de gourmandise, bien éloignés des rigueurs de la règle bénédictine et qui leur faisait oublier ou négliger veilles, jeûnes et oraisons.

Puis, chez quelques-uns, infatués de connaissances scolastiques et de la fréquentation des grands, ce furent des pensées de vanité et d'orgueil, des désirs de domination, un amour de l'autorité qui contrastaient singulièrement avec l'humilité du cloître. D'autres acceptèrent des honoraires personnels et la tentation de l'or les poussait à courir après le malade cossu et à multiplier près de lui les visites au détriment des malades pauvres.

Enfin, malgré toutes les recommandations des fondateurs d'ordre, les conseils des Pères de l'Église, les avertissements des conciles, moines et chanoines ne refusèrent pas de donner leurs soins aux femmes malades. Il en résultait pour leur vertu des dangers prochains, « cumque impudicus oculus, impudici cordis sit nuntius » et des tentations auxquelles ils ne surent pas toujours résister. Cela n'alla pas sans quelques scandales.

Ainsi donc nos clercs réguliers, dans l'exercice de la profession médicale, se trouvaient exposés au triple péril si souvent signalé : la femme, l'or et l'ambition ; et n'est-ce pas pour eux que l'archevêque de Tours, Hildebert de Lavardin (1), a écrit sa satire si ardente. « Quam nociva sint sacris hominibus femina, avaritia, ambitio » :

Plurima cum soleant mores evertere sacros,
Altius evertunt femina, census, honos,

(1) Hildebert de Lavardin, *Carmina Miscellanea*, n° CX ; *Patrologie de Migne*, t. CLXXI. col. 1428.

Feminâ, census, honos fomenta fomesque malorum
In scelus, in gladios corda manusque trahunt.

. . . .

Femina tam gravior, quando privatior hostis
Invitat crimen munere, voce, manu.
Consumensque viros vitio consumitur omni,
Et prædata viros præda fit ipsa viris.
Corpus, opes, animos enervat, diripit, angit ;
Tela, manus, odium suggerit armat, alit...

. . . .

Nec minus hac animi vires immutat aurum,
Nec minus illicitum currere monstrat iter.

. . . .

Solvit conjugium, disrumpit claustra pudoris,
Sacra cæde manus inquinat, ora dolis.

. . . .

Quem vero nec res, nec femina frangere possunt,
Ambitus expugnat, consceleratque pium.

. . . .

Quem simul arripiunt tantæ contagia cladis,
Cuncta licere putat, dum sibi regna parat.

C'est en constatant de tels manquements aux règles bénédictine et augustinienne que l'autorité religieuse s'inquiéta et se disposa à intervenir pour faire cesser des abus aussi graves.

La question fut portée devant les Pères du concile qui se réunirent à Reims en l'année 1131, sous la présidence du pape Innocent II. Tous les faits que nous venons d'exposer furent présentés. La réponse de l'assemblée fut catégorique. Elle interdisait aux moines et aux chanoines réguliers la pratique de la médecine dans un désir de lucre. Cette défense fut l'objet du sixième canon :

Ne monachi aut regulares canonici leges temporales aut medicinam lucri causa discant.

Mais la question était d'une telle importance et les abus signalés si répandus, que le concile de Latran, en 1139, renouvela ces défenses en leur donnant un caractère plus précis : c'est l'objet du canon IX :

Ut monachi et regulares canonici leges temporales et medicinam non discant.

Voici le texte de ce document d'après la *Panormia* (1).

Prava autem consuetudo, prout accepimus, et detestabilis inolevit, quonium monachi et regulares canonici post susceptum habitum et professionem factum, spreta bonorum magistrorum Augustini et Benedicti Regula, leges temporales et medicinam, gratia lucri temporalis, addiscunt. Avaritiæ namque flammis accensi, se patronos causarum faciunt, cum psalmodiis et hymnis vacare debeant, gloriosæ vocis confisi munimine, allegationum suarum varietate justum et injustum, fasque nefasque confundunt. Attestantur vero imperiales constitutiones absurdum, imo esse opprobrium clericis, si peritos se esse velint disceptationum forensium ; hujusmodi temeratores graviter feriendos apostolica auctoritate decernimus, Ipsi quoque, neglecta animarum cura, propositum ordinis sui nullatenus attendentes, pro detestanda pecunia sanitatem pollicentes, humanorum corporum se faciunt curatores. Cumque impudicus oculus impudici cordis sit nuntius, illa de quibus loqui pertimescit honestas, non debet religio pertractare. Ut ergo monasticus et canonicus Deo placens ordo in sancto proposito inviolabiliter conservetur, ne hoc ulterius præsumatur, apostolica auctoritate interdicimus. Episcopi autem et abbates et priores tantæ enormitati consentientes, et non corrigentes, propriis honoribus priventur, et a liminibus Ecclesiæ coerceantur.

Il était ainsi interdit, sous des peines sévères, aux réguliers, d'exercer la médecine en dehors du cloître.

Cette défense paraît avoir reçu de suite son exécution. Il est en effet facile de constater, d'après les cartulaires, que subitement les moines médecins disparaissent vers le milieu du XIIe siècle. La chose est particulièrement évidente dans les grandes abbayes, à Marmoutier, au Bec, à Saint-Nicolas qui, au siècle précédent, avaient abrité tant de médecins distingués. Dans les monastères de second rang, comme Noyers, Saint-Maixent, Preuilly, etc., les anciennes habitudes se maintinrent un peu plus longtemps. Mais, d'une façon générale, on peut dire

(1) *Panormia*, lib. VIII, cap. VI, n° CXLIV.

qu'après 1150 les moines ont cessé d'exercer publiquement la médecine.

A vrai dire, ils continuèrent de la pratiquer à l'intérieur des monastères, mais ils ne pouvaient plus traiter que les religieux malades. Un peu partout leur rôle se confondit avec la charge d'infirmier dont l'office fut alors strictement réglementé. Voici, par exemple, comment est défini l'office de *médecin du couvent*, dans la constitution des chanoines réguliers de Saint-Victor de Marseille :

Item de officio infirmariæ; primo statuimus et ordinamus quod annuatim, scilicet in festo S. Joannis Baptistæ, physicus monasterii juret, in capitulo, coram conventu in manibus Prioris claustralis recipientis juramentum nomine ipsius et totius conventus fideliter se habere circa curam infirmorum, ut habeant omnia necessaria tam in rebus medicinalibus, quam in aliis condecentibus et necessariis juxta infirmitatem quam quilibet patietur; quod nec amore, nec odio, nec prece, nec pacto alicujus moveatur quin provideat cuilibet (1).

Cependant, d'autres abus ne manquèrent pas de se produire.

Des moines désireux de s'instruire prenaient prétexte d'aller étudier la médecine dans les écoles séculières ou dans les Universités naissantes, comme Montpellier ou Paris, et leur absence se prolongeait au-delà de toute borne.

Certains médecins recevaient à l'intérieur des cloîtres, pour les traiter à l'infirmerie, des malades étrangers et surtout des laïques, qui apportaient dans la communauté l'esprit du siècle.

Les abus que les conciles de Reims et de Latran avaient cherché à combattre réapparaissaient donc sous une autre forme et appelaient de nouvelles mesures de rigueur.

Le concile de Montpellier, en 1162, fit expressément défense, à tout clerc régulier, de pratiquer l'art de guérir.

L'année suivante, le pape Alexandre III, au concile

(1) *Cap. gener. mss. S. Victoris Massil.*

tenu à Tours, interdit aux religieux qui allaient aux écoles de s'absenter plus de deux mois; c'était en fait une entrave à toute étude sérieuse. Voici le texte du canon VIII de ce concile (1).

Canon VIII

Ne regulares ad perdiscendam physicam et mundanas leges permittantur exire.

Non magnopere antiqui hostis invidia infirma ecclesiæ membra præcipitare laborat : sed manum mittit ad desiderabilia ejus et electos quosque nititur supplantare, dicente scriptura; *Escæ ejus electæ*. Multorum si quidem casu operari se reputat, ubi preciosus aliquod membrum Ecclesiæ sua fuerit calliditate detractum. Inde nimirum est quod se in Angelum lucis more solito transfigurans sub obtentu languentium fratrum consulendi corporibus, et ecclesiastica negotia fidelius pertractandi, Regulares quosdam ad legendas leges, et confectiones physicas ponderandas de claustris suis educit : unde ne sub hac occasione spirituales viri mundanis rursus actionibus involuantur et in interioribus ex eo ipsi deficiant, ex quo se aliis putant in exterioribus providere; de præsentis Consilii assensu statuimus, ut nullus omnino post votum Religionis, post factam in aliquo religioso loco professionem, ad physicam, legesve mundanas legendas permittatur exire. Si vero exierit, et ad claustrum suum infra duorum mensium spatium non redierit : sicut excommunicatus ab omnibus evitetur, et in nulla causa, si patrocinium præstare voluerit, audiatur. Reversus vero in choro, in capitulo, in mensa, et cæteris, ultimus fratrum semper existat : et (nisi ex misericordia forte Apostolicæ sedis) totius spem promotionis amittat. Episcopi vero, abbates, priores tantæ enormitati consentientes, et non corrigentes, spolientur propriis honoribus, et ad Ecclesiæ liminibus arceantur, calumniam et audaciam temere litigantium condemnando in expensis, ex alio multiplici remedio sanctio imperialis compescat. Quoniam igitur sacris institutis consonare dignoscitur, præcipimus ut de cætero in causis pecuniariis victus, victoris in expensis legitimis condemnetur : nisi sententia pro absente feratur.

(1) Maan, *Turonensis Ecclesiæ pars altera concilia complectens omnia*, 1665, p. 48.
Concilium generale ab Alexandro papa III, Turonis celebratum in ecclesia S. Mauricii anno Christi MCLXIII. Iodoco archiepiscopo Turonensi.

Ces défenses durent être réitérées à plusieurs reprises tant le mal était invétéré.

Le troisième concile de Latran (*Pars* XXVII, *cap*. 2), rappelant le canon de l'assemblée de Tours, déclare :

« Religiosi ad legendas leges et confectiones physicas ponderendas de suis claustris ne debent exire.

Le deuxième concile de Montpellier, en 1195, renouvelle les mêmes instructions.

Cap. XV

Prohibuit præterea sub omni severitate ecclesiasticæ disciplinæ, ne quis monachus vel canonicus regularis, aut alius religiosus, ad sæculares leges vel physicam legendas accedat, alioquin, juxta decretum sub domino Alexandro in concilio apud Montempesullanum et Turonis super hoc articulo promulgatum, a diœcesanis episcopis canonice puniantur.

Enfin, le concile de Paris, tenu en 1212, revint encore sur cette question et promulgua de nouveaux anathèmes contre tous ceux qui contreviendraient aux décisions prises antérieurement (*Pars* II, *can*. XX.)

Ut regulares qui extra claustra jurisprudentiæ et medecinæ dant operam nisi infra duos menses redeant, sint excommunicati.

Cum quidam regularium, ut verbis concilii Lateranensis ut amur, sub obtentu languentium fratrum consulendi corporibus, et ecclesiastica negotia fidelius pertractandi, ad leges mundanas legendas, et confectiones physicas ponderandas, ut jurisprudentiæ et medicinæ dent operam, de claustris suis exire non formident, et ex eo ipso deficiant in interioribus, quando se putant aliis in exterioribus providere ; ipsius concilii vestigii inhærentes, præcipimus, ut nisi infra duorum mensium spatium ad claustrum suum redierint, non abstante abbatis sui licentia, quam dare non potuit, sint excommunicati, et ab omnibus evitentur, et in nulla causa, si patrocinium præstare voluerint, admittantur.

Il n'avait pas fallu moins de sept conciles pour arriver au résultat désiré.

Dans le but de prévenir le retour de ces faits la

papauté prit, vis-à-vis des ordres religieux qui se fondaient, des mesures fort prudentes. Elle exigeait que dans les statuts de ces ordres figurât un article défendant expressément l'étude de la médecine par les clercs.

C'est ainsi que les Dominicains, dans le chapitre de l'Ordre tenu à Paris en 1243, interdirent, dans leurs statuts, aux religieux d'étudier la médecine dans les livres et d'écrire sur cette matière : « Non studeant in libris physicis, nec etiam scripta curiosa faciant. »

III

De l'exercice de la médecine par les clercs séculiers

A côté des réguliers, les clercs séculiers s'occupaient également de la pratique de la médecine. La part que prirent ces derniers dans le mouvement scolastique des xe et xie siècles fut, avons-nous dit, considérable. A l'ombre de chaque cathédrale, les chanoines dirigèrent l'école épiscopale et nous avons vu de quel éclat brillèrent les écoles de Reims, de Chartres, de Tours, d'Angers, d'Orléans. Certaines collégiales, comme Saint-Martin de Tours, devinrent des centres d'enseignement très réputés.

Dans la plupart de ces écoles, de même que dans les écoles monastiques, la médecine fut étudiée avec soin et nous y avons rencontré des praticiens de valeur, tels que Hildegaire, chanoine de Chartres ; Engelbaud et Aubert, chanoines du Mans ; Hugues, chanoine de Saint-Martin de Tours ; Guillaume Firmat, chanoine de Saint-Venant de Tours ; Alexandre, chanoine de Saint-Pierre de la Cour.

Plusieurs de ces chanoines-médecins atteignirent aux sommets les plus élevés de la hiérarchie ecclésiastique : Fulbert devint évêque de Chartres, et Gillebert Maminot fut placé sur le siège de Lisieux.

La situation de ces médecins-chanoines était bien différente de celle des médecins-moines. Ils pouvaient posséder des biens immobiliers. C'est ainsi qu'Engelbaud avait, aux environs de Lucé, des terres et des prés qu'il légua au chapitre du Mans ; que son collègue Aubert possédait au Mans une maison près le cloître de la cathédrale. En retour de leurs soins, ils recevaient de leurs clients des honoraires en argent. Étienne de Fougère nous rapporte que Guillaume Firmat acquit, par l'exercice de son art, de grandes richesses qu'il conservait dans un coffre : « Immensas congessisset opes. »

Ces médecins étaient ordinairement chargés du soin des malades dans la Maison-Dieu située au voisinage de la cathédrale, Ils n'avaient dans cet établissement qu'un rôle strictement professionnel à remplir, la direction du personnel et la gérance des fonds appartenant à un membre du chapitre spécialement désigné pour s'occuper de ces fonctions.

On voit peu de chanoines au XIe siècle allant au loin traiter un malade. L'obligation de la résidence et de l'assistance aux offices du chœur était alors très stricte, tout au moins dans les diocèses de l'Ouest où se succédèrent des prélats généralement sévères sur la discipline.

Lorsqu'au XIIe siècle l'autorité religieuse eut interdit aux clercs réguliers l'étude et la pratique de la médecine, l'exercice de l'art de guérir se développa singulièrement dans la plupart des collégiales. Tandis que disparaissait le moine-médecin, le nombre des chanoines-médecins augmenta dans une assez grande proportion et nous voyons aux chapitres de Chartres, de Tours, d'Angers, plusieurs chanoines s'occupant à la fois de la pratique médicale. Par suite de cet état nouveau leur situation va se modifier sensiblement. Ils seront dispensés d'assister aux offices du chapitre lorsqu'ils seront retenus auprès d'un malade. Ils pourront sortir de la ville quand on les mandera au loin, et nous avons vu Pierre, chanoine de Tours, aller à Amboise traiter pendant quelques jours le seigneur Gilduin. Ces absences peuvent même être de longue durée, c'est ainsi que Pierre Lombard, chanoine de Chartres, put conserver son titre canonial tout en séjournant habituellement à la cour de Louis VI, dont il était le médecin ordinaire. Bien entendu, ces médecins-chanoines pouvaient comme par le passé posséder des biens et toucher des honoraires.

En dehors des chanoines, d'autres clercs séculiers s'occupaient également du soin des malades.

Le clergé des paroisses nous fournit à cette époque les noms de quelques médecins. Malheureusement, les documents d'archives concernant les paroisses sont extrêmement rares et les indications que nous avons pu recueillir sur les curés-médecins sont insuffisantes pour nous fixer, même de façon approximative, sur leur nombre, leur instruction et leur pratique.

Nous supposons que le médecin Herbert, cité dans une charte de Saint-Vincent du Mans, de la fin du XIe siècle, était curé. Il possédait en viager certains droits dans l'église de Juillé, ainsi qu'une vigne, une pièce de terre de terre labourable et une pêche dans la Sarthe (1).

Au début du XIIe siècle vivait, à Angers, le médecin Rainaud, qui fut le premier desservant de la paroisse Saint-Jacques. Le cartulaire du Ronceray (2) nous fournit à son sujet quelques détails fort intéressants que nous croyons devoir rapporter.

En 1118, les religieuses de l'abbaye du Ronceray voulurent bâtir une église sous le patronage de saint Jacques. Elles se trouvèrent de suite en difficulté avec le chapitre de Saint-Pierre dans le fief duquel était compris l'emplacement de la nouvelle construction. Ces difficultés furent aplanies au moyen d'une transaction qu'approuva l'évêque Rainaud et qui accordait des avantages sérieux et surtout d'importantes prérogatives aux bons chanoines. Les religieuses

(1) Pièce justificative, n° 33.
(2) Pièce justificative n° 36.

purent continuer leur œuvre et, le bâtiment achevé, pensaient y installer un chapelain chargé de l'entretien du culte. C'est alors qu'intervinrent les quatre chapelains de la Trinité : Jean, Babin, Rainaud de Cepia et un autre Rainaud qui exerçait la médecine. Ils prétendaient avoir seuls le droit de célébrer le service divin dans l'étendue de la paroisse de l'abbaye du Ronceray, et ils demandèrent à l'abbesse Aildeberge d'être chargés à tour de rôle du service de la nouvelle église. L'abbesse accepta et leur accorda même sur les offrandes un prélèvement de sept deniers par semaine. L'accord cependant ne dura guère. Le chapelain Babin, par sa négligence, provoqua des plaintes de la part des paroissiens. L'abbesse réunit les quatre prêtres et les pria de renouveler leurs engagements; ils furent hésitants. C'est alors que Rainaud, le médecin, demanda à être seul chargé du service de l'église Saint-Jacques à la condition, toutefois, qu'elle serait rendue indépendante de la Trinité et formerait une paroisse distincte avec des revenus bien déterminés. Cette proposition fut acceptée, l'évêque Ulger, l'archidiacre d'Outre-Maine, Richard, le doyen Geoffroy, les chanoines de Saint-Pierre, les trois autres chapelains de la Trinité approuvèrent, et ainsi fut formée la nouvelle paroisse.

Le médecin Rainaud vivait encore en 1132 (1). Il figure comme témoin dans l'acte du 15 janvier par lequel l'évêque Ulger rendit son jugement dans une affaire de délimitation de la paroisse du Ronceray au delà du Brionneau, délimitation que contestait l'abbé de Saint-Nicolas, Jean, qui était, lui aussi, nous l'avons vu, un médecin habile.

Au commencement du XIIIe siècle, les papes furent amenés à prendre quelques mesures pour réglementer l'exercice de la médecine par les séculiers. Des abus n'avaient pas manqué de se glisser qu'il importait de faire cesser au plus tôt. Ces abus étaient les mêmes que ceux signalés à propos des réguliers :

(1) *Cartulaire du Ronceray.*

absences fréquentes et prolongées, désir de lucre, soins donnés à des femmes.

Au concile de Latran, en 1215, Innocent III défendit aux sous-diacres, diacres et prêtres de faire toute opérations de chirurgie, qui devaient être plutôt confiées aux laïques :

Nullus quoque clericus rottariis aut balistariis, aut hujus modi viris sanguinum præponatur nec illam chirurgiæ partem subdiaconus, diaconus, vel sacerdos exerceant, quæ ad ustionem vel incisionem inducit..... Unde in curiis principum hæc solicitudo non clericis, sed laïcis committatur.

Ce texte est important, car il montre que jusqu'alors les clercs médecins s'occupaient de chirurgie ; il marque surtout le moment précis où la médecine et la chirurgie furent définitivement séparées et formèrent deux branches rivales et souvent ennemies de la grande famille médicale.

Le pape Honorius III (1216-1227), qui succéda à Innocent III, alla plus loin et fit défense « ad omnes clericos dignitate aliqua præditos (1) » de faire acte de médecin.

C'était un coup terrible porté à l'exercice de la médecine par le clergé séculier. L'élite de ce clergé, c'est-à-dire les clercs chargés de fonctions, de dignités, d'emplois élevés ne pouvaient plus pratiquer cet art. Seuls les clercs sans fonctions, ceux qui n'avaient que les ordres mineurs, en somme la partie la moins instruite du clergé et, il faut bien le dire, celle dont les mœurs laissaient le plus à désirer, avait la licence de soigner leur prochain.

Il est vrai que cette défense d'Honorius III ne fut pas appliquée partout avec rigueur. Longtemps encore on verra dans les collégiales de chanoines et dans le clergé paroissial des séculiers pratiquer la médecine, tel ce « magister Johannes medicus clericus, rector ecclesiæ de Lombronio » qui exerçait dans le Maine (2) en 1276.

(1) Inno Cironius, *Paratilla* (1645), p. 307.
(2) *Livre Blanc de l'Eglise du Mans.*

Et ainsi, par une évolution régulière, la pratique de la médecine échappait aux clercs. Aux moines d'abord, aux séculiers ensuite, l'autorité religieuse, pour réprimer de graves abus de discipline et de morale, fut amenée à interdire de s'occuper des malades.

C'est en vain, comme nous allons le voir dans le chapitre suivant, que l'Eglise chercha, en organisant les Universités, à maintenir dans la hiérarchie cléricale les médecins. En fait, on peut dire qu'à partir du XIIIe siècle, l'art de guérir devient une profession surtout laïque, dont les attaches avec l'Eglise iront en s'affaiblissant de plus en plus.

CHAPITRE XVI

De l'exercice de la médecine par les laïques

I

Médecins laïques des XIe et XIIe siècles

On pense assez généralement que les clercs seuls recevaient, au moyen âge, une instruction supérieure et qu'ils furent pendant longtemps les seuls capables d'exercer ce que nous nommons aujourd'hui les professions libérales, comme celles d'avocat ou de médecin. C'est là une erreur qu'il importe de réformer. Aux xe, xie et xiie siècles, les professions n'étaient pas réglementées et tout le monde était libre de choisir suivant ses goûts, ses aptitudes et son instruction, telle ou telle situation. Il n'était pas nécessaire d'être engagé dans la cléricature pour apprendre le droit ou la thérapeutique, pour plaider devant les tribunaux ou soigner les malades.

L'instruction fut même répandue à un degré dont on ne se doute guère. Nous avons de nombreuses preuves de cet empressement des laïques à fréquenter les écoles monastiques et épiscopales.

Lanfranc, au Bec, attirait autour de sa chaire un auditoire composé de laïques et de nobles : « laïci potentes et nobiles viri multi (1) ».

(1) *Vita Lanfranci a Milone Crispino*, c. II.

Le seigneur Guismond, de Vendôme (1), qui vint suivre à Tours les leçons données à la collégiale de Saint-Martin, était un laïque.

Guillaume, à Fécamp, a un auditoire de clercs et de laïques.

« In quo loco multi convenerunt nobiles viri, tam clerici quam laïci, ejus doctrinis cupientes institui (2) ».

Les archives civiles de cette époque sont très pauvres, et ce n'est que par hasard que nous pouvons surprendre quelques faits relatifs à l'exercice de la médecine par les laïques.

Nous ne sommes donc renseignés ni sur le nombre de cette catégorie de praticiens, ni sur leur genre de vie, leurs méthodes et leurs rapports confraternels.

Nous trouvons, en Anjou, au début du XIIe siècle, deux médecins laïques.

L'un est Guillaume (3) qui, en 1120, soigna le seigneur de Chemillé. Il figure dans une charte parmi les témoins expressément désignés comme étant des laïques.

Le second est Gautier (4) qui, déjà âgé sans doute, abandonna, en 1111, au prieuré de Thorigné, dépendant de l'abbaye de Saint-Serge, diverses terres à la condition que les moines voulussent bien s'engager à le nourrir et à l'habiller sa vie durant.

Peut-être faut-il aussi ranger parmi les praticiens laïques, le médecin *Gauslinus* qui paraît vers 1112, dans une charte du cartulaire de Saint-Jean-en-Vallée, près de Chartres (5). Son nom figure sans aucun titre clérical dans une liste de témoins, dont plusieurs très certainement sont laïques.

Nous sommes mieux documenté sur Obizon. Ce fut un laïque, du moins dans la première partie de son

(1) Voir p. 18.

(2) *Vie de Guillaume de Saint-Bénigne*, in Mabillon, *Acta SS. Bened*, VIII, p. 335, § 21.

(3) Voir p. 81.

(4) Voir p. 80.

(5) R. Merlet. *Cartulaire de Saint-Jean-en-Vallée de Chartres*. In Coll. des cart. Chartrains. Chartres 1906, p. 9.

existence, car, vers la fin de sa vie, il fit profession cléricale sous la règle augustinienne.

Nous ignorons son lieu d'origine et le temps exact où le roi Louis VI le choisit comme médecin. Peut-être prit-il part à la consultation qui eut lieu en 1101, lors d'une maladie fort grave qui faillit emporter ce monarque. Voici le récit d'Orderic Vital (1) :

« La belle-mère du prince fit venir des magiciens, les sollicita par les plus grandes promesses et fit prendre un poison à son beau-fils pour le faire mourir. Le jeune prince dut s'aliter et, pendant quelques jours, il ne put ni dormir, ni manger. Tous les archiâtres avouèrent leur impuissance devant le mal, quand un homme à la longue chevelure vint de Barbarie et essaya son habileté médicale sur le prince qu'on croyait perdu. Par la volonté de Dieu et à la grande jalousie des médecins présents, il réussit. L'héritier du trône entra ensuite en convalescence, mais pendant toute sa vie il demeura pâle ».

La réputation d'Obizon était considérable, et le crédit dont il jouit auprès du souverain fut de longue durée ; aussi, reçut-il de son royal client des dons magnifiques qui en firent un des hommes les mieux rentés de toute la Cour.

En 1137, il paraît avoir soigné le roi qui souffrait d'une dysenterie rebelle et en mourut. Suger (2), rapporte que « ni les potions repoussantes, ni les poudres amères » que les archiâtres firent prendre au patient ne purent amener la guérison souhaitée.

Obizon était marié, et dans son ménage il y eut quelques troubles. En 1128, nous apprenons que notre médecin était forcé de se séparer de sa femme Adélaïde la Gente; cette séparation fut prononcée par sentence rendue devant le roi et la reine, dans la maison de Jean de la Barre (3). Cependant, une récon-

(1) Orderic Vital, IV, p. 196.

(2) *Société de l'Histoire de France*, p. 142.

(3) Luchaire. *Annales de la vie de Louis VI*. p. 430. — Archives nationales K. 22, n° 5⁴ original. — Tardif. *Mon. hist.* n° 402. — A. de Lasteyrie. *Cartulaire de Paris*, n° 221.

ciliation se fit et nous trouvons, en 1136, les deux époux vivant de nouveau ensemble. A cette date, le roi donnait à Obizon des vignes de Barthélemy de Montreuil, à la condition qu'Adélaïde la Gente en aurait la jouissance sa vie durant (1).

Peu après la mort de Louis VI, Obizon qui souffrait d'une maladie grave, se retira du monde, devint chanoine de Notre-Dame, puis revêtit l'habit religieux au monastère de Saint-Victor à Paris, en 1139. L'école de Saint-Victor était dans tout l'éclat de la réputation que lui avait valu l'enseignement de Guillaume de Champeaux.

Clarebat hoc tempore ordo canonicus S. Victorii Parisius, celebrisque fama per orbem habebatur propter famosas quasdam et insignes personas moribus et scientiis adornatas (2),

Ce fut très certainement l'une des plus célèbres académies de l'Europe. On y professait toutes les sciences et la médecine y était l'objet de cours spéciaux.

Le séjour que fit Obizon à Saint-Victor nous est certifié par ce passage des « Annales de l'église abbatiale de Saint-Victor, » composées par Jean de Toulouse (3).

« Joignant la piété à la plus grande habileté dans l'art de la médecine, considéré comme un véritable sauveur, non seulement dans la ville royale, mais encore dans toute la France ; de la plus entière probité il observait dans ces temps troublés du XIIe siècle, la plus grande intégrité de mœurs et ne trouvait de plaisir que dans un constant et ferme dévouement de soi-même. Il était déjà chanoine de Paris, mais, il choisit pour lieu de sa retraite l'abbaye de Saint-Victor, et son nom est inscrit sur notre livre canonial. »

Obizon mourut un 19 février, on ignore en quelle

(1) Luchaire, *op. cit.*, p. 573. — Archives nationales K. 22, n° 9[2] original. — Tardif, *op. cit.*, n° 420.

(2) Johannes S. Victoris, dans *Annales abb.ecc. S. Victorii.* Bibl. Nat. *Manuscrits latins*, n° 14679 et 14680 à 14683.

(3) *Ibid.*

année. Son anniversaire était commémoré par un service solennel. L'anniversaire de sa femme Adélaïde la Gente était célébré le 11 décembre. Pour le service de ces anniversaires, notre médecin avait légué au couvent, par testament, deux exemplaires annotés et richement ornés de l'Ancien et du Nouveau testament; cent livres tournois, une maison sise à Paris devant l'église Saint-Christophe avec les terrains y attenant et neuf arpents de vignes (1). La maison et les terrains de Paris furent réclamés en vain par les chanoines de cette ville (2).

Obizon fut enterré dans le cloître. Sur sa tombe on avait placé cette épitaphe, qui a été conservée jusqu'à la veille de la Révolution (3) :

Respice qui transis, et quid sis disce vel unde,
Quod fuimus, nunc es, quod sumus illud eris.
Pauper canonicus de divite factus, Obizo,
Huic dedit ecclesiæ plurima, seque Deo.
Summus erat medicus; mors sola triumphat in illo.
Cujus adhuc legem nemo cadere potest.
Non potuit medicus sibimet confere salutem ;
Huic igitur medico, sit medicina Dei.

II

Le Mire

Vers le milieu du XIIe siècle apparaît un praticien laïque qui, jusqu'au règne de Louis XIV, occupera dans la famille médicale une place très importante, c'est le *mire*.

C'est dans le roman de Garin le Lorrain, dont la version actuelle paraît dater approximativement du

(1) Delisle. *Le cabinet des manuscrits*, p. 218. Molinier et Longnon, *Obituaires de la province de Sens, Diocèse de Paris*, t. I. p. 543.
(2) Johannes S. Victoris, *ut supra*.
(3) Naudée. *De antiquitate scolæ medicæ Parisiensis*, p. 33 et Delisle, *Le cabinet des manuscrits*, p. 218.

second tiers du XIIe siècle, que l'on trouve une des premières mentions du mire :

Les mors enterrent dont ils furent irié
Et les navrés ont aus mires baillé (1).

Wace, dans son roman de Rou ou Geste des Normands, composé, comme on sait, entre 1160 et 1174, parle aussi des mires occupés à soigner les blessés :

Les nafrés a as mires et as serjanz livrez
Tant qu'il furent gari les a tuz cunreez (2).

C'est à partir de cette époque qu'on trouve également dans les chartes et documents originaux, les noms de quelques mires, comme nous l'indiquerons ci-après.

Peu de mots ont eu, au moyen âge, une synonymie aussi riche : *mire*, *myre*, *mirre*, *mirrhe*, *mile miere*, *myere*, *meire*, *mirje*. La forme *mege* fut employée dans quelques provinces de l'Est et du centre, surtout avec ses variantes : *meje*, *meige*, *miege*, *meide*, *miede*, *mide*, *mie*, *mée*, etc. Son usage s'est conservé jusqu'à nos jours dans les îles normandes et aussi en Anjou, en Touraine, en Poitou où le proverbe si connu :

Qui court après le mire
Court après la bire

est encore souvent cité dans les classes populaires.

L'origine du mot *mire* a été très discutée et les philologues sont loin de s'entendre sur ce point, les uns lui cherchant dans le latin une paternité classique, les autres lui donnant une filiation plus brillante tirée du grec. Nous ne croyons pas devoir répondre ici à toutes les hypothèses assez fragiles établies à ce sujet. Pour nous, le mot *mire* paraît dériver du verbe *mirer* qui veut dire *juger*, *observer*. On a souvent appelé les médecins urologues des *jugeurs d'eau*. On a, dans le même sens, parmi le

(1) *Gar. le Loh*, 2e chanson, XXXVI, édit. P. Paris.
(2) Wace, *Rou*, 2e partie 4117, édit. Andresen.

peuple, nommé les praticiens qui étudient la marche des affections par l'observation des signes présentés par le malade, un *mire*, c'est-à-dire un homme qui remarque, juge et apprécie.

Mais qu'est-ce que le mire ?

A vrai dire, aucun document ne nous fixe sur la situation exacte de ce guérisseur dans la société du moyen âge; et c'est plutôt par des apparences, des rapprochements, des similitudes, que nous arrivons à le définir à peu près exactement.

Le mire exerce une profession équivalente à celle du médecin et du physicien; ces mots nous paraisêtre synonymes.

L'Anonyme qui, au milieu du XIIe siècle, traduisit le *Livre des Pierres* de Marbode donne du vers 21 :

Scilicet hinc solers medicorum cura juvatur.

cette explication :

Mul sunt les lur vertuz cuvertes,
Mois lor aiés sunt overtes
Li mire i trovent grant succurs.

Ainsi donc, dans ces textes, le mot *medicus* est traduit par le mot *mire*.

Dans d'autres textes, la confusion s'établit souvent entre ces deux termes.

Le passage suivant d'Alain Chartier (1394-1439) est typique à cet égard : « Le médecin ne baille pas à boire au malade à l'appétit de sa soif... et se le patient crie et se guermente de durté de son mirrhe, pourtant n'est meu le sage phisicien a luy ottroyer » (1).

Dans le langage courant, d'après cette citation, médecin, physicien et mire sont bien synonymes.

Il n'y a donc pas une différence essentielle entre la profession de mire et celle de médecin, et cependant il y eut entre ces deux praticiens, pendant tout le moyen âge, une séparation très nette. Quelle étaitelle ?

Le mire appartient à la classe bourgeoise des villes

(1) *De l'Espérance*, édit. de 1617, p. 301.

et des bourgs. Son logement, son vêtement, ses relations, ses habitudes, nous permettent de le placer dans la petite bourgeoisie. Il ne saurait être confondu avec la foule des barbiers, chirurgiens, phlébotomistes et autres qui, eux, prennent rang parmi les artisans.

C'est un laïque. Nous n'avons jamais trouvé un mire portant un titre clérical. Il peut donc se marier et ses enfants continuent souvent l'exercice de la même profession, ce qui constituera, dans certaines villes, des lignées médicales qui dureront plusieurs siècles. Sa femme peut même pratiquer l'art de guérir : ce sera la miresse, ou plus communément la mirgesse.

Il jouit le plus ordinairement d'une certaine aisance : possède maison, champs et vignes ; on le voit parfois prêter de l'argent ; les auteurs de fabliaux nous le représentent comme généreux, compatissant, de commerce agréable, d'utile conseil, mais quelquefois assez âpre au gain et réclamant des honoraires élevés.

Il paye des impôts, ceux de la bourgeoisie. Il est inscrit sur les registres des tailles, et ce sont ces documents, et principalement les fameux comptes de 1289, qui nous ont livré la liste la plus riche des mires parisiens au XIIIe siècle. C'est là un fait sur lequel nous insistons, car si les mires sont cités sur ces livres de taxe, jamais on n'y trouve de noms de médecins.

C'est que précisément le *médecin* est un *clerc* et par suite exempt de la taille. Le *mire* est un *laïque*, un *bourgeois*, et c'est là la différence sociale qui les sépare l'un de l'autre.

Les facultés, avons-nous dit, d'où sortirent au moyen âge les médecins, étaient de fondation et d'organisation cléricales. Les maîtres qui y enseignaient étaient clercs, les élèves qui y fréquentaient étaient clercs, c'est-à-dire astreints à des vœux, à des pratiques religieuses, au port d'un costume spécial. Les uns et les autres étaient hommes d'église et jouissaient de tous les privilèges de la cléricature.

Mais le nombre des étudiants, qui suivaient les cours des facultés, fut toujours assez restreint, soit par suite de l'éloignement, soit surtout à cause du prix de l'enseignement et des dépenses assez grandes qui en résultaient. Les médecins sortis des facultés étaient peu nombreux dans les villes de second ordre et on peut dire, presque à coup sûr, qu'aucun n'exerça au moyen âge dans les bourgs et dans les milieux ruraux. De toute façon ils ne pouvaient assumer la charge de toute la clientèle médicale.

Les mires, qui formaient très certainement la plus grande masse des praticiens, ne fréquentaient pas les facultés. Ils s'instruisaient sans doute, soit au sein de leur famille, recevant les leçons paternelles, soit auprès d'un autre mire âgé, choisi comme patron, par un mécanisme analogue à celui qui assura jusqu'au XVIIIe siècle la perpétuité de l'enseignement de la chirurgie.

Voici de quelle façon pensons-nous, il faut comprendre les situations respectives du médecin et du mire. Le premier se prévalant d'un long séjour dans des écoles lointaines, de titres, de parchemins, et de privilèges; le second d'un abord plus simple et plus accessible au peuple; celui-là tout imprégné d'un dogmatisme classique; celui-ci d'une instruction moins savante, mais peut-être plus pratique.

Les premiers mires, avons-nous dit, apparaissent vers le milieu du XIIe siècle, mais les documents de cette époque les concernant sont extrêmement rares et ne donnent aucun détail sur leur existence. Ils sont le plus souvent mentionnés dans des actes soit comme témoins, soit incidemment dans des listes d'habitants.

Voici quelques noms au XIIe siècle :

1164, Jehan Bourgouin. Il habite près de l'église Sainte-Croix, à Tours;

1179, Jehan N..., mire, à Tours également, dans la paroisse de Saint-Pierre-le-Puellier;

1198, Guillaume le mire, à Orléans;

1199, Jacques Groussin, mire, et sa femme Aalis, à Bourges ;

1199, Raoul le mire, au Mans, c'est sans doute le même que Radulphus, medicus, bourgeois du Mans, cité en 1203, dans le cartulaire de Saint-Victeur.

Au XIIIe siècle, les noms deviennent très nombreux et il est inutile de les rapporter dans ce travail.

III

Les médecins juifs

L'influence de la médecine juive fut certainement très considérable au moyen âge. La plupart des villes possédaient des quartiers peuplés de Juifs et, dans maints endroits le souvenir de ces lieux réservés s'est conservé jusqu'à nous.

Les cités du midi furent plus particulièrement habitées par les Sémites qui y fondèrent des colonies importantes. Dans certaines d'entre elles, à Lunel, à Narbonne, à Béziers, les Juifs s'organisèrent plus solidement et établirent des écoles qui furent prospères et dans lesquelles on enseigna la médecine.

Ces écoles étaient en relations suivies avec les grandes universités d'au-delà des Pyrénées et il y eut entre elles des échanges intellectuels très remarquables.

Les universités arabes d'Espagne, surtout celles de Cordoue et de Tolède furent très fréquentées par les Juifs. Ils y occupèrent même, souvent, des chaires magistrales et leur rôle fut surtout précieux parce qu'ils furent les grands traducteurs des ouvrages arabes en langue latine, servant ainsi d'intermédiaires entre les deux civilisations d'Orient et d'Occident.

Un des médecins juifs les plus connus du XIe siècle est Rabbi Moïse Sephardi. Il était né à Huesca, dans le royaume d'Aragon, en 1062, et devint célèbre par ses connaissances encyclopédiques (1). Le roi de Castille et de Léon, Alphonse VI, en fit son archiâtre et une grande intimité ne tarda pas à s'établir entre le monarque et le savant. En 1106, à l'âge de quarante-quatre ans, il embrassa le christianisme et fut baptisé dans sa ville natale par l'évêque Etienne, ayant comme parrain le roi lui-même. Il reçut les noms de Pierre et d'Alphonse en souvenir de l'apôtre Pierre, dont on célébrait la fête le jour de son baptême, et de son royal parrain. Ce fut dans la société juive un scandale énorme; ses correligionnaires l'accusèrent d'avoir changé de religion par mépris pour Dieu et par ignorance de la loi ou même par vaine gloire et intérêt personnel. Pour réfuter ces imputations et pour faire connaître les motifs de sa conversion, il composa un *Dialogue* en douze chapitres entre un juif Moïse, qui était son ancien nom, et le chrétien Pierre Alphonse. Ce dernier répond à toutes les objections qui sont opposées à la religion catholique. Cet ouvrage, dont on possède de nombreux manuscrits fut très souvent imprimé à partir de 1536 (2). Il souleva de violentes controverses et deux juifs cherchèrent à le réfuter: Rabbi Jacob ben Ruben écrivit son *Milchamoth Jehovah* et Rabbi Scem Tov ben Isaac ben Spot son *Even 'Bochen*, dans lesquels ils affirment la supériorité de la morale juive. Pierre Alphonse composa un autre ouvrage tout aussi célèbre sous le titre de *Disciplina clericalis*; c'est une compilation faite de proverbes tirés des philosophes arabes, d'anecdotes, de fables, de récits divers destinés à rendre *le clerc bien doctriné*.

Beaucoup d'autres écrits ont été attribués sans preuves au même auteur, qui, malgré les polémiques très souvent violentes qu'il dut soutenir continua jusqu'à sa mort, arrivée en 1110, la pratique de l'art médi-

(1) *Moyses, de mucha erudicion, y que cabia muchas lenguas.* Mariana, *Histor. gen. de l'Esp.*, t. I, p. 471. Voir aussi : Jean de Ferreras, *Histoire d'Espagne*, t. III, p. 299 et Wolff, *Biblioth. hebr.*, art. 1824.

(2) Le titre de l'ouvrage est : *Dialogus Petri cognomento Alphonsi, ex-Judæo christiani et Moysi Judæi.*

cal. D'ailleurs, dans son *Dialogue,* maints passages indiquent une connaissance très grande de la physiologie, de l'anatomie et même de la thérapeutique, nous citerons surtout le titre ou chapitre troisième traitant de l'âme et du corps, des quatre éléments du corps, de la corruption des corps, toutes questions qui sont exposées plus au point de vue de la *physique* que de la théologie pure.

On peut citer encore parmi les médecins juifs d'Espagne, les noms de Jean de Séville qui, vers 1140, traduisit Avicenne ; d'Abraham-bar-Hiyya qui, de 1116 à 1138, fit connaître le *Traité du pouls et de l'urine* de Honeïn, et de beaucoup d'autres encore.

Les écoles juives de Provence et du Languedoc, avant la fondation de l'Université de Montpellier, furent, grâce à ce commerce spirituel, des pépinières de médecins qui se répandirent ensuite dans toutes les colonies hébraïques de France.

Le rôle de ces médecins juifs fut réel, et cependant nous n'avons aux xe et xie siècles aucun nom à citer, aucun document se rapportant à leur pratique et à leur vie sociale.

Leur influence est nettement prouvée pourtant par le soin que l'église de Rome prit à la détruire autant qu'elle le pouvait.

Dans les *Décrets* (1) attribués à Ives de Chartres nous relevons en effet cette défense :

Cap. 116 Ne medicina a Judæo accipiatur.
Ex septima synodo, cap. 11.

Nullus eorum qui in sacro sunt ordine aut laicus azyma Judæorum manducet, aut cum eis habitet, aut eos, in infirmatibus suis vocet, aut medicinam ab eis accipiat, aut cum eis in balneo lavet. Si vero quisquam hoc fecerit; si clericus est, deponatur; si laicus vero, excommunicetur.

Plus tard le concile de Béziers, tenu en 1246, renouvela ces défenses dans son quarante-troisième canon : « Excommunicentur christiani qui in infirmitate positi causa medicinæ se committunt curæ judæorum ».

(1) Pathologie latine, CLXI. *Decreti*, pars XII.

Ces anathèmes furent vains et les juifs trouvèrent toujours auprès des chrétiens une clientèle étendue, riche et fidèle. Aussi bien l'Eglise sut accepter cet état de fait et la rigueur de ses défenses fut atténuée peu à peu. En 1362, une ordonnance royale, rendue après avis des autorités ecclésiastiques du royaume, autorisa les juifs « entremettre des sciences de phisique et de sirreurgerie » à la condition d'avoir été examinés « par maistres ou autres crestiens expers esdites sciences (1) ».

Defait, dès le XIIIe siècle, parmi les mires pratiquant la médecine à Paris et ailleurs on trouve assez souvent des noms de juifs, régulièrement établis et payant les impôts.

(1) *Ordonnances royales*, t. III, p. 603.

CHAPITRE XVII

Les Professions médicales

La séparation en spécialités distinctes des trois branches de l'art médical est de date relativement récente. Pendant longtemps la *médecine*, la *chirurgie* et la *pharmacie* ont formé un tout complet et ont été confondues. Le même individu soignait, pansait et médicamentait le malade.

Nous n'avons pas à revenir sur une question qui a soulevé de longues controverses et dont le point de départ a été une mauvaise interprétation d'un passage de Celse, et qui tendrait à admettre que chez les Grecs, puis chez les Romains, les trois branches de la médecine firent l'occupation de trois catégories de praticiens. Ch. Daremberg (1) a parfaitement résumé toute cette discussion en ces termes : « Affirmons donc que les plus grands praticiens de la période comprise entre la fondation de l'école d'Alexandrie et Celse furent à la fois médecins et chirurgiens (2) ». Et plus loin : « Ce qu'il ne faut pas oublier, c'est que l'art de confectionner les remèdes n'était point dans l'antiquité séparé de la médecine et que les médecins, du moins au temps de Celse, comme à celui d'Hippocrate, ne s'en rapportaient qu'à eux-mêmes pour la préparation et la vente des médicaments (3) ».

(1) Ch. Daremberg, *Histoire des sciences médicales*, t. I, p. 193 et suivantes.
(2) Ch. Daremberg, *op. cit.* p. 200.
(3) Ch. Daremberg, *op. cit.*, p. 202.

Après Celse, la situation resta la même ; Galien fut médecin, chirurgien et apothicaire, ainsi que ses successeurs, et la tradition se maintint pendant toute la première période du moyen-âge. Les premiers maîtres de Salerne se distinguèrent autant par leurs traités de médecine que par ceux de botanique ou de chirurgie.

C'est au cours de la longue période qui nous intéresse, du xe au xiie siècle, qu'insensiblement vont s'établir des divisions de plus en plus nettes entre les trois branches de l'art de guérir, pour en arriver à la fin du xiie siècle à une séparation définitive en trois professions différentes. C'est cette évolution qu'il y a un réel intérêt à étudier parce qu'elle marque un point important dans l'histoire de la médecine.

Alcuin, dans la description du palais de Charlemagne, a dépeint l'infirmerie et montré les médecins dans l'exercice de leurs fonctions. Nous voyons les uns occupés à des opérations chirurgicales et pratiquer la phlébotomie, tandis que les autres s'appliquent à la préparation des médicaments :

Accurrunt medici mox Hippocratica tecta,
Hic venas fundit, herbas hic miscet in olla,
Hic coquit pultes, alter sed pocula præfert (1).

Ce même Alcuin, dans une de ses lettres (2) écrite en 801, parle ainsi des médecins qui confectionnent les remèdes.

Solent namque medici ex multorum speciebus pigmentorum in salutem poscentis quoddam medicamenti conponere genus, nec se ipsos fateri præsumunt creatores herbarum vel aliarum specierum, ex quarum conpositione salus efficitur egrotantium, sed ministros esse in colligendo, et in unum pigmentaria manu conficiendo corpus.

Et ailleurs (3), faisant allusion à un médecin nommé

(1) Alcuin, *Patrologie latine*, t. CI, col 781. *Carmina ad varios*, n° CCXXVIII.
(2) Alcuin, lettre 213.
(3) Alcuin, lettre 45.

Basile, il nous le montre délivrant lui-même des médicaments :

Nam Basilius medicus, qui vobis in montanis Romam pergenti medicamenta tradidit, jam mortuus est.

Le médecin Heribrand qui exerçait à Chartres à la fin du xe siècle était, au dire de Richer, fort versé dans toutes les branches de l'art de guérir : « Cum eum in arte peritissimum, dinamidia, farmaceutica, butanica, atque cirurgica non laterent ».

Au même moment, une anecdote rapportée par Pierre Raymond, abbé de Saint-Maixent, dans la chronique de Maillezais nous représente le médecin Madelme, ermite à Lié, faisant broyer en sa présence, par son disciple, les matières nécessaires à la confection d'une drogue. C'était d'ailleurs en conformité avec les conseils de Cassiodore qui, au vie siècle, engageait les moines à étudier les simples et à fabriquer eux-mêmes leurs potions.

Ainsi donc jusqu'à la fin du xe siècle, aucune spécialisation n'est encore bien apparente et on ne trouve qu'une catégorie de praticiens dont la compétence s'étend à toutes les parties de la médecine.

Au xie siècle il en sera absolument de même. Nous avons vu plusieurs fois des médecins appelés pour soigner des blessés. Gautier, de Marmoutier, traite le chevalier Roger, blessé à Chateauneuf; le seigneur Hugues de Sainte-Maure, blessé à la tête par une flèche, reçoit les soins d'un médecin de Noyers, etc. etc.

De même les médecins continuent à préparer leurs potions. C'est Fulbert, alors évêque, qui écrit : « Croyez bien que depuis mon épiscopat, je n'ai préparé aucun onguent ». Ce qui indique très clairement qu'avant de monter sur le siège de Chartres, et alors qu'il exerçait la médecine, il s'occupait lui-même de la confection de ses remèdes.

Un peu plus tard, Geoffroy, abbé de Vendôme, dans une lettre adressée à un certain Rainaud, parle d'un médecin de Tours qui, après avoir donné au loin une consultation, rentre chez lui pour préparer un électuaire qu'il expédiera par la suite à son client:

> Medicus vero, in quo spes sospitatis vestræ tota suspenditur, ad vos venit, Turonum rediturus, ibi confecturus medicinam omnino vobis profuturam, ut asserit, et sic ad vos nobiscum venturus. Interim mittit vobis electuarium utile valde vestræ infirmitati, imo necessarium, quod quotidie jejunus accipiatis et post cœnam antequam dormiatis (1).

Il n'y avait donc qu'une seule profession médicale, et dans certaines régions comme le Poitou, le praticien était désigné indifféremment par les mots *medicus* ou *apothecarius* qui étaient synonymes.

Il est vrai que les médecins n'allaient probablement pas récolter eux-mêmes les simples dont ils avaient besoin, ni ne leur faisaient subir les manipulations nécessaires pour les rendre utilisables; ils laissaient ce soin à des herbiers, *herbarii*, qui tenaient boutique abondamment approvisionnée de toutes les matières premières et qui, sans doute, vendaient parfois directement au public les plantes médicinales. Ces *herbarii* n'ont jamais fait partie du corps médical, bien que souvent ils empiétassent sur les droits du médecin. Ils avaient eu chez les Grecs des ancêtres : les *rhizotomes* et les *pharmacopoles*; ils se transformèrent plus tard en *pigmentarii*, en *épiciers*, en *droguistes*. Ils étaient en somme les fournisseurs, les pourvoyeurs des médecins, et appartenaient en général à une classe sociale assez inférieure.

Ils jouissaient d'ailleurs d'une assez mince considération. Certains furent moins que recommandables si nous en jugeons par le fait suivant. Jean, l'herbier, pratiquait son commerce à Angers, au début du XIIe siècle, et était le chef d'une bande de malfaiteurs qui, aux environs de la ville, pillaient les domaines et détroussaient les voyageurs. Ses nombreuses exactions ne furent pas sans inquiéter vivement la population. La police du comte d'Anjou, Geoffroy IV

(1) Geoffroy de Vendôme, *Lettres* : livre IV, lettre 29, *Patrologie de Migne*, t. CLVII, col. 171.

le Bel, s'en émut et ne tarda pas à s'en emparer et à le mettre en lieu sûr, avec ses acolytes, dans la prison du château. Cette capture fut le sujet d'un conflit et souleva un point de droit. L'évêque d'Angers, Ulger, prétendit, en effet, que l'arrestation ayant eu lieu sur une terre dépendant de sa Justice était irrégulière et que le comte d'Anjou devait remettre les prisonniers en liberté (1).

C'est au début du XIIe siècle que la séparation commence à s'accomplir entre les diverses spécialités médicales. Elle se fit d'abord entre la médecine et la chirurgie.

Déjà, au XIe siècle, nous voyons, dans les abbayes, les médecins se décharger sur deux personnages subalternes, de quelques opérations chirurgicales, telles la *saignée* et la *barberie*, qui deviennent l'apanage de deux spécialistes : le saigneur et le barbier.

Le *saigneur*, le *phlébotomiste* (*phlebotomator*) (2), a pour occupation principale, mais non unique, de pratiquer la saignée, qui jouissait, à cette époque, d'une grande vogue. Nous connaissons, à Marmoutier, un certain *Almandus flebotomator*. Il paraît, à la fin du XIe siècle, dans un accord fait entre le seigneur Hubert de Mansigné et l'abbaye, au sujet d'une pièce de vigne plantée par cet Hubert aux environs du prieuré de Château-du-Loir (3), il signe, parmi le personnel *laïque* du monastère, avec le *cementarius*, le *carpentarius*, le *coquus*, le *sutor* et autres employés subalternes.

Un autre phlébotomiste de Marmoutier, nommé Hildemar (4), est témoin, en 1065, dans un acte par lequel les frères d'Hamelin, de Langeais, donnent

(1) Chanoine Urseau, *Cartulaire noir de la Cathédrale d'Angers*, p. 309.

(2) Synonymes : *flebotomus*,' *flebotomarius*. On lui donne aussi parfois le nom de *minutor*.

(3) Archives de la Sarthe, H. 362, original. Voir Le Laurain. *Cartulaire de Marmoutier pour le Maine*, t. I, p. 126.

(4) D. Housseau, II[2], n° 689 « Archives de Marmoutier, cartulaire de la chambrerie du Sentier, fol. 12 V° ». Abbé Metais, *Chartes vendômoises*, n° XLIX, p. 67.

leur assentiment à la vente d'une terre du Sentier à l'abbaye. Il est mêlé avec les charpentiers, bergers et gardes, c'est-à-dire avec les serviteurs ou les bas fonctionaires du monastère.

Le petit personnel de l'abbaye de Noyers comprenait également un saigneur, tel ce *Petrus*, *minutor*, qui figure dans une charte de 1105 (1).

La présence d'un phlébotomiste dans une abbaye n'est pas pour nous étonner, quand on sait que nos bons moines et chanoines abusaient de ce procédé thérapeutique, dans le double but de *remédier à la crasse du sang*, conséquence de la vie calme des cloîtres, et de *lutter contre les tentations de la chair*. Aussi leur était-il prescrit de se faire saigner à des époques régulières et jusqu'à douze fois dans l'année. L'obituaire de Rouen, cité par Ducange (2), nous apprend :

Quilibet canonicus, dummodo fuerit residens per tres menses, potest capere in anno duodecim flebotomias : et durat tres dies : sed non valet in festis triplicibus.

Ce qui nous laisse à supposer que le *flebotomator* d'une communauté comme Marmoutier ne jouissait pas d'une sinécure.

L'opération de la saignée était, du reste, minutieusement réglée et les *Constitutions de Cluny*, écrites par le moine Udalric (3), (livre II, chapitre XXI) nous fournissent les détails suivants :

Si voluerit sanguinem minuere, ipsa hora, qua de capitulo exierit, licentiam quærit. Et ut hoc modo quo fiat ordine prosequar : accepta licentia, vadit ad cellerarium voluntatem suam indicare, ut provideat famulum ad hujusmodi deputatum in promptu esse post Evangelium missæ majoris. Eo namque momento abscedens de ecclesia induit nocturnales, nos alios quidem usque in diem tertium induturus, non chorum intraturus. Tollensque fasciam de lecto suo ad hoc necessariam,

(1) Abbé Chevalier, *Cartulaire de Noyers*, loco citato, Charte CCCXXVIII.
(2) Ducange, art. *flebotomia*.
(3) *Patrologie latine*, t. CXLIX.

pergit in coquinam regularem, ubi brachium suum dnudat ete calefacit; vocat famulum præfatum signo tantum excellerario, ducitque secum ad illam minuendi sanguinis officinam. Priusquam quid aliud faciat, facit ante et retro, et ter dicit hunc versum : *Deus in adjutorium meum intende* (sicut etiam ad opus manuum), et, ut ibi est cætera subjungit. Sicque sanguinis diminutio inchoatur; silentium tenet, nisi modicum quid dicat de hoc quod inter manus habetur. Abhinc surgens statim venit in refectorium, aliquantum de libra sua comesurus et de vino bibiturus; sicut etiam per dies geminos sequentes.

Le barbier faisait également partie du petit personnel. Il portait différents noms : rasor, rasorius, barbitonsor, barbificator, barbator, barberius, tonsor, etc., et pouvait être laïque, comme ce Gauscelinus, qui paraît avec son fils Brictus, dans une charte de Marmoutier (1), (1032-1084) et ce Girardus, cité dans plusieurs actes de l'abbaye Saint-Père de Chartres (2) (de 1070 à 1090). L'office de barbier, dès le XIe siècle était compris parmi les offices séculiers. A Cormery, par exemple, les offices séculiers étaient les suivants : portier, frocquier, bouteiller, barbier, cuisinier, notaire du chapitre (3). Chacun de ces officiers recevait une rétribution à la prise d'habit de chaque novice. A Bourgueil, à Saint-Florent de Saumur, à Saint-Julien de Tours, etc., il y avait également un barbier parmi le personnel séculier, chargé de faire les tonsures et de couper le poil.

Le barbier était généralement sous la dépendance du chambrier et ses fonctions étaient exactement déterminées par les règles monastiques, les *Constitutions de Cluny*, que nous avons déjà citées, les définissent de la sorte (livre III, chapitre XVI) et nous donnent en même temps quelques curieuses explications, sur la façon d'opérer du raseur :

(1) Salmon et C. de Grandmaison, *Liber de servis*. Charte XCVII : *Gauscelinus rasorius ; Brictus filius ejus.*

(2) *Cartulaire de Saint-Père de Chartres*. Il est appelé *Girardus rasor* dans la charte n° 25, p. 86, et *Girardus rasorius* dans une charte d'avant 1080, p. 197.

(3) Archives d'Indre-et-Loire, H. 110, d'après le cartulaire de Peromiès, folio 186, verso.

Inter cætera quæ camerarius habet curare, est operæ pretium ut non obliviscatur quoque providendorum rasoriorum, quibus se fratres radant. Ergo ad hæc servanda specialiter unus frater ordinatur, qui servat ea in serinio modico et serato, positoque secus introitum dormitorii sursum; quod cum voluerit, et opus esse viderit, portat in claustrum, et tamen in una parte sedet extra conventum ipsa rasoria acuendo et propriando. Et ad hoc, præter alias horas quibus conventus sedet in claustro ad missas et ad officium, licet ei vacare. Cum ad hoc ventum fuerit ut rasura generalis sit gerenda, faciunt fratres quasi duas lineas sedendi, scilicet in cancellis claustri et prope murum. In una linea rasoria, in altera per eleemosynarium sentellæ singulis dantur, a loco se movere nequaquam audentibus, sed cum disciplina præstolantibus usque dum ad se veniat qui scutellas et rasoria portat.

Dans les villes et les bourgs vivait également toute une population de phlébotomistes, de saigneurs, de barbiers et de raseurs, tous gens, qui en dehors de leur métier ne se gênaient nullement pour empiéter sur le domaine médical et pratiquer des opérations chirurgicales. Témoin, ce barbier, que signalent les actes du bienheureux Henri et qui est appelé pour inciser une tumeur, sans doute un abcès du bras : « Supervenit in brachio sinistro tumor, de qua incisa fuit per quemdambarberium » (1).

Leur situation les plaçaient au rang des artisans, ils sont du peuple au même titre que le maçon, le boulanger ou le charpentier et ils vivent maigrement des revenus de leur profession, encore mal définie et mal protégée.

Cependant, leur importance va grandir peu à peu à partir du XIIe siècle et surtout au XIIIe, époque à laquelle ils auront pris rang dans la petite bourgeoisie urbaine, comme ce Jean le Begouin (1), au Mans ; cet Etienne (2), marié à Isabelle, qui opérait à Tours, dans la paroisse de Saint-Pierre-du-Boille, et

(1) Bollaudinus, *Acta S. S. Junii*, t. II, p. 386.
(2) *Cartulaire du Prieuré de Saint-Victeur du Mans*, Charte CXXVIII.
(3) Archives d'Indre-et-Loire, G 45.

possédait d'importants immeubles; ce Philippe, cet Hugues et ce Jacquet qui exerçaient à Orléans (1).

Ils arriveront alors à former une corporation bien établie, avec statuts et réglements.

C'est à ces barbiers, saigneurs et autres que peu à peu les médecins vont confier les interventions manuelles sur les malades. Pierre de Blois (2), au milieu du XIIe siècle, ne pratique pas lui-même la saignée, il charge de l'opération un chirurgien : « Veni... feci ei venam hepaticam aperiri ». Guillaume le Breton, dans sa Philippide (3), nous parle de la blessure que reçut le roi Richard au siège de Chalus, en 1199, et nous représente les chirurgiens opérant sous le contrôle des médecins :

Interea regem circumstant undique mixtim
Apponunt medici fomenta, secantque chirurgi,
Vulnus est inde trahunt ferrum leviore periclo.

Les rôles respectifs du médecin et du chirurgien sont ici parfaitement indiqués et la spécialisation des deux professions nous apparaît dès lors comme définitivement accomplie. De fait, à partir de la fin du XIIe siècle, les noms de barbiers, de chirurgiens commencent à devenir communs dans les documents originaux. Ils sont pour la plupart des laïques, quelques-uns cependant sont clercs. Nous rencontrons de ces chirurgiens-clercs jusqu'au début du XIIIe siècle, et cette catégorie de praticiens ne dut disparaître à peu près complètement qu'après le concile de Latran de 1215, qui défendit expressément aux prêtres, diacres et sous-diacres de faire des opérations de chirurgie qui engageaient à appliquer le fer et le feu

La séparation entre les médecins et les apothicaires se fit plus tardivement.

En 1191, encore, le chanoine d'Auxerre, Abbon (4),

(1) *Cartulaire de Saint-Avit d'Orléans*, 9, 10, 108, 114, 144.
(2) Voir pièce justificative n° 41.
(3) Guillaume le Breton, *Philippide*.
(4) *Histoire littéraire*, t. IX, paragraphe CCLVI, et Lal. Bib. nov., t. , p. 465.

médecin réputé, énumère dans son testament, à la suite de livres de médecine, des vases, des pots, des mortiers et autres accessoires de pharmacie qui encombraient ses appartements.

Cependant, à cette même époque, à la cour du roi d'Angleterre Henri II, nous voyons figurer, à côté des archiâtres, l'apothicaire Richard, qui mourut évêque de Londres. La scission commençait donc à se produire, elle fut néanmoins assez lente à se généraliser et jusqu'au XIVe siècle nous trouverons assez souvent des praticiens qualifiés de ce double titre : apothecarius-physicus (1), ce qui démontre que pendant longtemps les médecins continueront à préparer eux-mêmes leurs drogues, et cette habitude, d'ailleurs excellente, n'a jamais complètement disparu et s'est perpétuée jusqu'à nos jours.

C'est à l'*herbarius*, dont nous avons parlé et dont la situation sociale s'est relevée sensiblement, que le médecin va de plus en plus confier la confection des préparations pharmaceutiques qui réclament un travail manuel. Au XIIe siècle la profession de *pigmentarius* (2) apparaît comme une profession médicale bien déterminée, exercée généralement par des laïques : voici, en 1133, *Arveus* (3) qui signe une charte de Saint-Maixent, en 1152 et 1154, *Herveus* (4) qui paraît sur un diplôme de Saint-Hilaire de Poitiers, en 1112 et 1114, un autre *Herveus* (5) qui est témoin dans des actes de Saint-Cyprien de Poitiers.

Ce *pigmentarius* sera appelé suivant les régions *seplasearius* (6), espicier (7), apothicaire ; et ces termes

(1) En 1305, *Johannes, apothecarius-phisicus comitis Montifortis*, est admis au chapitre de Chartres (*Registre capitulaire* 1007, fol. 103, 202). En 1310 mourut le chanoine Chartrain Jean Alande, apothicaire-physicien, qui était exempté des offices lorsqu'il était appelé pour soigner un malade (*id.* folio 68).

(2) Rambaud, *op. cit.*, p. 16.

(3) Dom Fonteneau, t. XV, p. 63.

(4) *Cartulaire de Saint-Hilaire*, t. I, p. 155, et Dom Fonteneau, t. XV, p. 99.

(5) *Cartulaire de Saint-Cyprien*, p. 50, 51 et 205.

(6) Louis Dubreuil-Chambardel, *Un manuscrit médical du XVe siècle d'origine mancelle. Bull. de la Soc. Fr. d'Hist. de la médecine*, 1904.

(7) *Archives historiques du Poitou*, t. XXV, p. 325, Enquête ordonnée par Louis IX à la Roche-sur-Yon en 1247.

seront employés indifféremment l'un pour l'autre (1). C'est l'apothicaire (2), tel qu'il sera jusqu'à la période du Grand Roi, marchand d'épices, d'aromates et de simples, fabricant de parfums et de conserves au sucre, préparateur d'électuaires, d'onguents et de potions, donneur de conseils pour se tenir en état de santé et se guérir des maux, possesseur de secrets pour conserver aux femmes la beauté du visage et la fraîcheur du teint.

La séparation des trois professions médicales s'est donc accomplie naturellement, lentement, sans qu'il ait été besoin de promulger lois ou édits. Elle répondait à un besoin social.

Cette évolution s'explique du reste parfaitement par les mœurs de l'époque.

Les médecins étaient alors d'importants personnages, chanoines, dignitaires dans les abbayes, attachés à de grands seigneurs et leur nombre était peu élevé. Ils constituaient une aristocratie. Peu à peu ils ont délaissé le côté servile de leur profession, considérant les œuvres manuelles comme indignes d'eux. Ils abandonnèrent au chirurgien les opérations, et laissèrent à l'apothicaire le soin de remuer pilons dans le mortier, de mélanger les simples, de faire macérer les herbes.

Et ainsi, débarrassé de ces fonctions accessoires, nous apparaît au début du XIIIe siècle un *médecin* dont le type se conservera, presque sans changement jusqu'au moment de la Révolution : homme de grande culture, lettré, érudit, parlant latin, grécisant au besoin, appartenant en quelque sorte à une caste à part ; car on peut être noble et devenir médecin sans déchoir, et le titre de médecin classe dans la bourgeoi-

(1) En 1255 et 1272, un nommé Bonniotz est qualifié indifféremment *espicier* et *hypothecus* (pour apothecus); il habitait à Poitiers près le carrefour Saint-Didier (Archives de la Vienne, G. 1109).

(2) Le mot apothecus, apothecarius, apothicaire ne devint commun qu'à partir du début du XIVe siècle et se généralisa alors. Il convient de distinguer l'*apothicaire* qui était au IXe et Xe siècle un médecin (cf. ci-après, p. 223) et l'apothicaire du XIVe siècle qui est spécialisé dans la pharmacie.

sie ceux qui sont issus de familles modestes. Il donne avec autorité son avis sur les maladies s'appuyant sur l'opinion des anciens, qu'il suit dans leurs doctrines sans chercher à les vérifier. Et ce sera là, pour une grande part, la cause de la stagnation profonde dans laquelle pendant des siècles restera le médecin. Dans ce cadre factice qu'il s'était constitué, le médecin, profitant de privilèges traditionnels, imbu de préjugés désuets, attaché à des coutumes et à un cérémonial invariables, laissera sa porte fermée aux progrès du dehors et restera sourd au bruit des découvertes qui lentement élargiront le cadre des connaissances humaines en leur donnant une portée pratique.

CHAPITRE XVIII

Des Appellations Médicales

I

Medicus et Physicus

Deux termes ont servi, au moyen âge, pour désigner l'homme de l'art; ce sont les mots *medicus* et *physicus*. Ils n'ont pas été employés simultanément, mais successivement, et leur usage correspond à un changement qui s'est produit dans la définition scolastique de la médecine.

Au IXe siècle, Alcuin, définissant les sciences, s'exprime ainsi au sujet de la physique (1) :

> Physica. — Physis natura, physis naturalis quæ de natura omnium rerum ex contemplatione disputat.

et il divisait la physique en sept branches qui étaient : l'arithmétique, l'astronomie, l'astrologie, la mécanique, la médecine, la géométrie et la musique.

La médecine se définissait (2) :

> Medicina est scientia curationum ad temperamentum et salutem corporis inventa.

(1) Alcuin, *Didascalica*. Dialog. de Rhet. et Virt.

(2) La définition que donne de la médecine un élève d'Alcuin, Raban Maur (*De Universo*, l. XVIII, c. 5) est plus large. Pour lui, la médecine comprend non seulement la connaissance des maladies, mais les pres-

Pour Alcuin, la médecine n'était donc qu'une section de la physique.

Cette classification ne fut pas conservée par les scolastiques qui suivirent, et dans la division des arts libéraux la médecine eut une place mal définie. Elle ne constituait pas en effet un des sept arts, et on hésita pour savoir auquel la rattacher. On en fit le plus souvent une section de la grammaire : « Hæc vero medicinæ peritia..., haud dubie ex arte illa grammatica et poetica... tanquam ex fontibus erat profecta (1) ; » et Baudry de Bourgueil, dans son poème à la princesse Adèle, placé en effet la médecine à la suite de la grammaire.

La physique, de son côté, disparut du cadre classique des sciences et sa définition fut très souvent modifiée. Le mot *physica* eut des acceptions très différentes et ce terme, qui englobait avec Alcuin toutes les sciences naturelles, ne servit plus à désigner que les sciences relatives à l'étude et à la connaissance de l'homme et plus spécialement de son état de santé et de maladie : Guillaume de Malmesbury dira, au début du XIIe siècle : « Physicam quæ medetur corporis valetudini, aliquanto pressius concepi (2) ».

Ainsi donc, on prenait le tout pour la partie et il n'y avait aucune différence dans les définitions de la médecine et de la physique, toutes deux s'appliquant au même objet.

C'est vers le milieu du XIIe siècle que se produisit cette confusion. Les conciles de Reims (1131) et de Latran (1139) désignent la médecine par le mot *mede-*

criptions de régime et l'étude des moyens prophylactiques pour garder le corps en état de santé :

« Medicina est, quæ corporis vel tuetur, vel restaurat salutem : cujus materia versatur in morbis vel vulneribus. Ad hanc itaque pertinent non ea tantum, quæ ars eorum exhibet, qui proprie medici nominantur : sed etiam cibus et potus, tegmen et tegumen : defensio denique omnis atque munitio, qua sanum corpus adversus externos ictus, casusque servatur. »

(1) Giesbrecht : *De litterarum studiis apud italos prioris Medii Ævi seculis*, p. 20.

(2) *De gestis Angl.*, in prologio libri II.

cina; et les conciles de Tours (1163) et de Montpellier (1162), etc., emploient le mot *physica* et parlent de « confectiones physicas. » Ces textes importants limitent la période de transition dans l'usage de ces termes dans la langue officielle.

Les mots *medicus* et *physicus* subirent la même évolution. Chez les Romains, dans Grégoire de Tours, dans Alcuin le terme *medicus* est le seul employé ; il en est de même dans les cartulaires des xe et xie siècles. Nous n'avons alors aucun exemple du mot *physicus*.

C'est au début du xiie siècle, dans la grande chronique de Saint-Martin que nous trouvons pour la première fois le mot *physicus* (1), il sert à désigner le médecin Hugues, chanoine de Saint-Martin, l'un des fondateurs du prieuré de Saint-Côme. Le moine Jean de Marmoutier qui vivait également dans la première moitié du xiie siècle, dans un texte que nous avons déjà cité (2), emploie le mot *physicus* en parlant des médecins de l'abbaye : «... physicis attestantibus, medicinalis salubritas inesse credatur ».

Dès ce moment le terme *physicus* commence donc à être en usage en Touraine.

Pendant le xiie siècle les deux mots sont employés indifféremment ; et, dans l'Ouest tout au moins, dans les cartulaires poitevins, angevins, bretons, manceaux on se sert plus fréquemment du mot *medicus*, dans la région parisienne, en Normandie, en Angleterre (3) le mot *physicus* sera d'un usage commun. Au xiiie siècle le mot *medicus* n'est plus couramment usité et c'est du mot *physicus* dont on se sert le plus souvent.

II

Apothecarius

En parlant de l'exercice de la médecine dans le Poitou, nous avons signalé une particularité qui se

(1) Voir ce texte page 40.
(2) Voir page 137.
(3) Nous ferons remarquer qu'en Angleterre, l'usage du mot *physicus*

rencontre dans les cartulaires de cette province aux xe et xie siècles, et sur laquelle M. Rambaud, l'érudit historien de la médecine, a attiré l'attention. Cet auteur a relevé de très nombreux exemples de l'emploi du mot *apothecarius* et de ses variantes *apoticarius*, *apotecarius*, *apoticharius*. Ce mot ne se trouve guère que dans les documents d'origine poitevine : le seul cartulaire tourangeau et angevin où nous l'ayons rencontré est celui de Bourgueil, encore est-ce sur une charte relative à Mirebeau et rédigée en Poitou; on connait d'ailleurs les attaches poitevines de l'abbaye de Bourgueil. Dans aucun des cartulaires, si nombreux, des autres provinces de l'Ouest on ne note l'emploi de ce terme.

Le mot *apothecarius* vient du grec *apotheca*, qui signifie boîte à renfermer les remèdes. Les formes récentes des langues romanes en ont fait *boteca* en italien, *botica* en espagnol, *boutique* en français. Ainsi l'acception de ce mot, restreinte aujourd'hui, devait au moyen âge, dans un sens beaucoup plus large, se rapporter à tout ce qui était destiné à contenir les remèdes ; boîtes, pots, magasins et aussi aux remèdes eux-mêmes. L'homme qui s'en occupait fut l'*apothecarius* (1).

Aux xe et xie siècles, comme nous avons eu l'occasion de le constater, les médecins dans les abbayes avaient la garde des médicaments dans un placard ou une chambre spéciale désignée sous le nom d' « armorium pigmentorium ».

Il n'est donc pas surprenant que dans une de nos provinces le mot *apothecarius* ait été employé pour désigner le médecin et comme synonyme de *medicus*.

D'un autre côté, pendant cette même période le mot *medicus* ne se rencontre dans aucun document poite-

pour désigner le médecin a prévalu jusqu'à nos jours. Le mot anglais *physician* est l'équivalent du mot français *médecin*.

(1) Baudot, *Etudes historiques sur la Pharmacie en Bourgogne avant* 1803, p. 36.

vin jusque vers le milieu du XIe siècle : « Pas une fois, nous écrit M. Rambaud, le mot *medicus*, ni le mot *physicus*, ne paraissent chez nous dans les chartes de cette époque jusque vers le XIIe siècle ».

Or, nous avons dit ailleurs, qu'au Xe siècle aucune séparation ne s'était encore manifestée entre les trois branches de l'art de guérir et que les médecins à ce moment préparaient eux-mêmes les remèdes utiles à leurs malades.

M. Rambaud est donc amené à conclure que, dans le Poitou, le mot *apothecarius* fut employé pendant un certain temps pour désigner les médecins. Nous partageons tout à fait cette façon de voir.

Nous avons vu également qu'au XIIe siècle le sens de ce mot se modifiera et se restreindra beaucoup. L'apothicaire n'est plus un médecin soignant et médicamentant les malades, c'est un homme ayant la charge exclusive de la vente et de la préparation des remèdes.

III

Archiater

Plusieurs médecins du Xe et du XIe siècles portent le titre d'*archiâtre*, *archiater* ; nous devons donner quelques explications sur l'emploi de ce terme.

Sous la dynastie mérovingienne on appelait *archiâtre* le premier médecin du roi. Grégoire de Tours nous a conservé les noms de plusieurs d'entre eux : Reaval (1), archiâtre de Clotaire et médecin de la reine Radegonde (580) ; Armentarius (2), archiâtre de Sigebert, roi d'Austrasie (571) ; Marileïf (3), archiâtre de Chilpéric. Ce dernier eut à Tours une aventure

(1) Grégoire de Tours, *Hist. Franc.* Livre VI.
(2) Grégoire de Tours, *Hist. Franc.* Livre VI.
(3) Grégoire de Tours, *Hist. Franc.* Livre VII.

quelque peu désagréable, dont nous empruntons le récit à Augustin Thierry (1) :

« Marileïf, premier médecin du roi, homme très riche et d'un naturel peu belliqueux, se trouvait alors à Tours, venant de Soissons et se rendant à Poitiers, sa ville natale. Il avait avec lui très peu de gens et beaucoup de bagages ; et pour les jeunes guerriers, compagnons de Merowig, rien n'était plus facile que de l'enlever dans son hôtellerie. Ils y entrèrent en effet à l'improviste, et battirent cruellement le pacifique médecin qui, heureusement pour lui, parvint à s'échapper, et se réfugia presque nu dans la cathédrale, laissant aux mains des assaillants son or, son argent et le reste de son bagage. Tout cela fut regardé comme de bonne prise par le fils de Hilperik qui, satisfait du tour qu'il venait de jouer à son père et se croyant assez vengé, voulut montrer de la clémence. Sur la prière de l'évêque, il fit annoncer au pauvre Marileïf, qui n'osait plus sortir de son asile, qu'il était libre de continuer sa route ».

Aux siècles suivants les documents sont plus rares, et il nous faut arriver au règne de Henri Ier pour trouver l'archiâtre Jean; nous avons esquissé, par ailleurs, la biographie de ce personnage. Orderic Vital et Guillaume de Jumièges lui donnent le titre d'*archiater*.

Les grands féodaux avaient, comme le roi de France, des médecins attachés à leur personne, et auxquels on donnait aussi parfois le titre d'archiâtre.

Le cartulaire de l'abbaye de Saint-Cyprien de Poitiers, nous a révélé, au xe siècle, le nom de l'archiâtre Landricus. Comme il est peu probable que le premier médecin du roi ait séjourné, à cette époque, à Poitiers, nous supposons que Landricus était l'archiâtre du duc d'Aquitaine, dont la puissance était alors considérable et dont la cour rivalisait en éclat et en nombre avec celle des princes carolingiens.

Orderic Vital désigne par le titre d'archiâtre les

(1) Augustin Thierry, *Récits des temps mérovingiens*, II, 34.

médecins du duc de Normandie, Guillaume le Conquérant :

Ibi Gillebertus Luxoviensis episcopus, Guntardus Gemmeticensis abbas, cum quibusdam aliis archiatris, sedulo excubant et de spirituali ac corporali salute regis sollicite tractebant.

L'usage de ce titre ne fut cependant pas général. C'est ainsi qu'aucun des médecins que nous avons vu attachés à la personne des comtes d'Anjou, n'est qualifié de la sorte.

Dans certains cas le mot *archiater* servit à désigner n'importe quel médecin et devint synonyme de *medicus* ; c'est ainsi qu'il faut entendre ce passage du *De miraculis S. Remacli* (1).

Nam ictus ferientis vincturam et compagem ejus divaricatam pene disjunxerat, ideoque solitum meatum vigoris a venis obstruxerat; quod dum *archiatri* sollertia non prospexit, errore desipuit.

Orderic Vital (2), emploie également le mot *archiater* comme synonyme de médecin. Parlant de la maladie dont souffrit, en 1101, le roi Louis VI, à la suite d'une tentative d'empoisonnement, il écrit : « ... tandem cunctis Francorum *archiatris* fatiscentibus... ». Nous pourrions citer d'autres exemples d'un tel usage de ce mot qui, du reste, s'est conservé dans la langue allemande. Le mot *Arzt* qui désigne, en allemand, un *médecin*, dérive, en effet, du mot *archiater*. C'est l'opinion de Sachs et Villatte (3), de Tetztner (4), de Duden (5), de Richert, bien que Hirsch (6), le fasse dériver du latin *Artista*, ce qui est fort douteux.

(1) In Bollandus.
(2) Orderic Vital, IV, 196-197.
(3) Sachs et Villatte, *Grand dictionnaire encyclopédique.*
(4) Tetztner, *Dictionnaire allemand.*
(5) Duden, *Dictionnaire orthographique.*
(6) Kirsch, *Les racines allemandes.*

CHAPITRE XIX

Pièces justificatives

1 (1). — ***Rainaud***, médecin à Saint-Julien de Tours.

Notice des dons faits à Saint-Julien par le comte Eudes II de Blois et par les seigneurs de sa suite.

(16 avril 1034.)

Anno MXXXIV ab Incarnatione Domini, Odo, comes, in diem tertiam Pasche, quo die statio episcopalis apud Sanctum Julianum agitur, cum Arnulfo, archiepiscopo, ad monasterium Sancti Juliani, cum multis obtimatibus venit, ibique a monachis et abbate Richerio honorifice susceptus, in capitulum Sancti Juliani est conductus, acceptaque societate loci, ipse, uxorque sua, Ermengardis, ac filii ejus, ob recompensationem memoriamque date sibi societatis, per deprecationem Wanilonis, thesaurarii, qui de ipso tenebat, concessit Sancto Juliano et monachis ejus, boscum Rareti perpetualiter ad habendum, ad omnes focos omnium officinarum monasterii enutriendos, et ad monasterium cooperiendum, et ad omnes officinas ipsius ecclesie construendas, et ad vineas suas faciendas et claudendas, et ad omnia sua opera, sine forestagio et requisitione alterius consuetudinis. Concessit etiam in eodem capitulo, Sancto Juliano et monachis ejus perpetualiter percursum et pascuaria ejusdem silve ad CCC porcos saginandos, omni tempore, sine pasnatico et alia ulla consuetudine ; plures porcos si mittere vellent, hoc a dominis silve et a forestariis exigerent.

Hec omnia concessit Sancto Juliano et monachis suis pro

(1) Abbé Denis, *Chartes de Saint-Julien*, t. II, charte XII.

salute anime sue uxorisque ac filiorum suorum, Tetbaldi ac Stefani.

Petiit etiam ut quo die moreretur, nomen ejus inter nomina fratrum scriberetur et memoria ejus ageretur; quod monachi fideliter devoteque concesserunt.

Signum † Odonis, comitis.

Testes hujus rei : Arnulfus, archiepiscopus; Guanilo, thesaurarius; Eblo; Johannes Pauper; Gaufridus, vicecomes Dunensium; Arduinus, vicecomes; Ilduinus, comes de Ramelu; Guarinus Male Corone; Otgerius, filius Otgerii; Burcardus, frater ejus.

De hominibus Sancti : Bernardus, clericus; Gauzbertus; Rainauldus Bornus; Durandus; Gauzelinus; Rainerius; Rainaldus medicus; Rainaldus Cancellis; Girardus; Petrus val [etus].

Acta sunt hec Turonus in capitulum (*sic*) Sancti Juliani, regnanto Heinrico, rege, anno III.

2 (1). — *Inisien*, médecin de Marmoutier.

Hubert, évêque d'Angers, fait un don à Marmoutier.

(1047).

Nosse debebitis si qui eritis Posteri nostri majoris scilicet hujus habitatores Sancti Martini Hubertum Andegavensem episcopum donasse Sancto Martino et nobis sub regimine nunc agentibus domni abbatis Alberti duas terræ particulas quarum una in loco sita est qui Palesus appellatur super fluviolum Ladionem nuncupatum inter terram Huberti de Porta, et pratum Gauscelini filii prepositæ, altera autem in loco habetur qui Rocholaria dicitur juxta terram scilicet Gauffredi cujusdam clerici. Hanc itaque terram apud calumnam consistentem ab omni scilicet censu aliave consuetudine liberam vita decessurus memoratus episcopus Sancto Martino donavit et nobis tradentibus eam jussu ipsius his suis hominibus Ingelbaldo præposito et Ingelberto majore suscipientibus his monachis nostris Vulgrino tunc abbate Sancti Sergii atque Inisiano medico testibus istis.

(1) Archives de Maine-et-Loire, chartes du prieuré de Chalonnes. Original. Copie avec l'orthographe *Misianus* dans le cartulaire des prieurés de Saint-Quentin-en-Mauges et de Saint-Vincent-de-Chalonnes, écrit au XVIIe siècle. (Arch. de Maine-et-Loire).

Rainaldo, senescalco; Huberto, butelerio; Bernardo, preposito; Petro, venatore; Algerio, senescalco; Guidone, filio Gradulfi; Gualterio, homine Sancti Martini; Stephano Bella barba, homine Sancti Martini.

3 (1). — ***Jean Le Sourd***, médecin à Marmoutier.

Confirmation et amortissement de Odo, vicomte de Chateaudun, des fief et terre de Sapaillé, qu'avait donné Geoffroy, son père, aux religieux de Marmoutier.

(1020 à 1030).

Notum fieri volumus omnibus fidelibus presentibus et futuris maxime vero successoribus nostris, quod terram de Sapaliaco quam dederat Gautfridus vicecomes, Sancto Martino pro medicina quam infirmati ejus Johannes monachus exibuit, quamque Ingelbertus sicut a supradicto vicecomite tenebat postea a Sancto Martino tenuit post mortem ipsius vicecomitis Odo Rufus reclamavit cumque ventum fuisse ad placitum in curia Hugonis vicecomitis qui in honorem patris sui Gautfridi scilicet vicecomitis successerat. Jure probavit rectum se habere in illa terra. Postea vero auctorizavit eam Sancto Martino idem ipse OdoRufus acceptus X denariorum libris et una domo in civitate Carno to quam videlicet domum filius ejus clericus tenebit quam diu vixerit et post mortem ejus frater ejus et idem clericus, post hunc vero rediet ad dominum Sancti Martini sicut conventionis fuit Hugo etiam vicecomes accepit duas uncias auri et firmante donum quod Odo Rufus Sancto Martino fecerat de ipsa terra quia et de fevo suo erat. Porro testium nomina qui et viderunt hoc et audierunt hæc sunt: de clericis : Guarinus, decanus; Rotbertus capellanus; Gausmerus, clericus Sancti Martini; de monachis : Vulgrinus, Hilduinus, Burcardus; de laïcis : Bairardus de Buslo; Godescalus; Odo Burrellus; Arnulfus de Marciliaco; Rainaldus, filius Bernardi Tironis.

4 (2). — ***Jean Le Sourd***, médecin à Marmoutier.

(1) Archives d'Indre-et-Loire, H. 322.
(2) *Cartulaire de l'abbaye de Saint-Père de Chartres*, t. I, p. 160 et 162.

Gilduin, vicomte de Chartres, abandonne à l'abbaye de Saint-Père diverses coutumes.

(29 avril 1046).

Quoniam certum est æternaque lege positum, ut nichil contet genitum, cunctis congruit christiani nominis in hoc fortunæ salo positis, non credere fugacibus bonis; pensandum est nobis itaque ut, digno fructu pœnitentiæ periter et elemosinæ, mereamur gaudium sine fine, rapiente nos sero die. Hujus rei gratia, ergo quidem Gilduinus, vicecomes Carnotinæ urbis, uxorque propria, nomine Emmelina, una cum filiis nostris dulcissimis, Sancto Petro, apostolorum principi, consuetudines scilicet sui suburbii, quæ nostri sunt juris, gratanter concedimus, ut monachi devotes ei servientes in cœnobio quod situm est juxta prœfatam urbem, jus habeant orandi pro salute nostra, et singulis annis, post mortem carnis, singulorum anniversaria celebrent. Tribuimus etiam unum furnillum, excepto censu, ab omni consuetudine liberum, et ortulum arborum lætissimum. Hanc autem cartulam firmavimus horum testimonio quorum nomina subscripsimus, signo crucis eam corroborantes. Gilduinus, vicecomes, qui hanc donationem fecit; Harduinus, vicecomes filius ejus; Elisabeth, uxor ejusdem; *Johannes, medicus*; *Guiszo*, medicus; Girbertus, presbiter; Goscelinus, presbiter; Rodbertus de Villa Pali; Herbrannus de Transgrandi Ponte; Rodulfus musculus; Guarinus, princeps cocorum vicecomitis; Durandus, pincerna comitis; Teduinus, major Sancti Petri; Ernulfus; Durandus, cellarius; Hugolinus, cocus; Tedbaldus; Boldardus; Ericus, puer. III kalendas mai hoc autem est, regnante invictissimo rege Henrico; secundo anno post bellum quo captus est Tetbaldus, comes palatinus, a comite Andegavensi, Gausfrido Martello.

5 (1). — ***Jean Le Sourd***, médecin à Marmoutier.

Union de prières entre Marmoutier et le chapitre de Chartres.

(1049-1060).

Notum perpetuitate istius carte fieri volumus fidelibus universis et maxime successoribus nostris quod domnus Alber-

(1) *Cartulaire de N.-D. de Chartres*, t. I, p. 92 et 93.

tus, Majoris Monasterii abbas, vice omnium sub ejus regimine Deo servientium monacorum, petiit a venerando ecclesie Carnotensis episcopo, nomine Aguoberto, et ab honorabili sancte Dei genitricis clero ubi aliquam suarum eis concederent prebendarum, desiderantibus in Beate Marie congregatione censeri et tante ecclesie canonicis federari. Quod illi gratanter amplectantes, a minimo usque ad maximum, libero animo concesserunt, gratulantes et ipsorum monachorum societatem adipisci et oracionibus participare...

[Pour ce, lesmoines promettent aux chanoines de prier pour eux à leur mort et d'inscrire les noms de tous les évêques de Chartres sur leur martyrologe; de plus, à la mort de chaque chanoine actuellement existant, ils lui feront un service solennel avec chant des cinq pseaumes et une messe.]

Ut autem hoc pactum stabile fieret et indissolubile, regis Francorum Henrici nomine confirmatum est. Signum Henrici regis; Gaufridi comitis, filii comitis Britannorum; Rainaldi, camerarii regis; Ebraldi de Putheolo; Yvonis, filii Yvonis comitis; Guillelmi de Calniaco; Ricardi, regis cappellani; Guillelmi, capellani; Rainaldi, custodis capelle regis; Gualterii, filii Renaldi de Britannia; Vualterii Rufi; Guidonis, filii Guillelmi; Fulberti, nepotis episcopi; Alberti Marvillerii; Roberti de Vindocino; Bernardi, nepotis episcopi; Agoberti, episcopi; Hugonis, decani; Arnulphi, cantoris; Fulcherii, archidiaconi; Yvonis de Curbavilla; *Johannis, medici*; Hugonis, filii vicedomini; Herberti, nepotis Alberti abbatis; Hugonis, filii Huberti de Firmitati ».

6 (1). — ***Raoul Leclerc***, médecin à Marmoutier.

Don fait à Marmoutier, par Abelin, du Mans. (1061 à 1068).

Quando (2) quidem fugax præteritorum memoria rerum, nullo modo tenetur melius quam litterarum apicibus optimum fore duxi; ego Abelinus ad nostrorum prudentiam successorum corroborandam, omnia quæcumque beatissimo Martino

(1) Baluze, Arm. III, p. 2, n° 3 (77), f° 21, n° 82. *Ex Cartulario Majoris Monasterii de rebus cenomanicis* (n° 341).

Dom Martène, *Preuves de l'Histoire de Marmoutier*. Pars. II, t. I, n° 974, f° 294.

(2) Quoniam (B).

Les notes suivies de la lettre B, donnent les variantes d'après la copie de Baluze.

Majoris Monasterii, jubente Deo, sibique illic famulantibus monachis, ex meo jure, pro redemptione animæ meæ et parentum meorum, ac filii Ansegisi, libere contuli inserere litteris. Domos scilicet meas in civitate Cenomanis (1) quasdam, quæ fuerunt patris mei Gauscelini, sitas in terra Ivonis veterani de Belismo, quas sicuti sunt hodie, faventibus filiis illius, Guillelmo, Avesgaudo præsule, atque Yvone, cum curia quoque, quæ sita est [a (2) Salice] usque ad Ulmum, et ab Ulmo usque ad portam Hamelini, frater (3) meus [fratris mei ?] absque censu, sine ulla consuetudine et absque calumnia in omni sua nobilitate (4); sicut et ego, post eum tenuit vita, itemque has propter, domum aliam valde congruam, in terra vicecomitis Radulfi sitam, cunctis ex consuetudinibus quietam, sed censum sex deniarium (5) in exceptione beatorum Gervasii et Protasii martyrum idas decembris solummodo reddentem, quæ Herberti Francisci fuit, quam ab (6) Herberto comite, cognomento Bacone (7), emi, et postmodum veluti mihi placuit, totam triplicem, cum cellario valde bono et solario, necnon et camera, pro posse condidi. Iterum hanc ante domum, viridarium quoddam, in terra Gervasii archipresulis situm, ab omni impedimento, quod emi ex Harduino, Achardi filio, quietam, excepto quatuor in festivitate sancti Johannis Baptistæ censu denariorum. Denique aliud viridarium magnum et pulcherrimum, in terra canonicorum Sancti Petri situm, omni et consuetudine liberum, præter duorum denariorum in ipsius sancti solemnitate, scilicet Cathedræ, censum, quod ex me Tannulfus tenebat canonicus in fævum. Post hoc, tres vinearum arpennos in hujus Sancti terra quas (cuncti ?) vocant Plantas, ab omni consuetudine liberas, sed tamen censum scilicet duos solidos in ipsius sancti festivitate, hoc est Cathedra, solventes, et decimam omni cum misericordia anno... (*sic*). Et si quis voluerit scire cur habuerim et quomodo alias repedict... ? litteras ex hoc in beatissimi Martini, si bene vult, armario ad hoc; ex altera parte civitatis, in monte Balgeo, in terra Isahac Divitis, quæ nunc est Herberti, illius nepotis. beatissimo Martino alias dedi vineas, valde preciosas, præter censum et decimam omnium consuetudinum, liberrimas. Quod

(1) Cynomanius (B).
(2) (B).
(3) Pater (B).
(4) Nobiliter (B).
(5) Denariorum (B).
(6) a (B).
(7) Baconeo (B).

si aliquis quomodo meæ fuerint, vel quando sint, scire existat aliud scriptum in armario Sancti requirat. Iterumque, has inter vineas, beatissimo ipsi duos vinearum arpennos modo simili tribui, fevum scilicet Guidonis vicarii, quos eo die quo illi in fevum dedi, ita ut meam domum in dominio meo, extra censum et decimam, butagiumque comitis, possidebam. Omnium rerum harum testes : Guillelmus, dux Normanorum, quin etiam sublimis nobilitas Cynomannorum, ex quibus nonnullos subter scribere providimus utillissimum fore, et in futurum prodesse :

Wulgrinus, episcopus.
Rotbertus, decanus.
Ernaldus, grammaticus.
Herbertus de Seumuro.
Fulcodius, scriba.
Raunulfus, canonicus.
Johannes, filius Alberti.
Gervasius, filius Alberici.
Radulfus, vicecomes.
Hubertus, filius ejus.
Rotbertus de Castrolit.
Gervasius, filius ejus.
Rainaldus de Susa.
Fulco de Bozeria.
Rodulfus de Montesuro.
Maino Brito.
Tesellinus, archidiaconus.
Ingelbertus, cantor.
Hugo, filius Ansgerii.
Bolgerius, filius Alberici.
Herbertus de Asceio.
Herbertus, filius ejus.
Algerius Soutarius.
Rainaldus, filius Andreæ.
Radulfus, medicus.
Hugo de Cadurcis.
Gausredus, frater ejus.
Burchardus de Cadurcis.
...chardus, nepos Abelini.
Wulgrinus, nepos episcopi

La liste est ainsi dans Baluze :

Wulgrinus, episcopus.
Robertus, decanus.
Tescelinus, archidiaconus.
Yngelbertus, grammaticus.
Ernaldus de Sancto Muro.
Gervasius, vicecomes.
Radulfus, frater ejus.
Hugo de Cadurcis.
Bernardus, nepos Abelini.
Richardus, nepos episcopi.

7 (1). — ***Tetbert***, médecin à Marmoutier.

Geoffroy Fuel, abandonne différents droits au prieuré de Tavant.

(1050-1051).

Nosse debebitis si qui eritis posteri nostri majoris scilice[1]

(1) Archives d'Indre-et-Loire. H. 335. Fragment du cartulaire du prieuré de Tavant dépendant de Marmoutier (copie du XVIIe siècle).

hujus habitatores monasterii Sancti Martini, honoratum quemdam nomine Gauffredum cognomento Focaldum castri possessorem in pago Turonensi consistens Insula nuncupatum donasse vel remississe Sanctæ Mariæ et Sancto Martino consuetudines omnes quas habebat vel reclamabat in vico Tavenno eidem castro proximo, aut in terris universis pertinentibus ad cellam nostram de eodem vico, ita ut incolentes illas aut.... causam foris facti, sive cujuscumque negotii vel inter se, vel cum aliis quibuslibet habuerint nihil hinc extra ad eumdem Gauffredum aut ad prepositum sive vicarium suum, sed ad monachum predictæ presidentem cellæ, atque ad eum prepositum pertinent totum, et ab istis tantummodo ab alioque nullo pro qualibet causa justicient, preter quam istos ad alterius nullius eant pro pacito quocumque judicium nec si etiam talis homo sit qui terram domumne vel vineam in ejusdem Gauffredi terra possideat, quod si fuerit isdem ferri calefacti vel aqua judicium aut legale certamen agendum in eodem vico agatur et peragatur nec alibi quoquam sed prorsus ibidem, perfectum usque deducatur ad finem et quid jude legalis emendationis exierit quantumcumque fuerit illud, monachorum erit cella illius. Ipsi quoque Gauffredo si quispiam foris fecerint ad predictum monachum præpositum suum clamor hinc fiat. Consuetudines perinde et supra memoravimus omnes hoc vicariam corucationem cujuslibet generis angariam et universas remisit alias quas requirebat in cellæ sepedictæ terris intra suæ dominationis terminos constitutis quarum hæc nomina sunt : terra de Lentiniaco [ou Leutiniaco], alodium de Cruento, terra de Bort, terra de......., alodium de Britannichia, alodium de Anchia, terra de Sazilliaco, fecit autem remissionem istam ac donum crebro nominatum ille Gauffredus partim pro anima sua, partim pro medicina corporali quam ei frater quidam noster nomine Tecbertus vel impenderat jam, vel impensus erat. Et fecit primo quidem coram Gauffredo Andegavensi comite suisque baronibus, deinde apud Taventum in capitulo monachorum superque altare Beatæ Mariæ ecclesiæ scilicet loci illius presentibus in utrisque locis prout intra distincti sunt testibus istis :

Coram Gauffredo, comite.
Odone, filio Stephani comitis.
Guidone de Pruliaco.
Restino, filio Aiscuti.
Artaldo de Burgundia.
Morino de Britannia.
Fulcruo, filio Salomonis,

Joanne, medico.
Dacfredo, famulo.
Giraldo, muceolo.
Vualterio, quoco.
Tecberto, monacho.
Fulcodio, priore.

In capitulo ecclesiæ Tavennenis cellæ :

Burchardo, filio Ernaldo de Brisiaco.

Viviano Brocardo.

Ogerio, filio Hildeberti.

Alboino, vicario de Faija.

Roberto, filio Laufredi.

Ernaldo Godione.

Adelardo Vachone.

Vualterio Charcoiso.

Lamberto, preposito.

Girardo, filio Daniel.

Otbaldo, bono homine.

Teobaldo, celerario.

Viviano Brochardo de cujus cultello donum fecit Gauffredus de Insula.

8 (1). — ***Tetbert***, médecin à Marmoutier.

Sépultures de Ville Belford.

(1054).

Nosse debebitis si qui eritis posteri nostri, Majoris scilicet hujus habitatores Monasterii Sancti Martini, Fulcradum de Vindocino, filium Gauscelini Bastardi, donasse pro anima sua Sancto Martino et nobis, pro regimine nunc agentibus domni Alberti abbatis, sepulturam villæ possessionis nostræ, Berfordii nomine, in Vindocinensi sitæ, quæ ad ecclesiam sui juris appellatione Conon videtur pertinere, auctorizasse vero Petrum de Montiniaco, filium Gradulfi Albi, de quo Fulcradus sepulturam ipsam in fevum tenuerat, et fratres ejusdem Petri, Guidonem atque Adhuisam ; Guanilonemque thesaurarium, de quo Petrus eam habuerat accepisse tamen pro hoc Fulcrado a nobis LV solidos, causa potius recompensandæ caritatis quam pretii, quos ei tradidit quidam monachus noster, Ernaldus cognomento Bloius, ipsius Villæ Berfordii ceterarumque rerum nostrarum in Belsia tunc præpositus. Et hoc pretium per talem convenientiam ei donavimus, ut in eadem villa monachus noster oratorium sibi ædificaret. At ipse huic pacto, Petro etiam favente, tali ratione favit, ut sua quam diximus ecclesia, debitas oblationes non perderet, ut baptisterium scilicet de colonis ipsius villæ haberet, et ipsi coloni, in tribus anni festivitatibus, in Natale videlicet Domini, et Pascha, atque Rogationibus, ad eam irent, aut si nollent, oblationem suam, id est panem unum et candelam unam mitterent. Per totum autem anni spatium ad quam vellent ecclesiam irent, nisi tan-

(1) E. Mabille, *Cartulaire de Marmoutier pour le Dunois*. Chateaudun, 1874. Charte CXV.

tum ad festivitatem sancti qui in eadem Conon veneratur ecclesia, in qua tamen festivitate ab eis aliquid nisi sponte offerre vellent, non requireretur de ipsis etiam colonis, quotiens aliquis obiret ad eam quidem infodiendus portaretur, sed tamen propter hoc nec Fulcradus nec homo ejus expectaretur, sed sine jussione illius a nostro homine et presbytero ecclesiæ ipsius infodiretur. Acta sunt autem hæc et firmata sub is qui interfuere, testibus istis, in hospitali nostro, ubi finis rerum et consummatio fuit.

Fulco, Vindocinensis comes; Ingelbaldus Brito; Domina uxor ejus, et filii eorum Wulgrinus et Hugo; Salomon Taillahart; Hildebertus, famulus de Cambone; Fulcodius, prior et monachus; Ascelinus, monachus; Ernaldus, monachus.

Poro auctoramenti prædicti Petri et Gradulfi nepotis ejus, quod postea interpellante Fulcrado, apud Castrum Dunum super hoc facere inter fuere et isti : Tetbertus, monachus, medicus; Genso, monachus.

9 (1). — *Tetbert*, médecin à Marmoutier.

Don des dîmes de Ville Belford à Marmoutier, par Pierre de Montigny.

(1050-1060).

Nosse debebitis, si qui eritis posteri nostri Majoris scilicet hujus habitatores Monasterii Sancti Martini, Petrum de Montiniaco, filium Gradulfi Albi, donasse Sancto Martino et nobis sub regimine nunc agentibus domni abbatis Alberti, pro anima fratris sui Guidonis, decimam Villæ Berfordii. Cujus donationis causa talis est. Isdem frater ejus Guido gravissimam inciderat infirmitatem; cui quidam frater noster, Tetbertus nomine, plurimum medicinæ, jussu præfati abbatis nostri quem uterque pro hoc rogaverat, impendit, sed tamen sanari non potuit. Ingravescente itaque eadem infirmitate, ad extrema tandem perducitur. Ad nos ergo deportatus, et monachatus ad finem suum, a nobis et in proprio cymiterio est sepultus. Quia igitur et in infirmitate et in morte curam illius egimus, idcirco in recompensationem hujus rei, donavit nobis frater ejus Petrus, pro anima ipsius, sicut dictum est, decimam om-

(1) E. Mabille, *Cartulaire de Marmoutier pour le Dunois*. Charte CXVIII.

nem, quantumcumque ad se pertinebat Villæ Berfordii. Fecit autem hoc assensu voluntatis Nivelonis filii Guarini sine Barba, qui eam de illo tenebat, et illo gratanter ad istud annuente, illam nobis in possessionem æternam sub his testibus qui interfuerunt et donavit et annuit : Guanilone, nepote thesaurarii; Cleopa, nepote ejusdem; Guarnerio Oculo de Cane; Gandelberto, homine thesaurarii. Ermenulfo, fratre ejus; Hucberto Luctino; Rainaldo Mazon; Galterio, capellano.

10 (1). — *Tetbert*, médecin à Marmoutier.

Guy, trésorier de la cathédrale d'Angers, fait don à l'abbaye de Saint-Aubin, de l'église du Lion d'Angers.

(1056-1060).

Témoins

. . . .

. . . .

Fulco, nepos Gausfridi comitis; Babinus, filius Judiquel; Albericus; Gestinus, filius Ascoith; Gosfridus Rotundellus; Tetbertus, monachus et medicus.

11 (2). — *Tetbert*, médecin à Marmoutier.

Geoffroy Papebœuf, confirme une donation du prévôt Airard, à Marmoutier.

(1063).

Nosse debitis si qui eritis posteri nostri, Majoris scilicet hujus habitatores Monasterii Sancti Martini, Airardum Præpositum teloneum et pedagium ex rebus nostris, per loca sui juris transeuntibus, olim Sancto Martino et nobis, sub regimine nunc agentibus domni abbatis Alberti, pro anima sua donasse. Post cujus mortem cum honor ejus et filia in manus cujusdam Gausfredi, Pape Bovis cognomine, devenissent, cœpit idem Gausfredus donum illius nobis calumniare et

(1) B. de Broussillon, *Cartulaire de l'abbaye de Saint-Aubin d'Angers*, t. I, p. 187, charte CLX.
(2) Dom Housseau, II, 675. Marchegay, *Archives d'Anjou*, II, 31.

molestus existere. De qua re concordia habita, ad hoc tandem adductus est ut beneficium societatis nostræ cum uxore sua Marca, Airardi filia, et LX tantum solidos a nobis pro hoc acciperet, et dimissa calumnia totum illud teloneum et pedagium, quod et terra et aqua de rebus nostris per loca suæ potestatis transeuntibus exigere solebat, sancto Martino et nobis gratanter, sicut Airardus prius donaverat, auctorizaret; ob perpetuam ex utroque donationem, cum eadem uxore sua in capitulo nostro in nostram susceptus est societatem. Quod ut firmius foret, auctoritate domini sui Gausfredi comitis, de cujus beneficio ista tenebat, postea firmatum est, in quo etiam capitulo juvenis quidam Algerius, Rainaldi Burdolii filius, qui cum ipsis advenerat, eorum auctoritate fecit nobis donationem de quarto denario ejusdem telonei et pedagii quem de illis tenebat. Ipsius et illorum donationis atque auctoramenti comitis testes qui interfuere isti sunt : Johannes Conversus; Acfredus de Castro Duno; Constantius Chainos; Berlandus, famulus secretarii. De auctoramento comitis, quod super hoc castro Cainone factum est, sunt hii : Guillelmus, vicecomes de Odenaco; Babinus, senescalcus comitis; domnus abbas Albertus; Gauterius, monachus bajulus ejus; Aimericus, monachus de Insula; Tetbertus, monachus et medicus; Ademarus, monachus; Fulcodius, prior qui comitem pro hoc interpellavit; Michael Rufus; Giraldus Muceolis; Ernaldus, canonicus; Tedasius de Rupibus; Otgerius de Rilley; Hildebertus; Gausfredus; Guarnerius de Elemosina; Ascelinus Jotardus, Frotgerius, mariscalcus.

12 (1). — *Tetbert*, médecin à Marmoutier.

Guicher, fils de Guicher, seigneur de Châteaurenault (*de castro quondam Raginaldi*), chassé de sa forteresse — *per guerram quæ fuit inter comites Tetbaldum atque Gauffredum* — et réfugié à Blois, fait une transaction avec les religieux de Marmoutier et renonce, moyennant dix livres, à certaines exactions qu'il exerçait sur les religieux et les habitants de Saint-Laurent-en-Gatines.

(1062).

(1) Archives d'Indre-et-Loire, H. 316.

TÉMOINS

. . . .

Acta et pacta sunt hæc apud castrum Blesense anno ab Incarnatione Domini MLXII, mense septembrio, præsidente nobis domino abbate Alberto, testibus istis :

Gilduino, vicecomite.
Herveo Corvesino.
Letberto Bastardo.
Walterio pane parato.
Adelardo Paupere.
Gradulfo, filio Audinæ.
Theodorico de Avatiaco.
Hugone, filio Garnerii.
Guarino, filio Gradulfi.
Godefredo, filio Ernaldi.
Herberto Britone de Cella.
Retberto, mariscalco.
Hilgodo.
Willelmo, homine Hervei.
Letardo, nepote Fulcherii.
Raberio, filio Rozonis.
Guillelmo, mariscalco.
Hildegario, mariscalco.
Johanne, converso.
Otberto, decano Sancti Sollemnis.

De monachis :

Fulcone, priore m°.
Tetberto, medico m°.
David, cellarario m°.

13 (1). — ***Frodo*** et ***Tetbert***, médecins à Marmoutier.
Dodo, dit Ansquitinus se fait serf à Marmoutier.
(1032-1064).

Notum sit universis successoribus nostris quod Dodo quidam, Ansquitinus cognomine, liberis parentibus Martino scilicet et Ulgarde, in Bituricensi pago apud Sanctum Cyrum, exortus, cum nichil carius haberet quod omnipotenti Deo potuisset offerre, semetipsum pro ejus amore Sancto Martino Majoris Monasterii, in domni Alberti abbatis presentia, tradidit in servum; ex videlicet ratione, ut non solum ipse, verum etiam omnis ex eo nascitura progenies, omnibus diebus vitæ suæ abbati Majoris Monasterii et fratribus ejusdem loci servili conditione serviat. Et ut hæc traditio certior et evidentior appareret, pro recognitione servi quatuor denarios super caput proprium ponens, semetipsum omnipotenti Deo taliter obtulit. Nomina vero testium, qui traditionem hanc videntes et au-

(1) A. Salmon et Ch. de Grandmaison. *Le livre des serfs de Marmoutier*, Mém. de la Soc. arch. de Touraine, t. XVI, p. 85, charte XC.

dientes affuerunt, subter inserta sunt : Ebrulfus, cellerarius; Viventius Tortus; Frodo, medicus; Michael Rufus; monachi : Aimericus, cellararius; Tetbertus, medicus; Berengerius, panetarius.

14 (1). — *Tetbert*, médecin à Marmoutier.

Fondation du prieuré de Vivoin.

(Vers 1060).

Quoniam fidelis omnis alteram post istam non dubitat esse vitam, et post mortem pro meritis suis singulos vel tormenta malos vel bonos premia consequturos, nemo se debet dare penitus bonis temporalibus, sed que possit in futuro invenire in presenti seculo providere, et ea premittere vivus que valeat recipere defunctus. Quibus igitur terrenas opes largitus est Deus, largiantur ex eis et ipsi pauperibus, ut peccata que propter eas congerendas admiserunt reclamant, et insuper mercedem sibi perennem conquirant. Quod qui aliter fecerit, noverit se indubitanter esse deputandum inter illos ad penam, qui transitoria hec et umbre similia seculi bona pro eternis amittunt ac diligunt, et se ad eterna et semper mensura preparant hec et hiis similia.

Ego Rodulfus cenomanensis vicecomes, tacita cogitatione mecum revolvens, ut pote homo cui revocat consciencia ad memoriam, non sine trepidatione mentis, hinc gravia et innumerabilia peccata que contraxi, il linc judicium extreme dampnationis, necessarium duxi aliquid ex rebus propriis, que ad usum exterioris vite sunt michi concesse, per manus pauperum ad placandum iram venturi judicis in celestes thesauros transmittere; quod post tempus in eterna retributione ab ipso judice centena merear multiplicatione recipere, et ipsum tunc videre placatum quem nunc merui habere iratum. Quod ut probabilius fieri possit, per manus illorum maxime qui sunt pauperes spiritu quorum, juxta veritatis vocem, regnum quorum, juxta veritatis vocem, regnum dignoscitur esse celorum, facere decrevi qui ut liberius expeditius que Deo vacarent, propriis abrenunciantes facultatibus voluntariam subire paupertatem. Pateat igitur universo-

(1) Abbé L.-J. Denis. *Cartulaire du prieuré de Saint-Hippolyte de Vivoin.* Paris 1894, p. 215.

rum noticioni mortalium donasse me Sancto Martino, cujus excellentia nominis nulla eget adjectione cognominis, atque in suo Majori Monasterio Deo sibique famulantibus monachis, mei juris ecclesiam quamdam in pago cenomanensi, super fluvium vocabule Sartam, propre castrum Bellomontum nuncupatum, in loco quem dicunt Vivonium, in honorem beati Ypoliti martiris constructam, cum omnibus scilicet quecumque vel ex ea exeunt, vel pertinent ad eam, vel ad me, universis nichil retinendo, videlicet juribus, juridicionibus, emolumentis, primiciis et oblationibus reliquiis, sepultura pariter et decima; ita dumtaxat ut ex eadem decima eam quam in dominium obtineo partem vini tertiam, liberam mox presenti mea donatione suscipiant; quicquid autem ex ipsa, seu annone, seu vini, meo obtinent beneficio mei, aut donari eis aut vendi. Auctoramento proprio firmo oblationis quoque oc sepulture partem que contigit ipsius ecclesie presbyterum de predictis monachis : is qut nunc est nomine Guillelmus, dum vivit, obtineat et post ejus obitum, meorumdem dominium pars et ipsa deveniat.

Dono etiam ipsis in eodem loco furnum unum, ad quem coccio pertinet omnium sepedicti loci habitatorum, et terram ibidem ad construendum burgum; preter hec sicubi quisquam aut donaverit iisdem, aut vendiderit quod ex meo habet beneficio quicquam; si pars beneficii, quod ab illo venditore aut donatore de me habetur id fuerit, auctoramento confirmo presenti; si totum beneficium, meum item requiratur auctoramentum. Et volo, quod supra dicta, a me ordinata, sint perpetua et firma, videlicet : eundo de dicto loco de Vivonio per Landam, usque ad Pulchrum Repaire, ab uno latere et ab alio, et reveniendo transeundo ante la Raguenerie ; eundo per iter per quod itur de Dureto a Malitourne, et transversando per campos, per quod itur de Vivonio a Murse, recte per rotam, eundo ad Morterium David, juxtam motam Porcheriorum, et veniendo deorsum de la Grillerie, versus magnum iter de Vivonio eundo ad Memers deorsum de Naucocheau, transversando per campos ad magnum iter per quod itur de Vivonio a Doucelles, deorsum de l'Estre Rotundum et transversando campos eundo ad rucellum de Planchia, eundo a la ruelle de Brejust rette ad possatorem de Mirabello, subtus la Vaye et reveniendo ad Vivonium ; transeundo per pontem ad iter de Mirabello et a la Teturie et a Voves, vercendo ad Crucem Bouessec, transversando ad plateam torneamentorum subtus vivarium ten ens haiam prati, eundo a la Courbe, reddeundo ad possatorem Pulchri Repaire super riparia Sarte. Et nullus, quicumque sit, infra limites et metas supradictas commorans possit habere furnum nec fieri facere; sed omnes jam dicti habitatores ad furnum per me concessum ad victum monachis et priori de Vivonio, veniat ad coquendum. Et si contingat aliquem fieri furnum infra dictas metas, volo et ordino quod prior de Vivonio, vel alius ejus mandato, possit destruere vel destrui facere, et qui facere presumerit teneatur ad emendam. Et ordinavi et volui quod fierent supradicte divisiones et mete ad finem quod ad omnes infra dictos limites et metas habitantes coccio dicti furni pertineat. Et etiam propter justiciam et juridicionem sepedicti burgi, quia antequam ego predicta eisdem donarem, talem libertatem in dicto burgo habebam. et similem eum nundinis Sancti Bartholomei eis dono et dimitto omnimodo, nichil retinendo neque meis; et hiis ita se habentibus, omnia hec a me donata, sicut per ordinem superius sunt digesta, annuentibus filiis meis Huberto atque Rodulfo nec non et conjuge Cana coram nostris hominibus quorum nomina abscripta sunt inferius, solita et quieta et ab omni cujuslibet mortalis consuetudine calumnia liberrima, de nostro jure dominationi Sancti Martini Majoris Monasterii transfundimus, ita ut ab hodierna die supradicte congregationi suisque successoribus, cum abbatibus qui pro tempore preerunt, liceat illa jure possidere perpetuo, et quicquid ex inde decreverint sine ulla, vel mea, vel cujusquam successorum meorum contradictione liberam habeant potestatem faciendi, ordinandi, et qualiter cumque eis placuerit, meliusque visurum fuerit disponendi, tam presentibus temporibus quam futuris. Non est tamen obmittendum precium non ullum, sed quod pro hiis omnibus ab eisdem monachis accepimus. Ego quidem cum predicta conjuge mea XIIII libras et unam mulam librarum septem, preter alia X libras eidem mee conjugi remissas, quas VIII ex illis nomine Tecberto, pro impensa sibi dudum ab eodem medicina debebat : Hubertus meus major filius, qui et honoris mei traditum jam fuerat donum, ut omnia hec integer autorisaret, XVIII libras accepit et unum equum librarum trium, minor quoque Radulfus solidos L. Sed et illud adjiciendum est quod postea placuit ut id scilicet quod de vendendis aut donandis ab hominibus nostris, partibus eorumque de nobis ubilibet obtinent beneficiorum, presenti, ut supra datum est, auctoramento firmamus ita observetur ut quidquid intra medietatem cujusque beneficii fuerit, aut ipsa medietas alius nostrum non expectet auctoramentum, rursus expectatur a nobis. Impedientes autem sive perturbantes in aliquo predictam donationem meam et monachos dictos, occasione donationis hujusmodi, maledicionem Dei Patris omnipotentis, Filii et Spiritus Sancti, gloriosissime Virginis Marie et beatorum apostolorum Petri et Pauli ac celestis totius curie incurrant, et viventes ac mortuos in infernum descendant. Amen.

Signum Huberti filii † vicecomitis Radulfi; signum Cane † uxoris ejus; signum Huberti † filii ejus; signum Rodulfi † filii ejus.

Nomina hominum nostrorum sunt hec :

Signum :

Radulfi, nepotis ejus,
Huberti, prepositi,
Alani, fratris Radulfi,
Haberti de Asseyo,
Gauffridi, fratris ejus,
Gauberti de Bellomonte,
Hugonis, filii ejus,
Odonis de Gilliaco,
Guiterii, filii ejus,
Radulfi de Monmiraco,
Patricii, fratris ejus,
Fulconis de Ambretio,
Acfredi, prepositi,
Guillermi, filii Drogonis,
Radulfi de Pratis,
Algerii de Morenna,
Tetbaldi Blesensis,
Herberti..., prepositi,
Roberti Begmir,
Reginardi, fratris ejus,
Gunterii de Curte Leonardi,
Gaufridi, molendinarii,
Fulconis, famuli Sancti Martini,
Raimundi Pictavensis,
Macfredi, famuli Sancti Martini,
Motherii, clerici,
Ranublidi, monachi,
Tebelti, monachi,
Johannis, monachi.

15 (1). — *Tetbert,* médecin à Marmoutier.

Contestations au sujet du prieuré de Vivoin. (1062).

Nosse debebitis, si queritis, posteri nostri Majoris scilicet hujus habitatores Monasterii Sancti Martini, cum Rodulfus cenomanensis vicecomes illa decumberet infirmitate qua mortuus est, cumque ad illum visitandum et inunguendum venissent canonici Sancti Juliani, affuisse tunc pariter duos ex fratribus nostris, videlicet Tetbertum medicum et Guilelmum rebus illis tunc temporis prepositum quas nobis idem vicecomes apud Vivonium donaverat, quasque reclamabant suo juri monachi Sancti Petri de Cultura. Tunc igitur vicecomes ipse rogatus a nostris ut pure pateretur manifesteque depromeret

(1) Abbé L. J. Denis, *Cartulaire de Vivoin*, p. 222.

utrum de rebus ipsis monachis illis unquam donum fecisset, aut si vel illi vel alius quisque in eisdem rebus jus aliquid preterquam Sanctus Martinus et nos quibus donaret haberet, et quamvis istud sepius antea astrusisset, nunc tamen prope jam moriturus et ad eternum Dei judicium profecturus tota veritate patefactum omnibus relinqueret, respondit ille, audientibus tam nostris quos jam nominavimus monachis quam etiam ceteris qui aderant universis, cum omni devotione salutis anime sue, summe ipsius nomen invocans deitatis, quod numquam res alteri quam Sancto Martino donnasset et nobis, nulli vendidisset, nullius alterius juri quoquomodo obligasset, et nullus in eis homo nisi nos per donum quod nobis inde fecerat jus ullum haberet, hoc denique paratum se esse etiam sic infirmum jurejurando probare et ob hoc anathematizare quantum ipsius esset, quisquis unquam nobis super rebus illis calumniam emoveret, quod etiam facere rogavit omnes presentes et audientes atque de ultima hac super his contestatione sua perpetuo nobis existere testes. Qua se re suum presens hoc est presentie sue ipsius semper auctoritatem Gausfredo tradidit fratri suo, ut ipse illius loco postquam obiisset ad probandum jus illud nostrum omnia faceret que pro hoc fieri judicium legale deposceret. Porro pro terra quadam quam nobis in eodem loco voluerat dare nec potuit acquitare donavit tunc quatuor burgenses.

Donavit etiam tunc nobismet predictus Gaufredus frater ipsius duos alios ibidem burgenses, totos sex apud Vivonium habitantes.

Filius quoque suus nomine Hubertus, qui post ejus mortem suscepit honorem ipsius, ab ipsis illis duobus supranominatis monachis nostris pro hoc expeditis concessit ex integro nobis atque auctoravit omnia que donaverat pater suus. Post hoc tamen suadentibus quibusdam malevolis, refragari voluit de quatuor burgensibus, sed post aliquantum rursus temporis rogatus a supradicto monacho nostro Tetberto medico apud castrum Bellummontem nuncupatum et ipsos nobis gratanter auctorizavit, sed et Rodulfus ejusdem Huberti junior germanus ipsos a patre donatos suo nobis firmavit auctoramento.

Testes horum omnium diversi quidem pro tempore locoque gestorum districte sub ascripti sunt. . . . .

16 (1). — *Tetbert*, médecin à Marmoutier.

(1) Anselme Le Michel, *Historia Majoris Monasterii*, Bibl. de Tours, Manuscrit 1389, folio 253.

Notice sur le prieuré de Vivoin.

De prioratu de Vivonio

Nutans admodum et exile principium prioratus iste habuit, coque loci (sic) primum fuit ecclesia parrochialis, cui adjunctus est postea conventus monachorum Majoris Monasterii, qui perseverat quanquam in exiguo numero usque in præsentem diem. Diœcesis est cenomanensis et in ducatu Bellimontis, ad Sartam fluvium, medio fere itinere a Cenomanorum urbe ad oppidum Aulercorum quod *Alenconium* dicitur, in amænissimo loco. Ab Albertis abbatis tempore, primam ejus originem repetimus, et a Radulfi Bellimontis vicecomitis et uxoris ejus Canæ munificentia. Ita quippe legimus in cartulario Majoris Monasterii rerum cenomanensium, quod Radulfus vicecomes cenomanensis ecclesiam propre Bellummontem castrum, ad fluvium Sartam, in loco qui Vivonium dicitur, sub titulo sancti Hippolyti, dedit Majori Monasterio, annuentibus ejus filiis Huberto et Radulfo et conjuge ejus Cana, quæ habuerit a monachis ob eam causam tredecim libras et unam mulam septem librarum valoris; ubi testes notantur, sed sine temporis nota : Radulfus, nepos vicecomitis, et Alanus, frater; item Herbertus de Asceio, Gaufridus, frater ejus, Tetberbus, monachus et medicus, cui pro impensa sibi medicina vicecomitissa Cana septem libras ex supradictis demisit. Hunc Æsculapium suo tempore nomen habuisse non semel observavimus, et arte sua nonnullis magnatibus opem præbuisse, qui cumulate respenderunt gratiam et opibus suis ejus gratia monasterium ditaverunt.

17 (1). — ***Tetbert***, médecin à Marmoutier.

Donation faite à Marmoutier par Guihenoc seigneur d'Ancenis.

(Vers 1083).

Noverint omnes presentes et futuri quod ego Guihenocus de Anciniso in infirmitatem quondam inciderim, ex qua cum a Deo et fratribus Majoris Mon. sublevationis remedium expetissem, placuit venerabili Bartholomeo tunc temporis loci illius abbati ut quemdam de fratribus suis medicine peritum,

(1) Dom Morice, *Mémoires pour servir de preuves à l'histoire ecclésiastique et civile de Bretagne* (1742), t. I, col. 437.

Tetbertum nomine, rogatus a me, ad michi succurendum transmitteret. Qui quanta valuit ope, tamdiu mee egritudini deservivit, quo usque per ejus industriam de infirmitate illa convalui. Remisi itaque eis tam de navi quam de aliis omnibus navilibus vasculis res propias Sancti Martini perd Ligerim deportantibus theloneum quod in castello meo solebam accipere pro mea et animabus simul parentum meorum Alfredi videlicet et Origonis, fratrum quoque ac sororum, nec non et conjugum viventis scilicet et defuncte seu utrarumque filiorum et filiarum. Similiter remissionem fecimus eis et de illo pariter theloneo quod ex meo quidem beneficio juris fuit fratris mei Hoderici, cognomento Barbotini, monachi nunc facti. Et ut hæc cartula inviolabilem obtineret firmitatem, ego ipse tactu eam manus proprie et crucis caractere firmavi et manibus fidelium meorum quorum inferius annotantur nomina firmandam tradidi. Signum Gauscelini de Marcio; S. Cavallonis de Sion; S. Jacuti de Nort; S. Pagani, fratris Guihenoci; S. Simonis, nepotis ejus; S. Hugonis, fratris ejusdem Simonis; S. Urvodii de Bernai; S. Bribecionis, filii ejus; S. Bodini Tornaborda; S. Beraldi, hominis ejus; S. Tome; S. Origonis, matris Guihenoci; S. Agnetis, uxoris ejus; + S. Guihenoci.

18 (1). — *Tetbert*, médecin à Marmoutier.

Le comte d'Anjou exempte du droit de tonlieu les chalands de Marmoutier.

(1060).

Nosse debebitis si qui eritis posteri nostri, Majoris scilicet hujus habitatores Monasterii Sancti Martini, comitem Gausfredum, Fulconis Andecavensis comitis filium, perdonasse perpetuo, pro anima sua, Sancto Martino et nobis sub domno abbate Alberto servientibus, per cuncta ditionis suæ loca, a Nannetensi videlicet urbe usque ad Turonum, teloneum omne navis nostræ et chalanni unius salem in usus nostros ab illis partibus per Ligerim deferentis; et auctorizasse hoc Adeladem comitissam Teutonicam, uxorem illius, et nepotes ejus Gausfredum comitem, successorem ipsius, et Fulconem fratrem ejus. Hoc autem cum pro cura medicinæ quam quidam

(1) Marchegay, *Archives d'Anjou*, t. II, p. 51. Dom Housseau, Vol. II, n° 592.

noster monachus Tetbertus, diutinæ infirmati ejus assidue invigilans, impenderat, ex parte fecisset, plus tamen profectnm animæ suæ in hac perdonatione consideravit. Cujus perdonationis, quæ apud Andecavem, quando jam ex hac vita erat exiturus, facta est, isti affuerunt testes : Gauscelinus, Stabilis; Garnerius, camerarius ejus; Guarinus, cellararius ejus; Robertus, præpositus Andecavis; Rainaldus de Castello; Archembaldus, filius Ulgerii decani; Tetbaldus de Jarzei; Artaldus Burgundio; Hubertus Ragodius; Rainaldus, grammaticus; Bernardus, clericus; Gausbertus, canonicus Sancti Laudi; Tetbertus, monachus medicus.

19 (1). — *Ingo*, médecin à Marmoutier.

Arrangement entre le clerc Uncbald et Marmoutier. (1061 et 1077).

Noverint posteri Uncbaldum clericum, filium Gausfredi de Virzonio, guerpivisse ex integro nobis sub regimine nunc agentibus domni abbatis Alberti, anno ab incarnatione Domini MLXI, calumniationem omnem quam agebat adversum nos super alodiis Veteris Vici, quæ idem genitor suus apud nos deveniens monachus donaverat nobis, quæque ab aliis pluribus qui ea obtinebant cuncta redemeramus. Pro qua scilicet guerpitione accepit a nobis idem Uncbaldus VI, libras denariorum, cum participatione oratiorum, elemosynarumque nostrarum et duos arpennos insuper vinearum in Varenna Ligeris fluvii sitarum, quos cum aliquot annis obtinuisset, minusque utiles sibi esse probasset, quandoque dimisit multisque per annos plures petitionibus tandem impetravit, anno scilicet ab incarnatione Domini millesimò LXXVIImo, presidente nobis domno abbate Bartholomeo, ut darentur sibi pro illis alii duo et paulo amplius, id est quartarum novem, quamvis ille nonus non sit ad integrum plenus. Sunt autem apud Sanctum Bartholomeum collimitanei vineis Otberti majoris et de hereditate ipsius parentumque suorum. Hæ ergò vineæ sunt illi conventione tali, ut in vita sua et bene eas excolat, et censum nobis ex eis omnesque consuetudines reddat; et herede suo reclamante nullo quietas nobis ac liberas sicut accepit post obitum derelinquat. Quod si eas negligentes excoli viderimus

(1) E. Mabille, *Cartulaire de Marmoutier pour le Dunois,* charte CXXVIII, p. 119.

et desertari revocabimus in nostrum, ipso quoque vivente, dominium.

Acta et pacta sunt hœc testibus istis : Ingone, medico, nepote Guiscionis; Walterio, nepote Rotberti Francisci; Uncbaldo, canonico de Firmitate Uncbaldi; Letaldo, clerico ejus; Gentione, sanguinatore; Giraldo, filio Roculfi; Rotberto, filio Ingelberti, nepote Odonis; Rotberto, filio Hervei vicarii; Frotgerio, mariscalco; Lancelino, filio Otberti; Ademaro; filio Waningi; Petro, coquo; Giraldo, coquo; Gausberto, sartore.

20 (1). — *Ingo*, médecin à Marmoutier.

Guicher de Chateaurenault abandonne à Marmoutier diverses coutumes sur les terres de Gatines.

(1073).

Nosse debebitis posteri nostri Guicherium de Castro illo dominum quod Castrum Rainaldi est vocatum habuisse aliquandiu consuetudinem multum nobis molestare, quam non ipse tamen immiserat, in terra nostra de Wastina, hanc ipsam consuetudinem perdonavit idem Guicherius nobis sub regimine agentibus domni abbatis Bartholomei, anno ab incarnatione Domini M° LXXIII°, in quadam infirmitate quam habuit de qua et more timuit. Auctorisantibus hoc uxore ejus Petronilla et filiis.

Testes qui hoc viderunt et audierunt : Alcherius de Rupibus; Ascelinus Chotardus; Thomas; Warinus; filius Teelini; Salomon; filius Ivonis; Guicherius Lumbardus; Adelemus Percoinus; Hubertus de Ferraria; Hildegarius Archerius; Martinus, vicarius; Guillelmus, vicarius; Ingo, medicus.

21 (2). — *Guillaume*, médecin de Saint-Aubin.

Notice relatant l'acquisition par Saint-Aubin des dîmes d'un alleu sis à Luché.

(1060-1081).

(1) Dom Housseau. XII. 6706. Bibl. de Tours, Manuscrit 1372 (Recueil Salmon), n° 671.

(2) B. de Broussillon. *Cartulaire de l'abbaye Saint-Aubin d'Angers.* Charte. CCCLX, p. 417

Tempore quo domnus abbas Otbrannus monasterium Sancti Albini post dominum Teodericum gubernabat, domnus Warnerius, prior, et domnus Willelmus, medicus, emerunt apud Luchiacum a Fulcone de Rupibus medietatem decime alodi de Aclini Campo, dederuntque ei in precium caballum trium librarum, uxorique ejus pro auctorizamento duodecim capita inter oves et capras. Sed de ista dimidia parte alodi, dimisit Fulco statim Sancto Albino illam partem quæ est infra rivum Cerone. Ipse vero retinuit in vita sua eam quæ est ultra, eo pacto ut, post mortem ejus, redeat tota ad Sanctum Albinum et monachi sepeliant eum sicut fratrem suum.

De hac emptione plegii sunt : Adam prepositus et Girardus siniscallus.

Testes qui viderunt et audierunt : Oidelerius, Hilduinus, Radulfus de Barvilla.

22 (1). — *Guillaume*, médecin de Saint-Aubin.

Notice relatant diverses acquisitions faites par les moines à Luché.

(1060-1081).

Item domnus Warnerius et domnus Willelmus comparaverunt quindecim solidis de Bernardo Sobranno dimidium molendinum in fluvio Cerone. Domnus Willelmus emit quadragenta solidis ab Alelmo de Luchiaco decimam terræ quæ est propre ecclesiam.

Unde testes sunt : Radulfus de Barvilla et Engelsendis, uxor ejus, et Oilerius et Hilduinus.

Domnus Willelmus comparavit triginta et quinque solidis de Hucberto de Porrien decimam dimidie mansure quæ est ad Prungi, et Hucbertus dedit illi in plegium Radulfum de Barvilla, ut si calumpnia quandoque in hac comparatione insurgeret, Radulfus adquietaret.

De qua re testes sunt : Oilerius ; Walterius, viarius ; Walterius, molinarius et Rotbertus de Fontana, Warnerius et Hubertus, pater Warnerii.

Hato, quando moriebatur, donavit Sancto Albino, per assensum atque consilium Hucberti de Porrien et uxoris ejus, Hildeberge, medietatem decime et sepulture de terra Algerii, et

(1) B. de Borussillon. *Id*, Charte CCCLXI, p. 417.

domnus Willelmus revestivit eum de beneficio Sancti Albini, et de hoc testis et Hamelinus, venator.

Domnus Willelmus fecit molendinum in terra que Sancti Albini non fuerat, sed illo dedit pro ea commutationem alterius terræ Hersende femine, et unum sextarium de segula, et prestavit ei duos solidos et dimidium, et Archembaldo Mabono dedit etiam pro hoc ipso quindecim solidos apud Relliacum, et revestivit eum et patrem ejus, Spatulam Fortem, de beneficio Sancti Albini.

Quod vidit et audivit Mainardus Bellus.

De commutatione vero quam ipse fecit cum femina et de annona quam ei donavit et de denariis quos eisdem prestavit, testes sunt : Warinus, molinarius ; Judicalis ; carpentarius ; Mainardus : Hugo de Vallibus ; Fulco de Rupibus.

Sciendum est autem quod propter supradictam commutationem solvuntur quatuor denarii de censu in festivitatem sancti Johannis.

Hamelinus, quem cognominabant Defactum, dedit Sançto Albino decimam unius molendini et dimidii, sed decima integri molendini est de casamento Radulfi, filii Marcoardi, cui dedit domnus Willelmus duodecim denarios propter auctoramentum. Sed post mortem Hamelini, calumpniavit Gislebertus, gener ejus, decimam dimidii molendini et deciman vinearum de Alneto. Propter quod auctorizandum, redonavit ei domnus Willelmus decem solidos et alios decem Gauslino de Altonosia, de quo Gislebertus tenebat ; et de hoc testis est Godefredus de Mota.

Quartam partem molendini quam nos non habebamus, comparavit postea domnus Willelmus ab Oilerio, cum decima et exclusa, decem libris et duobus modiis de avena, addito etiam hoc, ut pascamus eum donec vivet. Sed tacendum non est quod isdem Oilerius dedit suam fidem Johanni de Fecia et juravit supra sanctas reliquias, ut nullo modo querat qualiter perdamus quæ nobis vendidit, et si calumpnia insurrexerit, ut ipse adquietet nobis.

Adam prepositus donavit Sancto Albino medietatem decime de Vilata quando ecclesia dedicabatur, sed unus homo, nomine Rusellus, habebat ab eo medietatem istius dimidie decime in foevo, et calumpniavit eam. Sed pro ac calumpnia adquietanda donavit ei domnus Willelmus duodecim solidos.

Adam iste moriens devenit monachus Sancti Albini et donavit nobis quartam partem aree de molino in fluvio Lede, et precepit filio suo, Girardo, ut si calumpnia in dono suo surgeret, ipse adquietaret.

Algerius de Vernezeles redevenit monachus Sancti Albini et dimisit nobis dimidium molendinum in fluvio Cerone, et auctorizavit Adam de Mota. Et domnus Willelmus dedit quadraginta solidos Ursoni de Mosterolo, de quo Algerius tenebat, ut et ipse reauctorizaret et adquietaret, si calumpnia surgeret.

Et de hoc testes sunt Aldulfus et Hilduinus.

23 (1). — *Guillaume*, médecin à Saint-Aubin.

Notice relatant comment les moines de Saint-Aubin obtinrent justice au sujet d'un achat de vignes situées dans leur fief.

(1060-1081).

Notum sit omnibus fidelibus quod Warnerius prior et Willelmus monachus Sancti Albini calumpniaverunt Viviano de Lusdo, in curia comitis Gaufridi, quasdam vineas quas Johannes de Luchiaco vendiderat illi, sine auctorizamento abbatis sive monachorum de quorum foevo erant. Et proinde guarentum suum, id est venditorem ad terminum, ipse Vivianus guagiavit, audientibus et videntibus sub insertis testibus : Rotberto, preposito ; Gosberto Tira Musca : Normanno de Castra ; Haimerico, preposito de Balgiaco ; Girardo Calvello ; Warino, cellalario.

Termino vero adveniente, Vivianus presto non fuit, nec guarentum suum habuit ; ideo placuit nobis hanc calumpniam scribi memorieque tradi, quatinus successores nostri post mortem Johannis supradictas vineas calumpnient et ut suas recuperent.

24 (2). — *Guillaume*, médecin à Saint-Aubin.

Notice de la sentence rendue au profit de Saint-Aubin par Hubert, vicomte du Maine, et par Robert le Bourguignon, comte Arembourg, veuve de Vivien du Lude, relativement aux vignes vendues autrefois par Jean de Luché.

(Vers 1090).

(1) B. de Broussillon. *Id*, Charte CCCLXII, p. 419.
(2) B. de Broussillon. *Id*, Charte CCLXIV, p. 421.

Tempore quo Hucbertus vicecomes et Rotbertus Burgundus conabantur diruere turrem Johannis de Lusdo, convenerunt ante eos ad placitum de vineis de Luchiaco, in camera petrina vicecomitis, Fulchratus prior et Gaufridus bajulus et Willelmus medicus, monachi Sancti Albini, contra uxorem Viviani Divitis, Aremburgem, et filium ejus, Girardum, ac generum ipsius, Sevinum, Viviano in medio rei ex ordine veritatem, quomodo scilicet vineas illas de Johanne, servo Sancti Albini, super calumpniam monachorum emerat et aliquando tempore tenuerat, ac postea Sancto Albino et ejus monachis prius condonaverat, et postea vendiderat, testificante. Et ut apertius judicamentum intelligatur, placiti verba rememorentur.

Denarraverunt itaque calumpnie suæ ut sibi videbatur rectitudinem Aremburgis et Rigaldus ac Sevinus hoc modo.

Aremburgis autem jussa a judicibus dicere quid calumpniabatur :

« Ego, ait, ideo in eas calumpniam infero vineas, quia quando vir meus Vivianus duxit me in uxorem, donavit mihi illas in dotarium ».

« Et ego, ait Rigardus, quia quæ patris mei fuerunt, mea post ejus decessum esse debebant »

« Ego, ait Sevinus, nil ad presens calumpnior; sed tamen sonare volo quod et heredes mei, si ad eos res Viviani, avi sui, hereditario jure descenderint, has vineas eos non habere facile non erit. Quando tamen Vivianus dedit michi filiam suam, et vineas dedit mihi ad faciendum et accipiendum ad medietatem ».

His omnibus objectionibus respondit solus Vivianus hoc modo :

« Ego, domini, emi quidem vineas, sed de servo Sancti Albini super calumpniam monachorum, et quandiu eas tenui, in calumpniam tenui, et ita calumpnosias dedi uxori mee in dotarium, et dixi generi meo ut faceret eas ad medietatem; sed ille nec unquam illas fecit, nec partem inde habuit. Cum autem, monachis importune mihi calumpniantibus, tandem diffugere non possem quos eis ad directum non starem, timens totum perdere, feci talem concordiam cum monachis, quod condonavi eas illis post decessum meum et uxoris mee, et illi tali pacto concesserunt illas nobis in vita nostra. Non multo autem post tempore, sumens de illis quatuordecim libras denariorum, clamavi eis penitus vineas quietas. Quod cum calumpniaretur uxor mea, eo quod de dotario suo essent, feci cum ea exinde talem concordiam, quod donavi illi scambium

Turonis quinque bonarum arpennos vinearum. Quos gratanter accipiens, auctoravit libens Deo et Sancto Albino et ejus monachis vineas istas. Similiter et gener meus, Sevinus, clamavit mihi quetam convenientiam quam ei habueram de vineis ad medietatem faciendis ».

Ad hæc respondit Aremburgis, uxor Viviani :

« Vera quidem sunt, domini, omnia quæ vir meus de vineis enarravit; sed ideo ego illas calumpnior, quia ille donavit unum arpennum monachis Majoris Monasterii illarum quas mihi dederat in scambium. »

His auditis, judices responderunt :

« Audivimus, domina, narrationem viri vestris et responsionem vestram ac filii vestri et generis vestri, et per justum judicamentum vobis omnibus judicamus, quod secundum illius dictum et vestrum responsum, nullum penitus in vineis habebis rectum. Non enim Vivainius, per quem vos clamatis, in eis unquam rectum habuit, et sicut ille, secundum hoc quod hic, nobis audientibus vobisque non contradicentibus, enarravit, injuste emit de servo Sancti Albini super calumpniam monachorum, injuste tenuit quandiu tenuit, injuste aut vobis aut alii donavit eas aut condonavit. Et ideo juste judicantes inter vos, affirmamus vobis quod nullus vestrum, secundum quod vos dixistis illique responderunt, rectum aliquod in vineis clamare potest ».

Hoc judicamentum judicaverunt Rotbertus Burgundus et Hucbertus proconsul.

Testes : Fulcoius Rotundellus ; Girardus, filius Adam prepositi.

De hominibus Sancti Albini : Gaufridus, filius Lisoii ; Hilarius Barretz.

25 (1). — *Guillaume*, médecin à Saint-Aubin.

Notice d'un achat de terre par les moines à Brion.

(Vers 1060).

Garnerius prior et Willelmus medicus, monachi Sancti Albini emerunt quinque solidis ab Odone et Rainaldo unum quarterium terre, paulo minus, Brionis site, juxta vineam Grignelent.

(1) B. de Broussillon, *id*, charte CCCLXXX, p. 440.

Hujus rei testes sunt : Johannes Gravella; Johannes, mariscalcus; Aldulfus; Haimericus, presbiter; Ernaldus de Gasconia; Giraudus Tortus.

26 (1). — *Jean*, médecin de Saint-Nicolas.

Le médecin Jean, de Saint-Nicolas, soigne les moines de Saint-Aubin.

(1082-1106).

Girardus, abbas Sancti Albini, et tota congregatio fratrum dederunt Johanni medico, pro eo quod eis de arte sua plurimum servierat et magis serviturus erat, unum arpentum vinee qui est ad locum qui dicitur Triginta Girons, tali pacto ut eum in vita sua tantun possideat; post mortem vero ejus vel si monachus devenerit, statim ad dominium Sancti Albini revertatur.

Dabunt quoque ei omni fenum de uno arpenno prati ubi delegerint,, ut fidelius et devotius eis serviat.

Huic donationi vel conventioni in capitulo Sancti Albini facte affuerunt testes; Johannes, medicus, Sancti Nicholaï monachus; Firmatus, mariscalcus; Aldulfus et Girardus, corvesarii; Warinus Grossus Homet; Tantardus, cocus.

27 (2). — *Jean*, médecin de Saint-Nicolas.

Le doyen de Saint-Martin de Tours donne à l'abbaye de Saint-Nicolas l'église Saint-Simple.

(1117-1118).

Contigit Odonem Sancti Martini Turonensis decanum, tantæ infirmitatis incurrisse incommodum : ut de hac presenti vita desperare cogeretur, de futura sollicitus. Qui tamen, tam Dei dispositione, quam amicorum consilio, Joannem medicum Sancti Nicolai Andegavensis monachum, discurrente nuncio evocavit. Qui predicti Joannis diligentia, Deique providentia

(1) B. de Broussillon, *Cartulaire de l'abbaye de Saint-Aubin d'Angers*, t. II, appendice, p. 424, charte DCCCCXLIV.

(2) Le Pelletier, *Rerum scitu..... fundatione monasterii S. Nicolaï.....*, *epitome*, p. 65.

ordinante, de infirmitate convaluit, sanitate recepta. Unde pro tanto servitutis obsequio, Deo, ecclesiæque Sancti Nicolaï Andegavis, ejusque loci monachis, ecclesiam Sancti Simplicii quæ Turonis sita est, burgumque quod ad ecclesiam attinet, et quicquid utroque habebat, tam ipse quam fratres ejus Rainaldus, Wicherius, Gaufredus in perpetuum donaverunt. Quod concenserunt et voluerunt sorores ejus; Ada, sanctimonialis; Beatrix, ejusque filius Iaguelinus predicti Odonis nepos Hujus rei sunt testes, archiepiscopus, Gislebertus, nepos ejus, Rainaldus, vicarius; Eblo de Campo Caprario; Gaufredus, presbiter; Joannes, medicus et monachus; Tuscelinus, archidiaconus; Petrus Iochei; Tebaldus Dubet; Gaufredus, cubicularius; Gaufredus Ferrant; Garinus Bastardus; Laurentius, famulus Joannis medici.

28 (1). — *Jean*, médecin de Saint-Nicolas.

Le comte Foulque donne à l'abbaye de Saint-Nicolas les eaux de Behuart.

Donum Fulconis comitis de Behuart.

In nomine sanctæ et individuæ Trinitatis, ego Fulco Andegavorum comes, comitis Fulconis filius, dono Deo et sancto Nicolao in manu Lamberti abbatis, aquam quam habeo propriam ad Rochiam Buhuiardi, pro anima mea, et pro animibus patris mei, ac antecessorum meorum, ad victum monachorum ad exemplandum et ameliorandum ductum suum, et molendina sua. Maxime autem hoc donum facio, et concedo, et confirmo, pro amore Johannis medici monachi Sancti Nicolai, qui mihi affectuose et utiliter de medicina sua deseruit. Ut autem donum istud firmum, et solutum, et quietum, et inmune ab omnibus querelis ecclesia Beati Nicolai in perpetuum possideat, signo sanctæ Crucis † manu mea propria facio, confirmo et corroboro, et consigno. Videntibus istis testibus : Harduinus de Sancto Medardo, dapifer; Herveus Rotundellus; Mainerius, de Sancto Laudo canonicus, et multi alii. Post triduum quod hoc donum factum est profecti sunt abbas Lambertus, et Herveus præfectus, Rotundellus, ad Rochiam Buhuiardi, et jussione comitis saisivit Herveus abbatem Lambertum de illa aqua

(1) Dom Housseau, t. IV, n° 1347 et Archives de Maine-et-Loire, cartulaire de Saint-Nicolas, copie de Marchegay, folio 259. Voir aussi Le Pelletier. *Rerum scitu... fundatione monasterii S. Nicolaï..., epitome*, p. 56.

quam ipse comes Fulco, Deo et Sancto Nicolao dederat : et fixerunt ambo in aqua illa in Ligeri unum palum. In nostro Patris et Filii et Spiritus Sancti ad saisimentum, et intersignum hujus doni. Cum eis fuerunt Marquerius, Amalguini filius; Letbertus de super pontem; Ernnlfus de Nivernis, et alii plurimi.

29 (1). — *Jean*, médecin de Saint-Nicolas.

La comtesse Eremberge fait divers dons à l'abbaye de Saint-Nicolas. (1127).

Ipsa etiam Eremburgis comitissa, in lethalem morbum delapsa, magnis precibus a Fulcone juniore contendit, ut obolum pontis Cainonis et exclusam in Vigenna Fontebraldensibus ea lege donaret, ut sibi defunctæ justa anniversaria sempiternis sæculorum ætatibus persolverent. Ego Fulco Andegavensium comes, per præsentem chartam notum fieri volo, quod Eremburgis uxor mea ad mortem veniens, rogavit me, ut donarem sanctimonialibus ecclesiæ Fontis Ebraldi pro ejus anima, et ut anniversarium ejus in perpetuum facerent, obolum quem in ponte Cainonis castri mihi retinueram, et exclusam, quam Bertrea regina, mater scilicet mea, fecerat fieri in Vigenna. Cujus ego precibus adquiescens, cum voluntate et assensu filiorum meorum, Gaufridi scilicet atque Heliæ dono et in perpetuum libere et quiete habere concedo Deo et beatæ Mariæ, et ecclesiæ Fontis Ebraldi, obolum supradictum et exclusam, eo scilicet intuitu, ut moniales ejusdem ecclesiæ faciant annuatim anniversarium prædictæ Eremburgis uxoris meæ. Si quis vero, quod futurum non credo, hoc donum meum et eleemosynam, vel alia quæcumque ecclesiæ Fontis Ebraldi donavi, seu concessi, impedire, seu pertubare, vel diminuere tentaverit, secundo tertiove commonitus, nisi resipuerit, et digna satisfactione emendaverit, a liminibus Ecclesiæ Dei sanctæ, et a sacratissimo corpore Domini nostri Jesu Christi arceatur. Hoc donum factum est apud Baugeium castrum, 18 cal. Februar. in manu Petronillæ primæ ecclesiæ Fontis Ebraldi abbatisse, in presentia et audientia domni Joannis, medici, abbatis monasterii Sancti Nicolai, sub his tes-

(1) Jean de Lamainferme. *Clypeus nascentis Fontebraldensis ordinis.* Paris, 1688, t. II, p. 217.

tibus; Willelmo Burello; ipsius comitis capellano; Gaufredo de Ramaforti ; Gervasio de Troheia Adam sæpedicti comitis nutrictio. Acta carta anno ab incarnatione Domini 1127. Ludovico Francorum rege; Ildeberto, Turonorum archipontifice; Honorio Romanum Papatum agente.

30 (1). — ***Guillaume***, médecin à Noyers.

Alexandre Charbonnel fait remise d'un cens annuel aux moines de Noyers.

(1085).

Notum esse volumus cunctis fidelibus quod Alexander Charbonellus decem et octo nummos, quos ei annuali censu reddere consueveramus, nobis dimisit, propter servitium quod ei fecit monachus noster Guillelmus, medicus. Annuitque hoc frater ejus Eleagardus.

Testes hi affuerunt : Petrus de Brisai; Rainaldus de Malson; Benedictus, filius Gidonis; Engilbadus, servus monachi; Hubertus Testardus.

31 (2). — ***Gautier***, médecin à Noyers.

Urias de Nouâtre donne une terre à l'abbaye de Noyers.

(1090).

Notum sit omnibus Ecclesiæ fidelibus, quod Urias de Nugastro, ob iram Fulconis comitis, egressus de Nugastro perrexit ad Gaufredum Prulliacensen, ad Prulliacum castrum, ibique febre correptus in infirmitate jacuit pluribus diebus. Misit autem ad eum, visitandi gratia, abbas Stephanus Sanctæ Mariæ Nuchariensis unum de suis monachis Galterium nomine, unde isdem Urias, valde exhilaratus, gratias immensas abbati jam dicto ac monachis memorati loci se promisit redditurum. Dedit autem eis tunc, videlicet monachis Sanctæ Mariæ de Nuchariis, unam olcam terræ quæ est ad crucem super Nu-

(1) Abbé Chevalier. *Cartulaire de l'abbaye de Noyers.* In Mém. de la Soc. archéol. de Touraine, t. XXII, charte CXXI, p. 146.

(2) Abbé Chevallier. *Cartulaire de Noyers,* loc. cit., charte CXCVI, p. 224.

charios, quam habebat in fedium de eo Adelelinus Pugna vicarium, et unam lineam terræ quæ est inter terram monachorum et terram domnæ Beletæ, juxta semitam quæ ducit ad mariscum. De his duabus terris misit donum per jam dictum monachum Nuchariensi ecclesiæ.

Testes hujus rei : Mauricius, Bernegarius, nepotes Goscelini; Hugo; Alexander, filius Achardi; Giroardus Menent.

Postea vero hæc eadem annuit apud Nucharios ipse Urias, et Salatiel, frater ejus. Testes : Eleazar, frater eorum; Petrus de Faia; Daniel de Rilliaco ; Aimericus de Esculio; Arnulfus Chillos; Pipinus de Haia.

32 (1). — *Hildegaire*, médecin à Château-du-Loir.

Gervais, de Château-du-Loir, fait une donation à Saint-Vincent du Mans.

(1085-1096).

Quod dignum est memoria commendare, non congrum est oblitterare. Quapropter volumus ut presentes futurique cognoscant, quia Gervasius de Castello Lit et Eremburgis uxor ipsius, in eadem infirmitate de qua ex vita dicessit, dederunt Deo sanctisque martiribus ejus Vincentio atque Laurentio, ac Rannulfo abbati a Turonis cum episcopo Hoello revertenti, decimam II mansionum terre, in loco ubi domnus Gervasius archiepiscopus stagnum quoddam habuit, cum sepultura et omnibus que ad ecclesiam pertinent. Actum apud Castellum Lit, ante lectum jacentis, II nonas junii, donumque hujus rei per librum manuelem, in quo egram episcopus absolveret, ambo in manibus predicti abbatis miserunt; et abbas, quamdiu decumberet, unam missam cotidie promisit. Quod ad monasterium veniens, una cum fratribus opere complevit.

Hoc donum plurimi viderunt, sed quorumdam nomina hic subnotantur : Albericus, monachus; Hildegarius, medicus, qui eidem egre sue artis curam impendebat, et Mathildis, mater ipsius Eremburgis presens affuit et plurimi alii.

33 (2). — *Herbert*, médecin à Juillé.

(1) *Cartulaire de Saint-Vincent du Mans*, charte 261.
(2) *Cartulaire de Saint-Vincent du Mans*, charte 504.

Hugues de Juil é fait un don à Saint-Vincent du Mans.

(29 Mars 1097).

De his que annuit Hugo.

Ego quoque Hugo, frater predicti Roberti, annuo illa omnia ecclesie de Piace que eidem loco commutaverat Willelmus Ribula et soror mea, Hildegardis, pro III^{a} parte ecclesie de Julliaco quam Sancto Vincentio dederat jam pater meus, Witernus, pro monachatu suo. De etiam ipsi loco et fratribus ibidem Deo famulantibus, pro anima fratris mei, III^{am} partem de Julliaco, quam michi retinueram. Et post mortem Herberti medici, aut si forte in vita sua quocumque modo dare Deo et Sancto Vincentio voluerit, concedo quicquid ipse habet in ecclesia de Julliaco, cum vinea que fuit Willelmi presbiteri et terram ad duos boves et unum piscatorem in Sarta. Annuo etiam quicquid eidem loco dedit frater meus, Robertus. Addo etiam totam decimam panis et vini quas habeo apud Doce et in monte Custodie, quam accepit eum uxore mea, Juliana. Hoc autem ut firmum perpetuo permaneret, dedit michi jamdictus abbas et monachi XLs. et unum palefridum liernum. Hoc autem factum est eodem anno, in die Ramis Palmarum, in capitulo Sancti Vincentii, presente abbate Rannulfo et conventu. Ut autem hec conventio stabilis permaneat, manu propria stigmate sancte crucis eam confirmare studui. Amicis etiam et fidelibus meis, qui mecum ibi erant, eodem signo corroborare precipi : S. Hugonis de Julliaco †; S. Adde de Mota; S. Hugonis de Asineriis; S. Fatonis; S. Sicce Butis; Herberti; S. Willelmi de Insula †.

34 (1). — ***Gautier***, médecin à Thorigné.

Gautier, le médecin, fait un don au prieuré de Thorigné dépendant de Saint-Serge d'Angers.

(1111).

Qualiter terra que Bodinaria dicitur in Sancti Sergii dominium devenerit scripto commendare non piguit. Est autem eadem terra Torinniacum et molendina de Varennis sulco ad

(1) *Cartulaire de Saint-Serge d'Angers* (copie de Marchegay aux Archives de Maine-et-Loire), n° 106, folio 462.

fulcum illius terre quam habemus de Giraldo de la Voluta. Hanc igitur terram possidebat heredis jure quidam homo Walterius, cognomento medicus, cum quo tale placitum fecimus. Ipsam terram dedit Sancto Sergio in elemosinam et monachis ejus tali pacto ut quamdiu viveret preberent sibi monachi victum et vestitum. Hamelinus vero de Sivreio et Algerius de Marinniaco, de quorum casamento erat eadem terra, hoc donum concesserunt cum uxoribus suis, quarum una Helisabeth altera vero Hildegardia dicebatur, et donum hujus concessionis propriis manibus super altare Sancti Sergii miserunt, domno Walterio ibi missam tunc celebrante, atque ab omnibus talleiis et exactionibus et querelis solutam et quietam clamaverunt preter IIII solidos de servicio, qui omni anno reddentur in Ramis Palmarum, et preter telleiam capitatis domini quando ipsi facient talleiam de reliquo fœvo suo. Hoc donum etiam concessit Rajnaldus, cognomento Pichardus, nepos predicti Walterii, cui post Walterium eadem terra competere videbatur, et fuit conventio ut monachi darent ei unum sextariatum terre apud Torinniacum in vita sua tantum habendum ubi monachi vellent. Gosbertus etiam de Salcoigne, qui capitalis dominus erat accepto sibi ecclesie beneficio, prefatum donum concessit per manum domni Walterii abbatis concedente fratre suo Warnerio. Actum in capitulo Sancti Sergii VII° Kalendas aprilis in Ramis Palmarum, videntibus istis et audientibus : Bruno, Butello, Paragio et aliis. Notantum vero quod sepedicti domini et heredes illorum hoc fevum a capitalibus dominis de (se) servient in perpetuum. Testes : Nichol. de Novavilla; Gaufridus de Haeio; Rainerius, cubicularius abbatis.

35 (1). — ***Rainaud***, médecin à Angers.

De l'établissement de l'église Saint-Jacques. (1118).

Inter alia que memoratu speravimus esse digna, stabilitatem ecclesie B. Jacobi litterarum memorie commendare curavimus. Beatique Jacobi ecclesie, Dei providentia, in parrochia S. Marie edificate dum Hyldeburgis, prefate virginis venerabilis abbatissa, capellanum vellet imponore, S. Trinitatis quatuor capellani, scilicet Johannes, Babinus, Raginaldus de Cepia et Raginaldus medicus, vehementer contradixerunt ei

(1) Marchegay, *Cartulaire du Ronceray*, charte XLII.

hoc : affirmantes alienum capellanum ecclesie in parrochia ipsorum constitute non debere servire, sed penes eos totius parrochie servitium redigi debere. Predicta vero abbatisa hoc audiens, ipsis quatuor capellanis concessit ut, alii aliis succedentes per annum, vel per menses, vel per septimanas, jam dicte ecclesie diligentes deservirent. Et ut devotius hoc facerent et omnem offerturam fideliter custodirent, constituit ut de communi offertura monialium et canonicorum, unaquaque edomata VII denarios reciperent. Quod ipsi capellani concorditer susceperunt et aliquandiu ecclesie sepememorate, sicut dictum est, servierunt. Deinde Babino nolente hoc pactum tenere, S. Jacobi parrochiani ad supradictam abbatissam, super defectu capellanorum, conquerentes venerunt. Tunc eadem abbatissa capellanos, ut rerum necessitas postulabat, convocavit et quare pactum quod concesserant reliquissent exquisivit. Aliis autem quid responderent hesitantibus Raginaldus medicus se eidem ecclesie singulariter serviturum promisit; sed si parrochia S. Jacobi a parrochia S. Trinitatis separaretur et si, in presentia domni Ulgerii episcopi et Richardi archidiaconi et Goffridi decani, quid egregie ipse serviens haberet confirmaretur. Tunc sepius nominata abbatissa coram prenominato episcopo et archidiacono, decano, canonicis et capellanis ipsius episcopi et aliorum prudentium virorum consilio, ex sua parte quatuor capellanis, ut hoc pactum diligenter concederent, modium siliginis singulis annis ex promptuario constituit reddere; et presentialiter donavit eis arpentum vinee. Canonici vero, prefati episcopi et aliorum virorum consilio, Raginaldo medico S. Jacobi ecclesie servituro mediam partem confessionum quadragesime et baptismorum dimidiam partem et II denarios de offertura nuptiarum concesserunt et parrochiam B. Jacobi a parrochia S. Trinitatis conditus diviserunt. Hoc subscripti testes viderunt et audierunt : Hildeburgis, abbatissa; Verzelina, sacristana: Eremburgis, priorissa; Petronilla; Hodierna; Rainerius, canonicus; Hylarius; Adam; Bernardus; Radulfus, sacrista; Mainus, prefectus; Barbotus, vicarius; Marquerius, filius Amauguini; Robertus de Juviniaco, dapifer; David Chapel; Raaldus et plures alii.

36 (1). — **Peregrinus**, médecin à Thouars.

(1) Hugues Imbert. *Cartulaire de l'abbaye de Saint-Laon de Thouars*, p. 46.

Aimeri donne à l'abbaye le moulin de Petosse et le meunier lui-même; Maencia sa femme fait don du droit de pêcher les anguilles qu'elle s'était réservé.

(Vers 1130).

Hoc etiam fratres nostros tam presentes quam futuros volumus non latere quod Aimericus Johannis quadam infirmitate egrotatus molendinum de Petutiis, quod pater ejus ecclesie Sancti Launi pro remedio anime sue et suorum dederat, integre sine aliqua retentione canonicis, sineque contradictione quam ipse amplius faceret, in perpetuum habere concessit; audiente Aimerico, preposito; Pagano de Petra Rubea; Raginando Jovino; Peregrino, milite Aimerici Johannis.

Alio tempore, egrotante Maencia uxore sua, piscationem anguillarum quam sibi retinuisse dicebat, pro amore uxoris sue, canonicis in perpetuum habere concessit; audiente Peregrino, medico, et Peregrino, milite Aimerici Johannis

Post aliquantum vero temporis ipso eodem Aimerico egrotante, molendinarium quem se non concessisse canonicis dicebat, concessit et presentem venire fecit, ipsique precepit ut cum canonicis placitum faceret et eis deinceps serviret. Hoc totum factum est in manu Goffredi abbatis, presente Peregrino, priore, et Airando, capeliano; Goffredo de Sancto Philiberto; presente etiam Alberto de Jaecin hac extrema concessione.

37 (1). — *Les médecins de Noyers.*

Hugues de Sainte-Maure abandonne le péage de Groin.

(1149).

Ne quæ gesta sunt a memoria elabantur, notitiæ fidelium tradere disponimus quod Hugo de Sancta Maura, tempore Goffridi comitis Andegavensis, novum castellum construxit ex ipsius loci nomine Gronnium nominatum, in quo levavit pedagium sicut in aliis suis locis habere consueverat. Post aliquantum temporis, cum domum Hugonis Loo invadere et destruere pertentaret, ictu sagittæ in capite sauciatus, ad castrum Sanctæ Mauræ rediit et, de vita diffidens, medico se tradidit resecandum. Tunc ante dominici corporis et sanguinis

(1) Abbé Chevalier. *Cartulaire de Noyers*, loc. cit, p. 590, charte DLXII.

sacramentum, pedagium quod injuste de hominibus Nucariensis burgi acceperat, dimisit, seque non amplius accepturum nec quæsiturum cum juramento spopondit. Hoc concesserunt filii ejus Guillelmus et Gascelinus. Testes : Hugo, vicecomes Castri Araldi; Radulfus, frater ejus; Petrus de Monte Rabeio; Burcardus de Insula; Petrus Goscelini; Helias de Grislomonte; Guillelmus, archipresbyter; Petrus, cellerarius; Petrus de Balgence, qui cum abbate Bernerio perrexerunt.

38 (1). — ***Pierre***, médecin à Tours.

(1155).

L'archevêque de Tours confirme l'abbaye de Preuilly dans la possession de deux églises sises à La Haye.

Ego Engelbaudus Dei gratia Turonorum archiepiscopus dilecto in Christo fratri Garino Prulliacensi abbati omnibusque successoribus ejus canonice substituendis in perpetuum; rerum pio gestarum studio series congruo ordine et incommutabili tunc contexitur cum ea quæ ex caritatis instinctu instituit celebriter, devotio priorum patrum observat irrefragabiliter et firma effici pietas successorum, unum enim caput habentes Christum Jesum unicam ejus sponsam diligere debemus Ecclesiam et his quæ ad ejus incrementa acta discete conspiciunt dignum et justum est firmum pacis et tuicionis pace unitam adhibere custodiam. ea propter ego Engelbaudus Turonensis ecclesiæ humilis minister, dilecte in Domino frater Garine abbas B. Petri Prulliacensis quecumque ecclesia tibi a Deo commissa dinoscitur ab antiquo possedisse semper ut possideat constituo et auctoritate nobis a Deo commissa et sigilli nostri præsentia confirmo si quidem infra castrum Haiæ Beatæ Mariæ et Beati Georgii ecclesias quas munificentia nobilium virorum Prulliacensi concessit ecclesiæ, felicis memoriæ Urbanus papa secundus privilegio suo tuæ confirmavit ecclesiæ perpetuo possidendas necnon et nostri predecessores bonæ scilicet recordationis Hugo et alii per suum et ministrorum suorum firmaverunt accensum ut in prædictis ecclesiis monachi Prulliacensis presbyteros constituant Turonensique pontifici et ministris suis eos presentent presentati

(2) D'après Carré de Busserolle, *Dict. d'Indre-et-Loire*, article Preuilly.

et idonei inventi annuum debitum monachis persolvant. Nos vero tam predicti summi Pontificis quam pre decessorum nostrorum privilegiis et auctoritati adquiescentes predictas ecclesias Haiæ Prulliacensi monasterio perpetuo possidendas concedimus et sigilli nostri presentia confirmamus ex concensu quoque Johannis archidiaconi illarum partium et subscriptorum canonicorum ecclesiæ nostræ statuimus quatenus presbiteri qui in prædictis ministrabunt ecclesiis de unaquaque ecclesia annuatim 30 solidos Andegavensis monetæ prædictis persolvant monachis, hoc confirmamus nostri scripti et sigilli privilegio et eorum qui intererat testimonio; Bartholomeus; Tur. ecclesiæ decanus; Gillebertus, cantor; Bartholomeus, nepos archiepisc.; Petrus, medicus; Garnerius; Raginandus, canonici; Briceius, capellanus; Johannes, archipresbyter Prulliacensis; Petrus, prior Prulliacensis; Robertus, sacrista; Dies, camerarius; Hugo de Sodobrio et multi alii. Datum per manum Ervei cancellarii. Actum anno ab incarnatione Domini MCLV, XIII Kl. Augusti.

39 (1). — ***Pierre***, médecin à Tours.

Joscion confirme la donation faite par Renaud de la Haye, et Hersende sa femme.

(1159).

Ego Joscius, Turonensis Ecclesiæ archiepiscopus, presentibus et posteris notum fieri volo, quod Rainaldus de Haïa et Hersendis uxor ejus et Hamelinus filius ejus, Elemosinarie domui quod est ante portam Ecclesiæ beati Mauricii, dono perpetuo concesserunt totam decimam quam habebant in terra quæ est circa culturam prædictæ domus, juxta rivulum de Hispiniaco, in sustentationem pauperum, qui in illam domum recipientur. Hoc autem donum propter animarum defunctorum et parentum, suorum salutem fecerunt et præcipue pro anima Cassamote, quæ Hamelinum nutrierat.

Hujus autem doni fuerunt testes :

Ex parte Rainaldi : Philippus Gibaldus; Galterius Famaldus; Hugo Famaldus; Johonnes Limozine; Laganus, pistor; Petrus, furnerius.

(1) Archives d'Indre-et-Loire, charte de l'Hôtel-Dieu. Fonds Salmon.

Ex parte Domus : Radulfus de Ambazia; Petrus, medicus; Humbaldus Amalricus, canonici sancti Mauricii; Radulfus de Crucifixo; Alceus Cochia.

Ut autem ab hac datione totius contentionis et oblivionis excluderetur incommodum, eam scripto precipimus explanari et sigilli nostri attestatione roborari.

Anno ab Incarnatione Domini M°C°L°IX° regnante Lodovico (septimo) Francorum rege; Joscio Turo. archiepisc., anno de archiepiscop. ejus tertio.

40 (1). — *Pierre*, médecin à Tours.

Confirmation d'une donation, par Guillaume, seigneur de Semblançay.

(1159).

Quoniam rei gestæ certitudo controversiarum finis est ad presentium memoriam posterorumque notitiam scripto commendare decrevimus quod Rainaldus de Haïa et Hersendis uxor ejus et Hamelinus, filius ejus, dedissent Elemosinarie domui beati Mauricii, quam dam decimam quam habebant in terra, quæ est circa culturam prædictæ domus, ad rivulum Hispiniaci.

Guillelmus dominus Semblanciaci, primo quod calumpniatus est eam quia de feodo ejus erat; Guillelmus deinceps, Lenoris uxoris precibus et amicorum suorum consilio, mutatus in melius voluntate, decimam illam et donum terræ quæ ibidem est, quod pater ejus antea fecerat prædictæ domui, pro sui patris anima, qui eodem anno mortuus fuerat, sit libera, concessit habenda ut neque postera neque pro decima sibi vel alicujus de..... qualiscumque alienus deserviret.

Hujus rei testes fuerunt :

Ex parte Guillelmi : Philippus, patruus ejus; Eymar de Rechalcio; Radulfus de Sancto Avitello; Gaufredus Rufus.

Ex parte domus Elemosinarie : Hervæus, cancellarius et archidiaconus transligeris; Leoninus, archidiaconus; Gaufridus, Turonensis archipresbyter; Girardus, archipresbyter transligerius; Radulfus, archipresbyter de Ambaziaco.

Ut autem hæc tanto firmior et certior habeatur, ego Her-

(1) *Id*.

væus cancellarius et archidiaconus eam auctoritatis meæ sigillo ministrari feci et propria manu subscripsi.

Anno M° Cent° L° IX°, regnante Ludovico minore Francorum rege; Joscio Turon. archiepiscop., archiepiscopatus ejus tertio et rex Anglorum Tolosam obsedit.

41 (1). — *Pierre*, médecin à Tours.

Lettre de Pierre de Blois, au médecin Pierre de Tours, au sujet d'un malade d'Amboise.

Ad Petrum amicum medicum.

Charissimo amico suo Petro, magister P. Blesensis, salutem in vero salutari.

Nuper ingrediebar Ambaziam, ubi vir nobilis Geldewinus graviter ægrotabat : occuritque mihi dominus castri, rogans humiliter et obnixe, ut diverterem ad infirmum.

Asserebat enim, quod et si manum curationis ei non apponerem, haberet tamen ex visitatione mea qualecunque solatium. Ad instantiam itaque magnatum, qui pro infirmo devotissime supplicabant, triduum ibi feci. Et quia propter occupationes meas, quas ipse novistis, moram non poteram ibi facere longiorem, consilium meum fuit, ut vocarent vos : pinguique retributione vestram circa infirmum diligentiam excitarent. Licet autem sitis circumspectus in his, tanquam similia frequenter expertus; quia tamen testimonio Hippocratis est experimentum fallax, et quandoque uni revelat Dominus, quod abscondit ab aliis : non tædeat vos audire hujus ægritudinis modum : symptomata etiam, quæ plenius vos instruent : et quibus auxiliis in ægritudine sit utendum. Commune quidem medicorum vitium est, semper circa ægritudines variare : unde si tres aut quatuor ad infirmum veniunt, nunquam in assignatione causæ, vel exhibitione curæ conveniunt. Porro, sicut nos duo sumus conformes in votis, sic et decet, ut identitas sit in nostris operibus et in verbis. Ego siquidem primitias curationis adhibui : certusque sum, quod assequetur de facili sanitatem, si sit, qui prudenter continuet manum suam. Noveritis autem certissime, quia medium hemitritæum patitur : cum enim patiatur continue de tertio in tertium, magis affli-

(1) *Patrologie latine de Migne*, t. 207, col. 126, *Pierre de Blois*, lettre XLIII.

gitur. Scitis autem quod si minor hemitritæus esset, cum habeat generari ex phlegmate putrefacto in vasis, et extra, suos nunquam tertiaret assultus. Quod si major hemitritæus esset, propter putrefactionem melancholiæ intus et extra in motu materiæ interioris, æger etiam motum et aptitudinem membrorum amitteret : dentes etiam ipsius ad se invicem clauderentur. Quæ omnia quia in hac febre minime accidunt, constat medium esse hemitritæum provenientem ex cholera in vasis et stomacho putrefacta. Nam si in hepate putrefactio esset, quod quandoque solet accidere, urina rubea et tenuis minaretur adustionem et ad nigredinem pertineret : quod, quia non accidit, videtis materiam in vasis et stomacho residere. Ex quo igitur veni, quia ipsa die eum febris invaserat, feci ei venam hepaticam aperiri. Et quia, dum morbus in augmento est (quod ex eo liquet, quia adhuc est urina rubea et tenuis) nondum est purgatione utendum, usus sum repressivis, oleumque violaceum super cor et hepar, ac fronti ejus apposui. Restat igitur, ut cum urina spissior plenæ digestionis tempus nuntiaverit, detis ei frigidum cahonis, quod dare tutius est, quam oximel, vel aliud : nam in illo tota malitia scammoneæ beneficio decoctionis evanuit. Optima etiam ei esset decoctio cassiæ fistulæ, myrobalanorum, citrinorum cum capillis Veneris et seminibus citroli, et cucurbitæ, et melonis : si tamen infirmi vires hæc videritis posse pati. Diætam, sicut scitis, oportet esse pertenuem : ptisanam scilicet, et micam panis ter in aquis, aut quater ablutam, fomentatoniesque de malvis, et violis, et papavere, non deficiant circa pedes : nam ibi calor plurimum invalescit. Si vero vehemens calor arcem capitis, sicut evenire solet, invaserit, radatur caput, atque aqua rosacea, et succo solatri, ac semper vivæ, crassulæ etiam, et vermicularis, atque plantaginis, pannorum intinctione, caput, frons et tempora mulceantur. Propter ingruentiam sitis lingua lavetur, sicut scitis, cum persilio, lignoque radatur. Ad insomnitates, papaveris nigri, malvæ, violæ, hyoscyami decoctio pedibus, herbæque decoctæ capiti apponantur. Contra inobedientiam ventris fiat suppositorium, aut clystræ. Hæc ideo scribo vobis, non ut indigeatis instrui, sed ut vobis securior, et ægroto acceptior sit medicina, quæ de nostra communi deliberatione procedit. Frequenter enim ex aptitudine medici gratiosa, et ex quadam confidentia, quam ægrotus inde concipit, natura jam deficiens convalescit. Oportet igitur vos circa hunc circumspectum esse ac strenuum, de cujus convalescentia, et magni titulus honoris vobis accrescet, et utilitas respondebit ad votum.

42 (1). — ***Pierre***, médecin à Tours.

Accord entre le doyen du chapitre de Tours et Hervé Roy, au sujet du moulin de Fontenay.

(1180).

CIROGRAFUM

Notum sit omnibus tam presentibus quam futuris quod Hugo decanus turonensis tunc prepositus terre Fonteneti et Herveus Rex in terra de Fonteneto super ripam Brahenne molendinum construere volentes : de eodem molendino construendo convenerunt inter se in hunc modum ; decanus mittet duas partes in constructione molendini et Herveus Rex tertiam ; facto molendino omnes expense communiter fient excepto quod Herveus Rex artificem molendini de proprio conducet, cui de communi providebitur in victu et decanus queret nemus quantum opus fuerit ad constructionem molendini et molas faciet adduci et carreium faciet et homines qui carreium adducent de communi si oportuerit procurabuntur ; quam autem Herveus Rex aquam cujus medietas erat Frodonis Lisui ab eodem Frodone liberatur et ad liberandum eam dedit eidem Frodoni quingentos solidos et Guillelmo filio suo equum per concessione et tertiam partem misit in constructione molendini : ideo concessum est ei quod quamdiu vivet terciam partem proventuum molendini pro musneragio habebit, et post decessum ipsius heres ejus non nisi quartam partem pro eodem musneragio habebit, et mittet in expensis molendini secundam partem quam accipiet ; musnerium ibidem instituet Herveus Rex qui fidelitatem faciet illi qui molendinum nomine capituli possidebit ; et si musnerius minus legitime ibidem se habuerit ; cum requisitus fuerit a mandato capituli amovebit eum Herveus Rex et alium instituet. Omnes homines manentes in terra de Fonteneto consuetudinarie molent ad idem molendinum et si quis eorum ibidem malere diffugerit et ad aliud diverterit capiet eum Herveus vel ille qui molendinum nomine capituli possidebit et captum ducet ad prepositum vel mandatum ejus, et si capere non potuerit clamorem deferet ad prepositum et prepositus de emendatione habebit duas partes et de tercia parte emendationis mandatum capituli duas partes habebit et Herveus terciam sine condonatione quam de ea possit facere prepositus. Et ille qui capietur

(1) Archives d'Indre-et-Loire, G. 73, original.

molituram eum integritate reddet, anguli molendini ad voluntatem prepositi et capituli alejabuntur juxta rationabiles patrie consuetudines, concessum est etiam Herveo quod si forte aliud in eadem terra per ecclesiam molendinum construatur vel adquiratur ipse et heres suus habebunt in eamdem partem quam et in isto, et secundam partem quam accipient mittent in expensis; propter hoc faciet hominum Herveus et heres suus decano et successoribus suis prepositis ejusdem terre, et cum eodem feodo datum est Herveo et heredi suo in perpetuum arpennus terre liber ab omni consuetudine. Et ne qua super hoc contencio vel calumpnia valeat futuris temporibus generari, de communi assensu omnium nostrum paginam hanc sigillo nostri capituli fecimus communiri; actum anno ab incarnatione Domini MCLXXX. Hujus rei testes sunt : Gaufridus, archidiaconus; Gislebertus, cantor; Garnerius, cancellarius; Frodo, celerarius; Matheus, archidiaconus; Johanes, archipresbiter; Raginandus Blesensis; Eudo, presbiter; Ernandus, presbiter; Petrus de Angam; Josbertus de Sancta Maura; Joscelinus; Fromundus Blesensis; magister Andreas; Petrus de Conen; Bartholomeus de Haia; Albericus de Recalciaco, Petrus, medicus; Matheus de Sancta Maura; Umbandus; Amauricus de Fracta Valle; Raginandus de Sancto Benigno; Gaufridus de Monte Basonis. Datum per manuum Garnerii cancellarii.

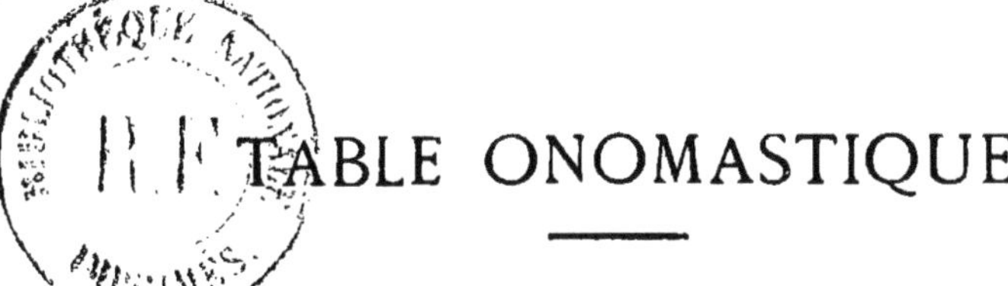

TABLE ONOMASTIQUE

Les noms de personnes sont en caractères romains, les noms de lieux en caractères *italiques*.

On n'a pas indiqué dans cette table les noms de personnes et les noms de lieux qui ne figurent que dans les pièces justificatives.

*

TABLE DES MATIÈRES

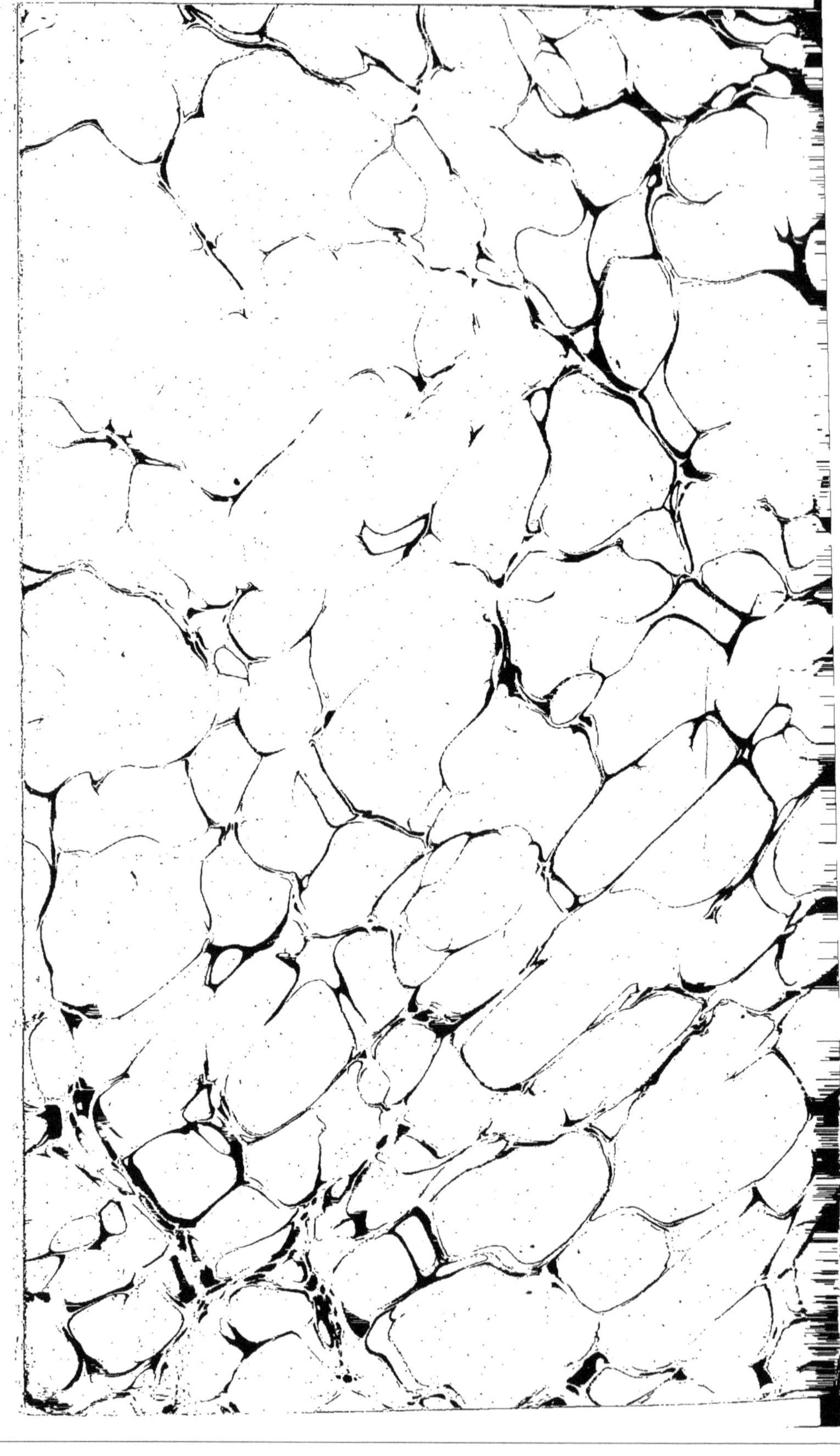

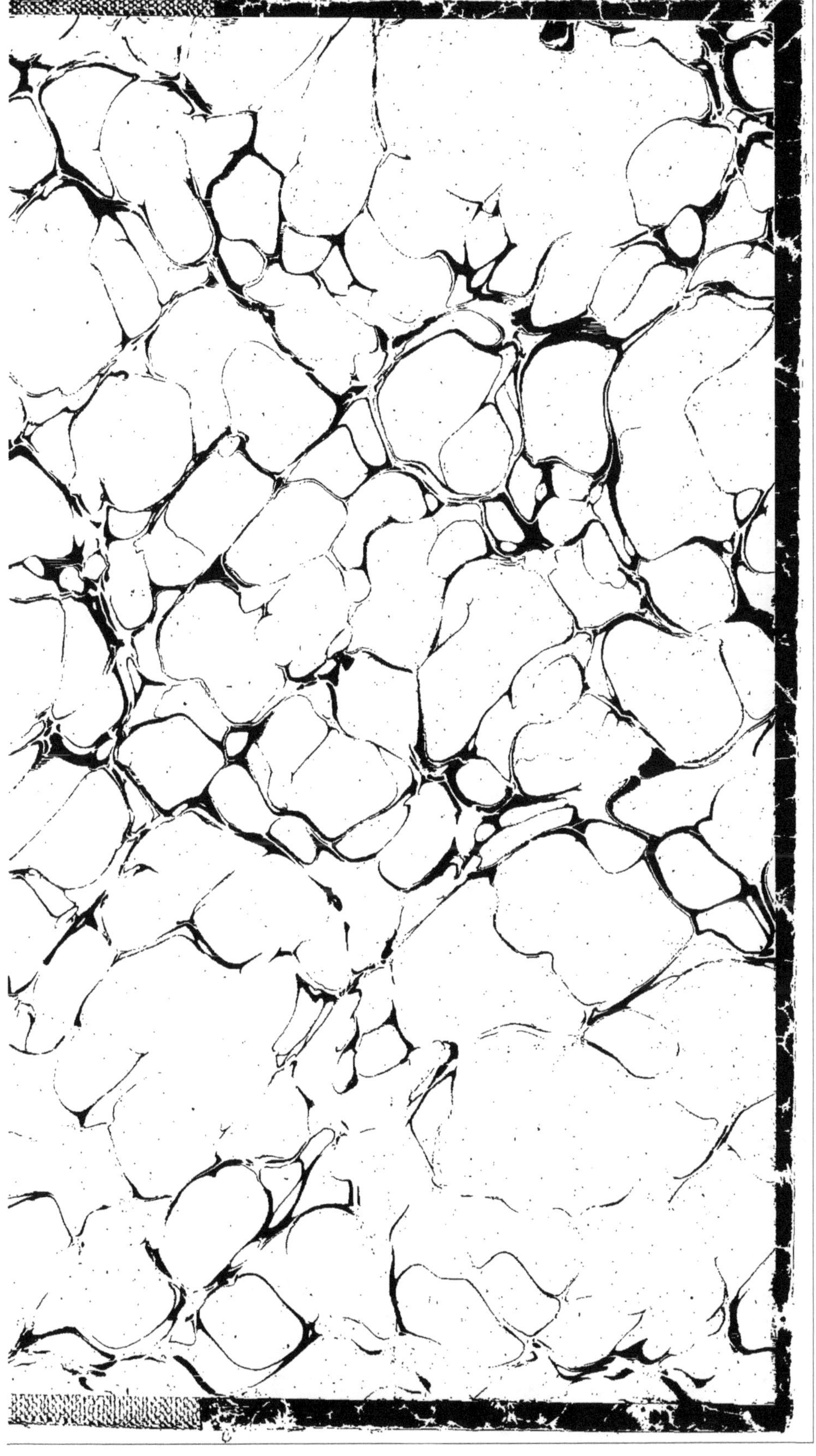

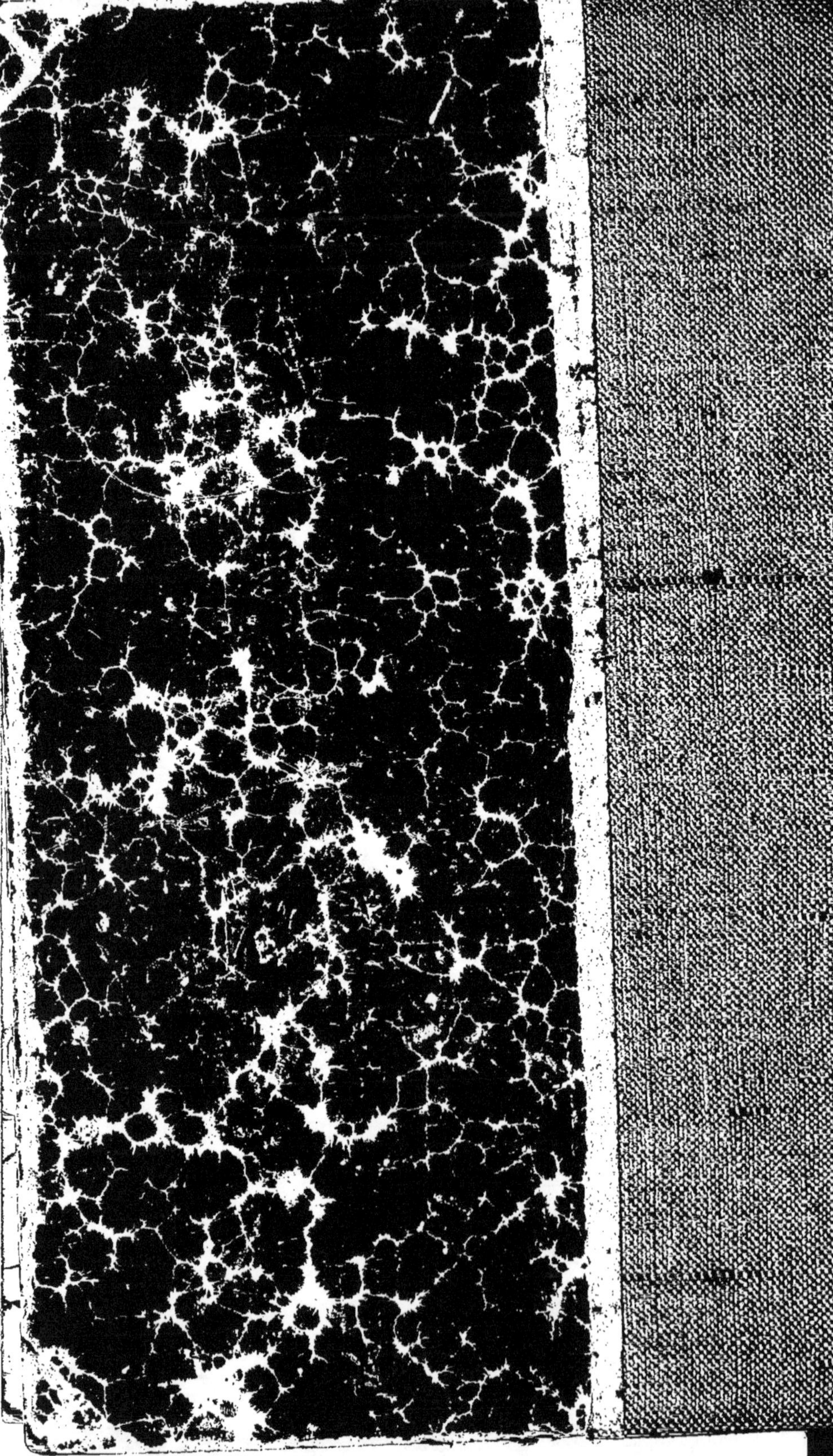

www.ingramcontent.com/pod-product-compliance
Ingram Content Group UK Ltd.
Pitfield, Milton Keynes, MK11 3LW, UK
UKHW012157240726
13966UKWH00002B/394